U0292673

FEIXUSHANG DE NIEPAN
WENCHUAN DAJIANKANG ZHILU
DE TANSUO YU SHIJIAN

废墟上的涅槃：
汶川大健康之路的
探索与实践

李晓丰 著

民族出版社

前　言

笔者对于"健康中国"问题的关注、思考与研究已经近十年了，从 2015 年研究农村卫生厕所改造效益评估开始，随着研究的不断深入，研究内容也从与健康有关的行为与器物层面（农村厕所改造）提升到文化层面（民族地区爱国卫生文化建设）与制度设计（民族地区健康中国战略规划与实施）层面，研究轨迹与文化人类学关于文化三个层次的序列是一致的。

就本书而言，遵循了公共管理的研究范式，即根据公共治理理论、公共选择理论及新公共服务理论，采用实证分析和规范分析方法，研究、探索在汶川"5·12"特大地震发生后这一特定时期内汶川健康治理内在的一整套原则、理论、定律、准则、方法及信念、价值观，尝试将公共管理、行政决策理论与汶川健康事业具体实践进行融合研究。2021 年，省级社科研究项目"四川省民族地区健康中国战略实施难点及对策研究"立项，在课题研究的过程中我们发现，健康汶川建设的前后对比极为明显，可以用"浴火重生、凤凰涅槃"来形容，且其已经成为西部民族地区健康事业发展的成功典范，笔者便有了讲好"汶川大健康建设之路"故事的想法。

步入新时代，中国健康事业取得了举世瞩目的成就，但随着城镇化、人口老龄化进程的加快，居民生产生活方式和疾病谱不断发生变化，由此引起的健康问题日益突出。民族地区受到生产生活方式、地理环境、经济发展水平、健康行为习惯等因素的影响，其健康水平整体相对落后，已经成为健康中国战略推进过程中的重点与难点，特别是"5·12"汶川特大地震发生后，汶川健康事业发展遭受重创。灾难过后，在真切感受生命脆弱的同时，也感悟到健康的重要性，汶川百姓更真切地体会到生命的重要和健康的可贵，对政府执政能力也提出了更高的期望，于是基于对未来生命价值和健康路径的思考就显得尤为重要。2010 年，汶川率先在全国提出了创建"全民示范县"的方案，以健康理念统领社会经济发展，以"优化健康服务、营造健康环境、倡导健康生活、培育健康文化、发展健康经济"为主线来构建党政主导、部门合作、社会动员、全民参与的管理与服务新模式，不断提升全民健康素养和环境健康水平，促进人与环境、社会与经济的和谐可持续发展。将"住上好房子、拥有好身子、过上好日子"这一质朴口号作为执政目标和发展路径的选择，把健康工作放在前所未有的高度，将"大健康"理念融入县域治理全过程，探索破解健康中国战略推进的"汶川解法"。经过多年的有效治理，取得了显著成绩，2016年健康汶川建设作为优秀案例入选全球健康促进大会。在社会各界的参与和努力下，汶川成为健康协同治理的典范，经过灾后重建，实现了灾难汶川到健康汶川的转变。

健康汶川的案例为本书提供了支撑，夯实了写作基础，有助于笔者完整地阐述汶川的蝶变历程。"5·12"汶川特大地震之后，在各级政府和社会各界的支持和援助下，汶川积极探索健康发展之路，书写汶川故事。笔者于2021年暑期深入汶川开展调研，带领项目团队走访了汶川县卫生健康局、映秀中学、映秀镇中心卫生院、水磨镇人民政府、汶川县人民医院、汶川县体育局等多个单位，通过调研发掘汶川健康事业发展特色，如"全县群众免费体检""移动诊疗""全民健康公共服务标准化""全民健康组织体系"等，形成县委统揽、政府主导、群众主体、社会参与的局面，将"大健康"理念融入县域治理的全过程。健康汶川实践进一步印证了事物发展内因和外因之间的辩证统一关系，同时，汶川以健康为抓手实现涅槃与重生亦能够为乡村振兴和民族地区团结进步提供强有力的支撑。

本书以汶川县大健康的建设路径为内容，通过问卷调查、访谈、个案研究、数理统计、理论演绎与归纳等方法回顾健康汶川建设的历程，概括建设过程中遇到的问题，总结健康治理过程中的经验，并对其实现路径进行深度分析，希望能够为其他民族地区健康事业发展提供参考，推动民族地区健康中国战略目标的顺利实现，进一步缩小民族地区健康事业的差距，促进民族地区健康共同体建设，助力铸牢中华民族共同体意识。由衷希望本书能够为其他民族地区健康中国战略实施及民族地区健康事业进步提供参考，为民族地区实现乡村振兴和中国式现代化目标提供健康治理的全新视角。

2024年3月

记于成都超洋

目 录

第一章　健康汶川历史背景与基本概念

步入新时代，中国经济社会实现高速发展，但这一时期恰恰也是被高风险因素包围的时期，正如德国社会学家乌尔里希·贝克在其《风险社会》中所表达的观点："传统社会的'我饿'心理，转为风险社会的'我怕'心理，人们的联结方式也将从'需求型团结'转向'焦虑型团结'，而对于健康的关注和担忧成为正式焦虑的原因之一"①。伴随着中国社会经济的发展，健康在国人的眼中变得愈加重要，健康不再是少数人的需求，它逐渐成为民众的普遍呼声。从国家建设层面来看，党的十九大报告将"健康中国"战略提升到一个新的历史高度。习近平总书记在十九大报告中指出："中国特色社会主义进入新时代，我国社会主要矛盾已经转化为人民日益增长的美好生活需要和不平衡不充分的发展之间的矛盾。"在2022年召开的党的二十大报告中提到，"把保障人民健康放在优先发展的战略位置，完善人民健康促进政策"②，这是"完善人民健康促进政策"首次写入党的代表大会报告。由此可见，健康事业发展对于构建人民群众的美好生活具有重要意义，尤其在公共卫生需求度日益提升的情况下，如果这种需求得不到有效的满足，就会产生一系列公共问题，全球疫情危机对很多国家产生的影响证明了这一观点。同时我们不难发现，党和国家领导人历来高度重视健康事业。以习近平同志为核心的党中央将关注人民健康摆在更加重要的位置，制定和实施新时期医疗卫生和人民健康的指导方针。尤其是《"健康中国2030"规划纲要》的制定和实施，明确了建设健康中国的总体政策和行动计划。为贯彻落实《"健康中国2030"规划纲要》，四川省人民政府根据民族地区实际情况制定了《关于

---

① ［德］乌尔里希·贝克：《风险社会》，何博闻译，北京，译林出版社，2004。
② 习近平：《高举中国特色社会主义伟大旗帜为全面建设社会主义现代化国家而团结奋斗——在中国共产党第二十次全国代表大会上的报告》，2022。

推进健康四川行动的实施意见》，提出了整体发展目标："实施民族地区健康促进行动。到 2022 年和 2030 年，民族地区主要健康指标逐步改善和明显改善"。基于以上背景，在本章中笔者将从健康中国战略布局的历史发展和汶川县大健康之路的历程这两个方面展开叙述，以展现民族地区的健康发展之路。

一、健康中国战略概述

保障人民健康，实现全民健康，是实现中华民族伟大复兴的基础。① 中华人民共和国成立以来，在中国共产党的领导下，制定了一系列符合国情的卫生政策和工作方针，不断研究和推进多项卫生改革措施，逐步形成了具有中国特色的卫生事业发展和实践图景。基于此，中华人民共和国成立初期，中国建设了一大批基层医疗卫生机构，并形成了城乡医疗网，不仅对当时有效防控鼠疫等疾病，也为健康中国的战略布局奠定了深厚基础。

因此，笔者基于不同时期的卫生事业发展重点和主题来进行划分，将健康中国的战略布局分为爱国卫生运动（20 世纪 50 年代至 80 年代）、卫生城市建设（20 世纪 80 年代至 21 世纪）、健康城市建设（20 世纪 80 年代至 21 世纪）和新时期健康事业发展（21 世纪）四个阶段以系统地介绍其背景。

（一）起步阶段：爱国卫生运动

爱国卫生运动是中国共产党在卫生防病工作上的伟大创举和成功实践，是我国健康事业发展的源起。早在第二次国内革命战争期间，党就把组织军队和平民的大规模卫生运动以及改善卫生和预防疾病作为革命成败的关键问题之一。1933年，毛泽东同志在《长冈乡调查》一文中指出："如长冈乡一样，发动广大群众的卫生运动，减少疾病以至消灭疾病，是每个乡苏维埃的责任。"由此可见，将卫生工作与群众运动紧密结合以保障国家的稳定，为中国未来健康事业的发展奠定了基础。

在抗日战争和解放战争期间，陕甘宁边区政府把开展全区性的卫生运动作为一项政治议程单独提出以作为行动纲领之一。1941 年，陕甘宁边区成立了防疫

---

① 周汉、王炳元：《坚持卫生健康事业的公益性是控治传染病危害的根本》，载《中国临床医生杂志》，2021，49（10）。

委员会，正是这一政策措施的推广，使得中国能在国力较弱时成功应对鼠疫、霍乱等传染病。①

除在实践层面开展相关卫生工作外，爱国卫生运动在理论层面同样为健康事业做出较大贡献。1982年，广泛开展群众性的卫生健康活动被成功写入宪法，以此确立了爱国卫生运动在中国的重要法律地位。② 1983年，中央爱卫会等单位联合印发《1983年继续开展"五讲四美三热爱"活动意见》，对于普遍提高人们的思想、道德水平，转变社会风气，振奋民族精神，都有着十分重大的意义。

为满足人民日益增长的美好生活需要，建设健康中国、开展全民健康运动是大势所趋。爱国卫生运动轰轰烈烈开展70年，取得了许多伟大的成就，创造性地把"卫生工作与群众性卫生运动相结合"定为卫生工作的一项原则，为实现全民参与健康工作的良好局面提供助力。爱国卫生运动不仅在全国范围内被一致接受和拥护，而且得到了国际社会的广泛认可。爱国卫生运动被世界卫生组织誉为"中国的国宝"，世界卫生组织授予中国政府"社会健康治理杰出典范奖"。爱国卫生运动在整个社会主义革命和社会主义建设的各个时期在"移风易俗，改造国家"方面都发挥了巨大的作用，其在防控重大疾病、促进人们身心健康等方面所取得的丰硕成果，对提升人们的健康理念具有重大意义。

（二）发展阶段：卫生城市

中国从1989年开始进行卫生城市创建活动，这一时期处于中国开展健康事业的发展阶段。为了提升中国城市的整体卫生水平，国家爱卫会于1989年发布了《关于创建国家卫生城市措施的通知》，正式启动了卫生城市运动。建立卫生城市不仅可以改善人们的工作、学习和生活环境，而且能够改善城市功能和投资环境，加快城市的现代化建设。回顾卫生城市创建至今三十余年时间，卫生城市的创建通过围绕影响人群健康的因素开展社会综合治理，奠定了环境卫生基础、卫生服务基础、组织管理基础和群众参与基础，③ 促进了中国健康卫生事业的进

---

① 田菁、武文：《新时期以人民为中心的爱国卫生运动的发展脉络与核心要义探析》，载《健康中国观察》，2022（6）。

② 金振娅：《健康领域的中国创举——爱国卫生运动》[EB/OL]（2020-4-12）[2020-4-12]，https://www.guancha.cn/politics/2020_04_12_546516.shtml? s=zwyxgtjdt。

③ 毛群安：《从卫生城市到健康城市的创建进程》，载《中国城市报》2022-07-19.

一步发展。爱国卫生运动把健康事业推向全民参与，而卫生城市建设则使健康事业进入一个标准化、规范化时代。卫生城市的评选是全国城市卫生管理的最高荣誉，是城市综合实力、城市品位、文明程度和健康水平的集中体现。这一评选有利于完善城市功能，改善投资环境，扩大对外开放，促进经济发展，加快城市现代化进程。① 截至目前，中国的卫生城市建设已取得较显著成就，已命名的国家卫生城市覆盖几乎所有省份，国家卫生区覆盖四个直辖市，其中江苏省、浙江省、山东省被评为国家卫生城市的数量居于全国前三名，从总体上看，沿海城市在城市卫生方面的建设更加完善。

（三）巩固与推进：健康城市

探讨卫生问题的最终目的是为了保障居民健康，因此从卫生城市建设逐步过渡到健康城市建设，是顺应国家战略要求和广大人民需求的必然趋势。建设健康城市是世界卫生组织倡导的一项全球性行动战略，② 并于1984年第一次提出健康城市的概念。中国从20世纪90年代开始逐步与世界卫生组织开展合作，选择部分城市进行健康城市项目建设，这在一定程度上标志着中国大健康建设战略布局进入巩固与推进阶段。

依据复旦大学傅华教授等学者的观点，"所谓健康城市是指从城市规划、建设到管理各个方面都以人的健康为中心，保障广大市民健康生活和工作，成为人类社会发展所必需的健康人群、健康环境和健康社会有机结合的发展整体"③。中国在健康城市建设的实践过程中致力于提高人民健康水平和生活质量，在这一阶段，通过设立试点健康城市和开展相关健康宣传活动，合理分配健康城市工作，并使各个环节相互配合、共同发展。④

健康城市建设工作并不是一帆风顺的，遇到了许多问题。2003年的"非典"对广大人民群众的身体健康和生命安全构成严重威胁，同时也给中国的健康事业建设带来巨大阻碍。在应对过程中，各地政府不断加强健康建设，从宣传层面逐

① 李婷婷、方勇、王东等：《健康城市与国家卫生城市比较》，载《中国公共卫生》，2020，36（12）。
② 李广华：《转型时期的健康城市建设路径》，载《常熟理工学院学报》，2006（3）。
③ 玄泽亮、魏澄敏、傅华：《健康城市的现代理念》，载《上海预防医学杂志》，2002（4）。
④ 陈柳钦：《健康城市建设及其发展趋势》，载《中国市场》，2010（33）。

步走向法律约束层面，各地相继出台相关规定，对健康工作进行规范。这一举措对帮助中国度过"非典"难关具有重大意义，并为中国健康事业开启新篇章形成推动力，后来的新医改运动所制定的相关意见与这一时期在困难中总结的工作经验有着密不可分的关系。

由此可见，为打造健康城市所提出的概念和方法，不仅可以巩固和完善健康城市建设期间的工作，还可以丰富和深化爱国卫生运动的内涵。[①] 在当前中国的城市建设中，健康城市建设已成为衡量一个城市综合竞争力的重要标准，在国家层面也高度重视城市的健康建设，并由全国爱卫办对全国健康城市建设进行年度评价。结合全国爱卫办在 2021 年度所发布的评价结果通报，我们可以得知中国当前的健康城市建设情况，以下为几个代表性数据。

表 1-1　健康城市建设情况一览表

健康城市数量（个）	30
城镇生活垃圾无害化处理率（%）	99
农村卫生厕所普及率（%）	70
居民健康素养水平（%）	23. 15

数据来源：国家卫生健康委员会 2021 年

（四）新阶段：新时期健康事业发展

经过一代又一代人对健康事业的探索，当前中国的健康事业已进入新的发展阶段，正处于健康中国发展时期。2021 年 3 月，习近平总书记指出："现代化最重要的指标还是人民健康，这是人民幸福生活的基础。把这件事抓牢，人民至上、生命至上应该是全党全社会必须牢牢树立的一个理念。"自党的十八大以来，以习近平同志为核心的党中央把维护人民群众健康摆在更加突出的位置，确立新时代卫生与健康工作方针，制定并实施《"健康中国 2030"规划纲要》，明确了建设健康中国的大政方针和行动纲领。党的十九届五中全会提出了"全面推进健康中国建设，把保障人民健康放在优先发展的战略位置，深入实施健康中国行

---

① 陈傲霜、冯海燕：《新健康观指导下的城市健康规划与建设》，载《潍坊学院学报》，2021，21（6）。

动"的重大任务。党的十九届六中全会关于"坚持人民至上"的重要决议和习近平总书记在党的十九大和二十大上都提到"人民健康是民族昌盛和国家强盛的重要标志","深入开展健康中国行动和爱国卫生运动，倡导文明健康生活方式"等关于健康建设的重要论述，都对全面推进健康中国建设具有重要的指导意义。

在党中央的领导下，各地政府积极贯彻落实相关决定和要求，我国的医疗保障制度不断完善，居民的卫生水平和健康水平得到了大幅度提升。[①] 但是在处于新时期的当下，我们对于健康中国的要求更加严格，不仅只是在各大城市开展健康工作，广大民族地区也作为实现全面健康的重点难点被高度关注。因此，结合《"健康中国2030"规划纲要》与当前健康事业的发展形势，无论是从学术上对民族地区的健康问题进行研究，还是从实践上积极落实党中央的各项政策指令，帮助民族地区提升居民健康水平，都是刻不容缓的。历经三年疫情防控，我们应更加深刻认识到健康工作的重要性和艰巨性，深刻认识到我国高质量发展卫生健康事业的必要性。新时期，我们的健康事业也应迈上新台阶，顺应时代发展趋势，满足人民更高需求。

综上所述，笔者通过对健康事业发展的四个阶段进行梳理，按照时间脉络展现大健康战略的历史背景，有助于为本书所涉及的观点提供更好的理论基础。在本章中，笔者还将通过对相关政策文件的梳理以及对汶川县大健康背景故事的描述，深入剖析健康汶川建设的背景，以便为后面的论述提供清晰的脉络与参考。

二、新时期健康事业发展新机遇与挑战

随着经济的发展和人民生活水平的不断提高，中国已进入社会主义发展新时期，习近平总书记在十九大报告中指出："我国社会主要矛盾已经转化为人民日益增长的美好生活需要和不平衡不充分的发展之间的矛盾"。从现实来看，一个很大的变化体现在广大人民群众对于自身健康的重视与维护意识逐步增强，对与之相匹配的物质资源的需求也有所提升。在国家层面上，中央政府高度重视国民健康事业的稳固与发展，以习近平同志为核心的党中央也高度重视发展大健康产业。从中央到地方，从国家到人民，无不向着建设健康中国的目标而努力。

---

① 黄瑞芹：《健康中国战略下民族地区农民居民健康素养提升策略研究——基于恩施土家族苗族自治州的农户调查》，载《华中师范大学学报》（人文社会科学版），2018（4）。

2009 年以来，我国先后出台了多项官方文件，从制度层面为中国的健康产业发展指明了方向。2016 年，习近平总书记在全国卫生与健康大会上强调，要把人民健康作为战略发展重点，明确提出要加快发展健康产业及与之配套的健康环境、健康保障和健康服务，打造具有中国特色的健康产业，这标志着中国健康产业发展进入了新阶段。

此后，"健康中国"的建设逐渐由"以治病为中心"向"以健康为中心"转变，并基于大健康理念，注重预防为主、关口前移。① 《中华人民共和国基本医疗卫生与健康促进法》的出台进一步为"健康中国"战略目标的实现提供了坚实的法律保障。②

一直以来，以习近平同志为核心的党中央始终高度重视保障人民健康，定期组织召开全国卫生与健康大会，多次发表有关全民健康的论述。习近平总书记强调全民健康的重要性，为创造新时代的卫生健康工作的新方法提供助力，推动实现建设健康中国的大政方针和行动纲领。

中国共产党第十九次全国代表大会大召开之后，以习近平同志为核心的党中央对于国民健康更加关注。习近平总书记在十九大报告中指出："人民健康是民族昌盛和国家富强的重要标志。要完善国民健康政策，为人民群众提供全方位全周期健康服务。"③ 这一讲话明确了中国未来建设健康中国的实施方向和行动纲领。在 2022 年召开的党的二十大开幕式上，习近平总书记再次强调："要推进健康中国建设，把保障人民健康放在优先发展的战略位置，健全公共卫生体系，加强重大疫情防控救治体系和应急能力建设，有效遏制重大传染性疾病传播。"④ 由此可见，中国新时期健康事业强调以预防为主，以健康产业支撑健康事业的创新发展，并不断完善和发展大卫生观念，推动"健康中国"战略体系落地生效。

立足国内，面对疫情危机，习近平总书记提出了"人民至上，生命至上"的方针，最大限度地保护人民的生命和健康。

---

① 吕书红：《国内健康教育健康促进科学研究进展综述》，载《中国健康教育》，2016，32（12）。
② 李俊清、蒋祎：《民族地区公共卫生服务的制约因素及其治理》，载《中国行政管理》，2020（5）。
③ 习近平：《决胜全面建成小康社会夺取新时代中国特色社会主义伟大胜利》，《人民日报》，2017-10-28（001）。
④ 习近平：《高举中国特色社会主义伟大旗帜为全面建设社会主义现代化国家而团结奋斗——在中国共产党第二十次全国代表大会上的报告》，2022。

立足国际，中国推动构建新型国际关系，全面开展健康领域的国际合作。2021年5月21日，习近平总书记在全球健康峰会上阐述了人民生命安全与身体健康在国民健康事业中的重要性，向国际社会传递中国声音。同时在会上发出了"让我们携手并肩，共同推动构建人类卫生健康共同体，共同守护人类健康美好未来"的号召，展现大国担当。

三、健康汶川的源起

汶川位于四川西北部高原藏族聚居区，居民大多生活在高海拔、高半山地区。地势西北高，东南低，周围山脉环绕，地层岩性和地质构造十分复杂。汶川位于汶川—茂汶大断裂带，本就存在地质灾害隐患，易发生地震、滑坡等灾害，而湿润的气候与地形相互作用，则会诱发多种疾病，当地群众因灾致贫、因病致贫的现象较为突出。

"5·12"汶川特大地震的发生，给这块土地和人民带来了毁灭性的灾难。顷刻间，数以万计的生命被吞噬，给人民群众的生命安全与身体健康造成极大伤害，同时破坏了当地自然环境与人居环境，造成了巨大的经济损失。

"5·12"汶川特大地震使全县人民甚至全国人民都意识到生命的脆弱，感受到健康的可贵。"5·12"汶川特大地震给本就人才匮乏、经济落后的汶川造成不可逆的伤害，当地基础设施、住房与设备基本被毁；在地震的阴霾下，受灾群众承受了巨大的心理压力，产生心理健康危机；人员伤亡惨重，简陋的救助条件与医护设备无法满足幸存者的现实需求，生命安全得不到保障。

震后，汶川需要直面重建的难题，不仅需要付出比震前更高的经济成本，用于灾后重建，恢复基础设施等，更要建立健全属于汶川、适用于汶川的健康模式，未雨绸缪，在未来给人民的生命健康提供保障。

汶川基于对现实的思考和对未来发展路径的探索，将大健康理念融入治理的全过程中，探索"大健康"引领"大发展"、推动"大脱贫"的实践之路，① 在三年灾后重建，七年站立发展的过程中，汶川人民逐渐从地震的阴影中摆脱出来，汶川也正从"灾难汶川"向"健康汶川"阔步前进，并取得令人瞩目的成就。

---

① 《建设全民健康幸福汶川　打赢精准脱贫攻坚战——汶川的实践路径》，2016年11月29日。

2010 年，汶川在全国范围内率先启动全民健康示范县规划与建设工作，汶川县委、县政府结合汶川灾后重建的现实情况，坚持以人民为中心的发展思想，为推进"健康汶川"建设指明方向。同年，汶川率先在全国提出建设全民健康示范县的目标，做出"迈向全民创造健康的新汶川"这一重大历史抉择，基本实现了汶川县内覆盖全民的健康体检和健康档案，基本公共卫生服务水平大幅提升，为汶川全面建成小康社会奠定了坚实的基础。

从制度上来说，汶川在震后出台了《汶川全民健康示范县总体规划》《汶川县健康经济发展专项规划》《汶川县全民健康公共服务研究》《汶川县关于加快建设全民健康幸福汶川的决定》《汶川县生态康养区总体规划》和《汶川县生态服务标准化课题研究研究报告》等文件，将"健康汶川"的建设引入法治化轨道，用制度作支撑，力争在实践中做到有章可循。同时，制度建设也在实际发展中逐渐完善，基本做到和中央保持一致，在中央的领导下，根据汶川现实情况制定发展规划。2017 年 8 月，汶川县按照《"健康中国 2030"规划纲要》和《"健康四川 2030"规划纲要》的要求，制定《"健康汶川 2030"规划纲要》，进入"健康汶川"建设的新阶段。

从组织上来说，汶川县建立了全国首个健康委员会，以县委书记任主任，县长任执行主任，下设专家咨询、统筹保障、经济促进、环境营造、文化倡导、服务推进六个工作组，形成县委统揽、政府主导、群众主体、社会参与的浓厚氛围。由面到点，针对不同的现实问题设立相应的组织体系，使"健康四川"建设环环相扣，循序渐进。

针对专业人才短缺的挑战，汶川县组建了全民健康专家咨询团队，一是聘请国内外著名研究机构学者担任专家，以精尖的专业知识为全民健康提供智力支持；二是从全县各单位抽调精干力量，促进人员的有效安排，根据现实情况和发展进程为专家提供实践参考。汶川通过这种方式，有力地破解了县级人才匮乏、政策难以高效落实的难点。

从汶川健康事业与健康产业协同发展方面来看，一是建立资金整合保障机制，通过《汶川县全民健康体检实施方案》《汶川县全民健康体检筹资方案》，整合县内资金，用于民众的健康维护工作，既不增加财政负担又能突破县级财政窘境。二是发展健康产业，在灾后重建中，汶川县做出"工业外迁、腾笼换鸟"的发展决定，实现了由传统高污染企业向绿色工业、生态农业、康养旅游的产业结构转型。形成"南林北果+特色畜牧"的农业产业布局,在国内国际的知名度不断攀升;重视科技创新,发展新医药、新材料、新技术,推动水、电等绿色工业持续健康发展;科学规划定位,整合区域特色和人文环境资源,大力发展全域生态康养旅游产业,成为当地经济发展新的增长点。健康事业与健康产业协同发展,稳中有进,为"健康四川"的建设注入生命力,汶川县也用自己的方式为探索健康中国体系提出了"汶川解法"。

灾难后的成长往往是刻骨铭心的,"5·12"特大地震给汶川带来了巨大的创伤,但人们并没有因此失去希望,在灾后重建与接续发展的过程中,汶川县在全国范围内走在前列,率先构建全民健康示范县,率先建立健康委员会,率先做出将全民健康建设施政纲领上升到法定程序的决定,创新性地提出了"全民健康公共服务标准化试点"等。

汶川县的探索对四川省,特别是对各民族地区发展全民健康事业树立了典范,先后参加第八届和第九届全国健康促进大会,为建设健康中国提供了"汶川解法"。

汶川县在国际上大放异彩,先后参加了第一届和第六届中美健康峰会,2016年作为优秀案例入选第九届全球健康促进大会。同年,汶川全民健康示范县建设被美国约翰·霍普金斯大学选为教学案例,其新型健康服务模式也被各大官媒广泛报道。

不念过去,不畏将来,汶川县在探索健康事业建设之路上从未止步。如何在原有成绩的基础上,结合现实情况和国内国际两个大环境,融入中国智慧,实现新的发展,是汶川县继续奋斗完善的大健康之路。

四、健康概念界定

(一) 国内外学者关于健康概念的研究

"健康"是人们在日常生活中最常用的词语之一,关于"健康"一词的定义,学术界有着不同的观点。不同的学科及同一学科内不同学者对健康的定义都存在争议,从历史纵向来看,健康的定义同社会发展紧密相关,带有明显的时代特色。

健康一直以来是人们非常重视的问题。大半个世纪以来,国内外学者对于健康概念的研究分别从不同学科领域、同一学科领域不同时间段对其进行界定。在日常生活中，"健康"既可以指个人的身体或心理健康，也可以表示单个人的身心状态或某个团体、环境、社会和国家的整体状态。从医学与卫生学科角度出发，大多数学者通过否定的方式来定义健康。Oberteutte（1960）从人体生理的角度出发，认为健康是指人体组织器官的一种状态，它衡量这些器官作为一个整体能够完成其功能的能力①。Tillich（1961）基于医学角度认为，健康不可能抛开同其对立面——疾病之间的关系来定义②。Dubos（1965）认为，"疾病和健康的状态是组织器官在适应外部环境变化过程中成功或失败的一种表现形式"，如果个人能够适应就是健康的，不能适应就是有病或不健康③。Dolfman（1973）把健康定义为一种没有疾病的状态或环境④。从现代社会科学角度出发，Williams（1946）认为，"健康可以被定义为一种生活质量，它能使个人生活得更好或者活得更长"⑤。Bauer（1955）则把健康定义为人体作为一个有机体的一种状态，它能使得人活得更幸福或更成功，有助于个人实现其生活中的目标和事业。这种观点其实把个人的生活质量也包含在健康的范畴内⑥。Parsons（1958）认为，个人的健康分为身体健康和精神健康，身体健康同个人有效完成、同其个人取向的任务有关，而精神健康则同他是否能成功完成其社会制度中的角色有关，角色和任务都是由社会和文化决定的，因此，在不同的文化背景中健康的定义也不同⑦。Grossman（1972）认为，健康具有内在价值和外在价值，前者是获得健康所需要的物质和劳务投入，而后者是一个人的健康所创造的社会、个人、物质、精神财富⑧。俞齐煜（1983）认为，健康实质上是衡量机体生命活动正常与否及其程度的概念，只有根据正确的生命观把握生命活动的规律和总的根本特征才能

①　Oberteuffer, D., 1960, *School Health Education*, 3rd Edition. New York：Harper and Brothers.

②　Tillich P., 1961, The Meaning of Health. *Perspectives in Biology and Medicine*, 5（1），92-100.

③　Dubos, R., 1965, *Man Adapting*. New Haven, CT：Yale University Press.

④　Dolfman, M. L., 1973, The Conception of Health：An Historic and Analytic Examination. *Journal of School Health*, XLIII, No. 8, 491-497.

⑤　Williams, J. F., 1946, *Personal Hygiene Applied*. Philadelphia, WB Saunders.

⑥　Bauer, W. W., 1955, *Schaller WE：Your Health Today*. Ed. 2, New York, Harper and Row.

⑦　Parsons, T., *Definitions of Health and Illness in the Light of American Values*. In Patients, physicians, and illness, E. F. Jaco（ed.）, Glencoe IL：Free Press, 1958, pp. 165-187.

⑧　申曙光、曾望峰：《健康中国建设的理念、框架与路径》，载《中山大学学报》，2020（1）。

对健康的本质做出较为确切的定义[①]；中国医科大学公共卫生学院院长孙贵范（2010）指出，根据世界卫生组织对健康的定义，"健康不仅仅是指没有疾病，还包括身体上、心理上和社会上的完好状态"，即身体健康、精神健康和社会适应功能良好三个方面，包括良好的个性、情绪稳定、性格温和、意志坚强、胸怀坦荡，良好的处事能力，看问题客观，具有自我控制能力，能适应复杂的社会环境，具有良好的人际关系，助人为乐，与人为善，不挑剔、不吹毛求疵[②]。林萍（2020）认为，健康概念是个体对健康含义的认识，包括临床、角色扮演、适应性、安宁幸福健康概念等维度[③]。

（二）健康的内涵

世界卫生组织对健康做出定义，即"健康不仅仅是身体没有疾病，还要有完整的心理、生理状态和社会适应能力"。因此，健康的内容包括躯体健康、心理健康、心灵健康、社会健康、智力健康、道德健康、环境健康等。根据世界卫生组织公布的最新健康公式："健康=15%遗传因素+10%社会因素+8%医疗条件+7%气候条件+60%自我保健"[④]。1946年，该定义在纽约召开的国际卫生会议上通过，由61个国家代表签署。1948年，该定义生效。之后，《联合国宪章》虽经过多次改动，但健康的定义却一直没有发生变化。为了推动人类健康的实现，世界卫生组织根据《联合国宪章》提出了一系列战略和举措。1978年，在《阿拉木图宣言》中提出健康是基本人权，全世界的一项社会性目标是2000年人人享有健康。1986年，首届国际健康促进大会提出健康是生命资源，并非生活目标。健康是一种积极的定义，强调社会资源、个人的资源与身体能力的综合运用。2001年，WHO在世界健康报告中强调重视和评估精神卫生。2013年，《2013—2020年精神卫生综合行动计划》提出精神卫生是健康和福祉的一个组成部分。2017年，WHO重申"一个健康"行动，旨在调动食品、农业、动物和环

[①] 俞齐煜：《健康定义浅析》，载《医学与哲学》，1983（1）。

[②] 叶青：《到底啥样算"健康"？公共卫生专家为您解读新定义——健康＝乐呵呵+坦荡荡+稳当当》，载《沈阳日报》，2010-12-03（A04）。

[③] 林萍：《健康概念与健康行为研究综述》，载《运动人体科学》，2020，10（6）。

[④] 刘延东：《深化卫生与健康事业改革发展奋力开创健康中国建设新局面》，载《中华骨与关节外科杂志》，2017，10（6）。

境等方面的项目，通过政策、立法和研究保障食品安全、防治人畜共患病、控制抗生素使用，建立人与动物良好的生态系统。[①]几十年来，WHO 的健康定义一直受到讨论和争议，部分学者认为 WHO 的健康定义过于笼统，在不同社会、经济和环境等情况下的针对性和指导性不强，随着社会的发展变化，健康的概念也蕴含着时代的意义。

（三）健康的外延

1. 身体健康

身体健康是指组成个体的细胞、组织、器官、系统和整个机体在生理功能、解剖结构等各方面的良好状态。学者汪凯（1993）指出，身体健康测量内容根据个体完成活动的难易程度可分为以下四个类别：自我照料，指个人自己照顾自己的活动，如进食、穿衣、洗澡等；躯体活动，指机体直接发出的一些运动，如行走、爬、弯腰等；迁移活动，指身体活动范围大小，如卧床室内、活动室外、活动旅行等；体力活动，指个体进行一些常见的体力活动而不感疲乏与虚弱，如爬山、登楼、举搬重物等。[②]

学者师领（2001）还提出"六能"标准，即能吃、能喝、能睡、能拉、能尿、能动以衡量身体健康状况。[③]

2. 心理健康

心理健康是指人的心理的各个组成部分，例如感知觉学习记忆、思维语言和情绪等，以及这些组成部分作为一个整体的良好状态。学者汪凯（1993）指出，在心理健康的测量内容中有以下三个方面。

情感状态。指个体对外界事物感觉后所产生的一种体验，包括正向的与负向的体验，已有很多特定量表测定负向情感状态，如痛苦、抑郁、焦虑、紧张等。

心理完好。可用一般正向情感或积极情感的频度与强度来表示，如对生活感到幸福、愉快、满意等。负向情感的测量，对于没有心理失调者测量其心理完好

---

① 朱素蓉、王娟娟、卢伟：《再谈健康定义的演变及认识》，载《中国卫生资源》，2018（2）。

② 汪凯：《健康概念操作化》，载《医学与哲学》，1993（5）。

③ 师领：《21 世纪健康新概念——关于 WHO 健康定义的理解和阐述》，见《中国心理卫生协会大学生心理咨询专业委员会全国第七届大学生心理健康教育与心理咨询学术交流会暨专业委员会成立十周年纪念大会论文集》，91~94 页，2001。

水平的敏感。个人往往因为诸种原因生活质量下降而缺少了幸福与欢乐，但负向情感测量并不能发现此时需要心理完好测量。

认知功能。包括时间、地点定位及一些精神过程，如注意、记忆、抽象等认知功能缺陷，在正常人群中少见，因而在老年人群和疾病影响到大脑的病人中应用最多。[①]

心理健康的主要特征包括智力正常、情绪反应适度、意志品质健全、自我意识正确、个性结构日趋完善、良好的人际交往、行为得体、反应适度等。

3. 社会健康

人是在一定的社会环境中生存的，社会要求个人必须具备完成个人所承担的责任和义务，从事各种社会活动的能力。社会功能实现与否和社会资源及社会接触有关。学者汪凯（1993）提出，社会健康的构成要素包括以下两个方面。

其一是社会资源，指个人的社会网络与社会联系，测量时包括网络的数量与质量。数量指朋友、亲属、邻居、同事的数目，质量指各种人际关系的紧密程度。社会网络通过社会接触可以给个人提供精神性或工具性支持，前者如同情、激励和自尊感，后者如经济帮助、劝告和指导等。

其二是社会接触，指个人的社会交往。根据接触的范围与深度可分为密切接触（如关系密切朋友、亲属间接触）和一般性接触（如参加集体活动），具体测量时都以接触频率或参加活动的次数来表示。

（四）影响健康因素的逆向思考——基于健康不平等的理论视角

众所周知，经济、社会和文化因素造成了健康的极大不公平。健康平等问题是值得社会关注的问题。国际学者对于健康平等问题的研究始于社会分层理论视角的"健康不平等"，即指受年龄、性别、收入、教育背景、职业、地域等社会因素的影响而形成不同社会地位的人群之间健康指标或健康风险差异，以及获得的健康资源和服务的差异（WHO，1996；Flaskerud，2002；Braveman，2006；蔡端颖，2020）。

国外学者的相关研究。Whitehead 在 1912 年首次提出了"健康不公平"的概念，20 世纪 80 年代英国发布的《布莱克报告》首次将健康不平等的根源归结为

---

① 汪凯：《健康概念操作化》，载《医学与哲学》，1993（5）。

经济收入的不平等。此后便引起学者广泛的关注，Silvestre（1993）和 Roemer（1998）提出了健康不平等的分析框架，其中家庭原生环境、性别、族裔等外生条件差异导致的健康差距被定义为不合理的不平等，而自我生活方式差异（收入、职业及教育）导致的健康差距则被视为合理的不平等。前者的研究主要有：从家庭原生环境来看，社会中上层人士则相对健康（Holzer，1986；Dohrenwend，1992）；性别方面的研究是"性别悖论"的提出（Timms，1998）和回复（Bird，2000）；从族裔方面来看，Blau 与 Duncan（1967）指出了黑人的健康劣势。后者的研究主要有：Preston（1975）和 Rodger（2002）分别分析了收入、收入差距对健康差异产生的影响。伦敦大学学院（University College London）展开的两期白厅研究，结果证明较高的死亡率和患病率倾向于发生在职位较低的公务员中。Kitagawa（1975）与 Saegert（2003）发现，受过大学教育的美国人的死亡率相对较低。社会经济地位与健康之间关系研究逐步形成了两个对立的观点，即"社会因果说"（Dahl，1996）和"健康选择说"（West，1991）。前者认为社会经济地位影响健康状况，后者则认为健康问题影响社会经济地位。于是，学者们开始关注社会因素与健康差异之间的中间机制，指出生活方式、负面情绪与认知（Robbins，2001）及外部环境因素（Crimmins，2014）对健康产生影响的机理。学者深入研究发现，利用一个时点的社会经济地位不能完全解释其对健康的影响，还要从生命历程的角度出发，关注儿童时期的社会经济地位对晚年健康的影响，提出了"累积优势与劣势效应"（Lowry，2009）。

总之，国外的研究虽然丰富，但是有关老年阶段社会经济地位与健康的关系还没有定论。关于"社会因果说"和"健康选择说"互补研究较少，且都是基于国外国情，缺少中国少数民族地区这一"异质空间"①展开的研究。

国内的相关研究。随着社会科学领域健康研究的深化，健康不平等的外延不断向外扩展，主要包括健康不平等的人群分化、健康不平等中健康概念的外扩和健康相关因素的不平等研究。②近年来，国内健康不平等研究由作为社会分层后果研究的一个分支逐渐转向对健康不平等产生的社会因素的全面探讨，在特殊人

---

① 黄瑞芹：《健康中国战略下民族地区农村居民健康素养提升策略研究——基于恩施土家族苗族自治州的农户调查》，载《华中师范大学学报》（人文社会科学版），2018（4）。

② 风笑天、朱慧劼：《"健康中国"背景下的健康不平等》，载《学习与实践》，2018（4）。

群、中间机制和解释机制方面都有涉及。特殊人群方面有老人、儿童及女性的研究（杜本峰、王旋，2013；王丽敏，2003；郑莉，2016；郑亚琳，2019）。中间机制是指认为除收入和教育因素外，社会流动、环境污染及城乡环境等因素都可能对健康不平等造成影响（解垩，2009；詹宇波，2009；王甫勤，2011；风笑天、朱慧劼，2018)①。大部分学者认同社会因果论，并对其进行了系统性检验研究，比如生活方式、营养获取（黄洁萍，2014；程令国，2014；刘仲翔，2006)②。解释机制是指抛开社会分层框架的限制，研究其他社会因素对健康产生影响的机制，如将生命历程理论引入分析框架进行的累积效应研究（王勇、李建民，2011；刘坤，2014；焦开山，2014)③。

学术界普遍认为，不同群体的健康不平等研究深化了人口学特征变量影响下的健康不平等研究，这些群体是儿童、妇女和老年人等特殊群体。按照经济学的思维，较低的经济依赖性使得经济资本在很大程度上会影响个体的身体健康状况。

第一，儿童健康受到家庭社会经济环境的影响而存在健康不平等。我国农村儿童健康不平等主要的贡献因素是父母亲收入、母亲教育程度、母亲工作状况、父亲身高等，其中收入对于儿童健康不平等的影响最大。④

第二，性别差异因女权主义而受到广泛关注，性别健康不平等也受到广泛的关注。健康方面的性别不平等主要体现在妇女的健康状况和保健质量处于劣势、家庭内部营养品分配的不平等及生育和节育手术的不平等三个方面。⑤

第三，老年人健康的不平等也被普遍证实，家庭环境、医疗保障和社区因素是老年健康不平等关注的重点变量，户口、阶层等社区层面的社会资本对老年人的健康有显著影响。⑥

不同年龄阶段的健康不平等的影响路径可能会存在一定程度的差异。儿童健

---

① 解垩：《与收入相关的健康及医疗服务利用不平等研究》，载《经济研究》，2009（2）。
② 黄洁萍、尹秋菊：《社会经济地位对人口健康的影响》，载《人口与经济》，2013（3）。
③ 焦开山：《健康不平等影响因素研究》，载《社会学研究》，2014（5）。
④ 傅崇辉、王文军：《多维视角下的老年人社会健康影响因素分析》，载《中国社会科学院研究生院学报》，2011（5）。
⑤ 王冬梅、罗汝敏：《健康方面的性别不平等与贫困》，载《妇女研究论丛》，2005（1）。
⑥ 裴晓梅、王浩伟、罗昊：《社会资本与晚年健康老年人健康——不平等的实证研究》，载《广西民族大学学报》（哲学社会科学版），2014（S1）。

康不平等主要与家庭环境、妇女的健康不平等与性别不平等有关，而老年健康不平等与职业生涯和家庭环境有一定关系。在健康不平等问题的研究中区别不同人群，考虑不同人群的特殊性是相当必要的。

学者们的研究已经形成了"童年—成人—老年"全年龄段的谱系，除了社会变迁影响要素研究尚少，其他方面都已经做了充分的探讨，形成了以社会分层理论、社会变迁视角和生命历程理论为支撑的多种解释路径，但是缺少社会制度、文化差异、区域差异以及个人层面的健康观念与行为等因素与健康平等之间的关系研究，特别缺少针对具有特色的民族地区展开的研究。此外，在研究方法上，国外学者基于社会医学、公共卫生学，大多强调量化实证研究，缺少基于民族社会学定性的分析。

此外，学者们针对健康平等与公平、不平等普遍性、可消除性三个领域进行了相关研究，可将"健康不平等理论"总结为以下四个方面，即不平等就是不公平、不平等影响了每个人、大部分不平等是可以避免的、存在着具有成本效益的干预措施。[①]

（1）不平等就是不公平

公平并不是相等的，获得健康状态与获得良好健康机会之间是存在着差别的。对绝大多数人来说，"不平等就是不公平"理论涉及的问题只是什么是公平、什么是公正，以及为什么有些人比其他人患上更多可以避免的疾病。然而，仔细研究后，大多数人很难解释为什么这种情况是难以接受的。迄今为止，关于公平的解释并不完整，只是描述了哪些健康差距是不公平的，或应在多大程度上减少健康不平等。正如人们所讨论的："尽管健康不平等的严重程度是非常明显的，但不公平的内在本质却并不明确。"

（2）不平等影响了每个人

该理论认为，减少健康不平等会使处于不良健康状态的人受益，还会给其他人带来好处。精神疾病、酒精滥用和暴力证明，任何人都可能被所在环境中脆弱人群的生存状态影响。"自身利益"原则主张通过降低健康不平等以限制"扩展效应"，这不光适用于传染病控制，还可以应用于社会的不平等。

---

① 马亚娜、刘艳：《国际上关于健康不平等的四种理论》，载《国外医学（卫生经济分册）》，2002，19（2）。

该理论还认为，通过采取干预措施以降低社会不平等所产生的效益不仅仅是健康的改善。健康是反映社会环境的高度敏感的镜子，采取干预措施以降低不平等会使所有社会成员受益，产生更大范围的积极影响。

（3）大部分不平等是可以避免的

从理论上来说，不平等可以通过降低高阶层的健康水平来解决。但我们应该从另一个角度来解读"可避免"理论，消除健康不平等绝不能以损害全体公民的健康为代价。健康差异不是富裕社会的必然结果，也不是不可避免的。改善健康需求的有效干预措施不一定会导致更大的不平等。能否消除所有的健康不平等是未知的，但我们可以减少这些不平等现象。公共卫生干预措施往往维持着这些不平等，甚至加剧不平等，这是因为我们没有充分掌握新信息和新技术。倘若政府的社会经济会加剧健康的不平等，那么就必须要制定灵活、有效的政策来减少这种不平等。

（4）存在着具有成本效益的干预措施

该理论认为，花同样多的钱在减少健康不平等上，比花在其他方面更能改善人们的健康。在评价降低健康的社会经济差距方面有两个障碍：一是缺乏成本和效益方面的证据，二是对社会经济差异影响健康的基本机制了解不充分，导致对采取何种办法了解不足。然而，很少有公共卫生干预措施是以减少卫生方面的社会经济差距为明确目标的。与此同时，改善弱势群体获得卫生服务的干预措施可能会减少健康不平等，但这方面的研究很少，而且我们对社会经济差异机制的不充分了解限制了我们对解决社会经济差异的干预措施进行正规成本效益评估的能力。

（五）健康不平等理论视角下健康概念的外扩

"健康"这一概念的日常化使用使得健康缺乏明确定义。健康的类型与指标也逐渐丰富，既包括生理健康、精神健康和社会健康等，也包括亚健康、口腔健康、生殖健康等。按照世界卫生组织对健康的定义，健康是指一种身体、精神和社会的完全安宁状态，不仅仅是没有疾病或体质虚弱。这一定义可以将健康分为生理健康、精神健康和社会健康。学者们在这三个层面上验证了健康不平等。有学者将精神健康的社会分层称为最本质的不平等，认为社会资源、地位和权力的分层最终都会反映在社会个体的主观心理层面。社会健康的概念发展相对缓慢，主要用于反映学生和老年人社会交往方面的健康状况。傅崇辉和王文军研究发现，经济社会因素是影响老年人社会健康的主要方面，心理健康是影响老年人社会健康的关键因素，其他因素通过心理健康对社会健康起间接作用。[①]

随着健康概念外延和操作化的不断扩展，健康不平等的研究被不断细化。然而，指标的差异也会给研究的结论带来一定的差异，使得研究结论的比较产生一定的问题。

健康不平等的观点被广泛认可之后，不同领域的研究者从各自的学科出发，对健康相关因素的不平等开展了透彻的研究，其中包括健康风险不平等研究、寿命与死亡率研究、就医行为研究等方面的研究。

健康风险不平等方面，疾病成为常见的研究指标，居民患病风险存在相当程度的差异。辛怡指出，医疗可及性、家庭收入、医疗保险等因素对农村居民患病率有很好的抑制作用。

寿命与死亡率方面，无论是婴幼儿死亡率还是居民的寿命和死亡率都存在一定差异，这些差异可以追溯到经济或相关方面的原因。孕产妇死亡率和婴幼儿死亡率均存在明显的城乡差异。

就医行为方面，就医机构选择、就医时机选择等均受到诸多因素的影响。文化程度、家庭经济收入、补偿标准等因素对农村居民医疗机构选择有显著的影响。

这一类研究是对健康不平等的深入研究，它揭示了部分研究忽视的一个问题，即变量的内生性问题。健康风险、就医行为等受到收入因素的影响，然后又与收入等因素一起影响健康，所以在同一模型中进入的变量的内生性就需特别注意。但是这些研究对健康风险、死亡率和就医行为、健康状况之间的关系过度自信，使其对健康不平等的解释受到一定的质疑。

五、健康中国

"健康中国"这个概念是习近平总书记在2017年10月18日的十九大会议提出的政策指标，会议指出，健康中国将从加快"四个全面"战略和"五位一体"战略发展出发，尽力保障人民群众的健康，从全面性、全方位和全周期对健康中

---

① 傅崇辉、王文军：《多维视角下的老年人社会健康影响因素分析》，载《中国社会科学院研究生院学报》，2011（5）。

国进行建设①。以习近平总书记为核心的党中央把保障百姓的利益作为首要发展方针，应新时代人民对更高品质生活的呼唤，扎根中国实际，形成的伟大部署，是形成我国特色社会主义理论体系的关键内容。②

（一）内涵

健康中国战略是我国为人民群众构建的健康蓝图，是优先发展健康生活的战略思想，还是国家、社会和人民的理念目标。③ 健康中国的建设不能只从单一的维度进行，它所承载的是国家智慧，体现的是人民的期待。

1. 基本内涵

健康中国理念一般是指健康覆盖、健康环境、健康国民这三个方面。

（1）健康覆盖。人人都可以根据需要享受预防、治疗和康复等高质量的医疗卫生服务，且不会因享受这些服务而出现经济困难。④

（2）健康环境。主要是指响应绿色和谐的进步观念，以卫生健康工作为依托，加强食品安全和空气质量监督等影响因素，建设适宜人民绿色、健康生活的环境。

（3）健康国民。随着健康中国上升为国家战略，党和政府增加了财政支出，陆续对国家医疗资源进行结构优化，促进医疗事业的发展进步，确保医疗资源不断完备，增强卫生医疗保障水平，百姓生活健康，身体素质不断增强。

由以上三个方面可以看出，健康中国战略的建设旨在提高人民生活水平，满足人民日益增长的物质文化需求，促进社会发展进步，让建设新时代中国特色社会主义的成果能够惠及每一个中国人。建设健康中国是为了实现全民健康，在全民健康的观念下，从多角度、多层次、全周期来保护和支撑人民健康的国家政策。

2.《"健康中国 2030"规划纲要》发布，再次明确健康中国的内涵

（1）健康中国是我国制定的重要发展目标，这一目标是指中国人在 2030 年

---

① 赵文芳：《"健康中国"的多维内涵及其实践意蕴》，载《理论与当代》，2020（2）。
② 丁俊萍、李知珂：《健康中国战略的历史考察、科学内涵及实现路径》，载《周口师范学院学报》，2021，38（1）。
③ 李滔、王秀峰：《健康中国的内涵与实现路径》，载《卫生经济研究》，2016（1）。
④ 世界卫生组织界定。

之前的收入水平均达到国家高收入水平，平均寿命达到 79 岁。

（2）健康中国策略也是人民群众生活的一种方式。在发布的《"健康中国 2030"规划纲要》中提到，国民健康素养截至 2030 年需要增强到 30%，这是一个指标体系，通过国民体检数据和参加各项体育活动等多种数据共同构成。据统计，截至 2015 年，全国人口中仅有 3.6 亿人参加体育活动，根据《"健康中国 2030"规划纲要》，全国人口中参加体育活动的需要达到 5.3 亿人。

（3）健康中国也是一种国家发展理念。百姓身体健康是国家进步的基本条件，是国家建设小康社会的关键内容。[①] 总的来说，"健康中国"是一个发展目标，是一种生活方式，更是一种发展模式，是注重百姓身体健康、寿命延长的中国；是人民可以吸收健康理念和拥有绿色健康生活，保障每家每户都能享受健康服务的中国；是将国民健康摆在首要地位的发展策略，把健康中国的思想融入其他政策中，从全方位、全周期来维护和保障百姓身体健康的战略。[②]

3. 健康中国内涵不断丰富

在健康中国政策成为国家发展战略目标后，许多研究者对这个政策提出了更多的理解。付敏、王文娟指出，该政策是发展我国卫生事业和保障国民健康的战略。王秀峰、李滔认为，该政策的中心内容是优先发展国民健康。李红文提出，该策略的实施是要将健康中国的思想深入国家政策，充分体现我国以人为本的发展策略。王林则指出，要发展健康中国就要保障和维护"公平公正"原则，倡导大家遵守"共建共享"理念。[③] 健康中国的内涵更加丰富、完整。

健康中国作为国家发展战略，在曾经发布的《"健康中国 2030"规划纲要》中提出："以增强百姓健康水平为中心，以倡导健康生活、加强健康环境的建设、升级社会健康服务、维护健康保障、推进健康中国相关事业为核心内容"的战略方针。此后其定义、内涵、指标体系等都随着现实的推进而不断完善，在实践上逐步构建起以健康服务、健康产业、健康保障、健康环境以及支撑和保障为主体的发展道路。[④]

结合部分学者的研究，健康中国建设在中国各地区的发展显现出"东高西

① 何传启：《"健康中国"是红利》，载《时事》（时事报告初中生版），2016（3）。
② 新华每日电讯：《何传启在〈"健康中国 2030"规划纲要〉专家研讨会上的发言》，2016-11-04。
③ 禹华月：《健康中国战略的内涵及实践路径浅探》，载《湖南社会科学》，2020（3）。
④ 孙小杰：《健康中国战略的理论建构与实践路径研究》，长春，吉林大学，2018。

低"的地理分布特征，具有一定的时空收敛性。① 汶川是在经历"5·12"汶川特大地震之后才逐步探索健康汶川建设之路的。汶川重点发展各项健康相关事业，努力保障健康服务。一方面，汶川在发展健康中国的道路上为建设健康中国提供了经验积累，在部分领域开启先河，具有奠基意义；另一方面，伴随健康中国相关政策不断完善、更多学者参与研讨解读不难发现，汶川在健康服务、生活健康、健康保障、健康环境等方面都存在现有成果单一、发展动力不足的现状。本书参照"健康中国"建设，对"健康汶川"进行规划和建设，首先要对健康中国的六个方面内容展开讨论。

（二）政策演变

"健康中国"概念最初于 2008 年由原卫生部提出。2015 年 3 月，时任国务院总理李克强提出中国有规划建设"健康中国"理念。2015 年，党的十八届五中全会中提出"推进健康中国建设的新目标"。维护国民共享的创新发展观念，努力发展健康中国战略目标，深度调整优化医疗卫生领域，控制卫生药品价格，并加强医疗、医药和医保之间的关系，使城乡的基本医疗卫生机构和现代管理制度能够得到完善，进而促进食品安全策略的执行。正式对如何构建"健康中国"进行了战略安排。2016 年，习近平总书记在国务院召开的全国卫生与健康大会上提出：人民健康是健康中国发展战略的首要条件，表明了此战略建设的最终目标。另外，该会议还通过了《"健康中国 2030"规划纲要》，该纲要指出了发展战略的终极目的，还提出健康中国在不同阶段所要达成的任务，我国的主要健康指标在 2030 年主要健康指标进入高收入国家行列，在 2050 年建成与社会主义现代化国家相适应的健康国家。我国的三步走战略目标中，健康中国策略是发展进步的重要一环，必须与国家现代化进程相一致，现代化发展的"三步走战略"囊括了健康中国"三步走战略"。

党的十九大报告中论述了健康的深刻内涵、健康与人民的关系、健康与发展的关系、健康与全局的关系以及健康与实践之间的关系，确立了健康中国的战略目标，对健康的对象、服务目标等提问进行了解答。"健康中国"是我国提出的

---

① 杨欢：《"健康中国"发展水平的测度、地区差距及时空收敛性研究》，载《统计与信息论坛》，2022（9）。

首要发展战略任务，该战略被融入建设中国梦的任务中，构成了建设中华民族复兴的一分子。自 2018 年 6 月，在国务院领导下，由卫生健康委牵头并与教育部、体育总局组成专项小组，在各自的领域开展专项研究，草拟了《健康中国行动》《意见》以及《实施和考核方案》等文件，共分为三部分。第一部分内容是建立健全组织架构，根据爱国卫生运动委员会组建了健康中国发展战略推进委员会，对委员会的结构和工作制度进行部署。第二部分内容是国家提高健康监测评估水准，推进委员会对整个监测评估工作进行指导，评估工作由各个专项小组具体执行，根据目前通过互联网收集的资料数据对检测、评估内容的相关指标和任务进行监测。委员会小组对评估报告审查后上报国务院并发布。第三部分是努力做好考核工作，推进委员会将管理、指导此项工作，委员会小组承担具体执行细节，专家学者为此项工作提供技术支持，以建设健康中国为核心内容，为考核工作设立适宜的考核指标，把健康中国指标融入政府绩效考核中，在推进委员会审查考核指标结果后发布。

国务院常务会议于 2019 年 4 月对建设健康中国上报文件提出指导意见，根据这些意见卫生委员会对文件内容做出调整，同年 6 月 24 日正式颁布《国务院关于实施健康中国行动的意见》。该文件重点关注百姓在健康方面遇到的问题，政府通过多个层面对人民群众进行健康知识的宣传和普及，让百姓自愿参加健康活动，为百姓提供健康服务，努力实施健康中国战略。健康中国具有四个特点：第一，在定位上，中心内容从以前的"疾病"转变为"健康"；第二，在策略上，让人民群众从"治已病"转变为"治未病"；第三，在主体上，医疗卫生领域各机构向社会整体关联转变；第四，在文风上，从文字表述向群众宣传提倡的转变。全民健康是健康中国的重要内容，疫情在全球范围内的大爆发，对我国广大人民群众的身体健康造成严重威胁，在应对疫情危机的同时，积极推动健康中国建设，加速国民健康意识的觉醒。2020 年 2 月 14 日，习近平总书记在国家全面深入改革委员会第十二次会议中提出："预防控制源头是目前对疫情最经济、最有效的措施。我们要坚持以预防为主要工作内容的健康目标，将预防措施尽量提前，从源头阻止疫情的传播。"2020 年 2 月 23 日，习近平总书记在指导疫情防护工作和促进经济发展工作上提出："我国坚持以防控为主要工作内容，促进健康卫生活动的展开，努力增强社会卫生建设，努力提高社会对疫情的控制能力，实行医疗与防控共同推进的政策，在问题出现之初解决。"2020 年 5 月 6

日，习近平总书记在中共中央政治局常委会会议上了解疫情防控进展，完善疫情的防控制度，此次会议要求以防预为主，坚持健康运动，对社会环境进行治理并提高公共卫生设施水平，积极向人民群众宣传健康知识，倡导百姓绿色出行，健康生活。同年 6 月 2 日，习近平总书记在专家学者座谈会上提出："人民健康安全是国家安全的基础，疫情传播速度较快，范围较广，对社会发展和人民健康存在严重危害，必须增强健康意识，时时刻刻对健康风险进行防护。"

2020 年 10 月 29 日，召开了中国共产党第十九届中央委员会第五次全体会议，该会议通过了《中共中央关于制定国民经济和社会发展第十四个五年规划和二〇三五年远景目标的建议》。该文件提出，我国需要加快建设健康中国策略，将人民群众的健康置于其他战略发展之上，坚持以预防控制为主要工作内容，大力开展健康中国活动，努力建设健康中国，使国家卫生防护体系更加牢固，能够保障百姓享有健康服务。2022 年 10 月 16 日，习近平总书记在二十大报告中多次提出"要加快建设健康中国，将百姓健康置于首要位置，完善生育支撑系统，积极执行我国人口老龄化的策略，另外努力加强我国中医药发展能力，为人民群提供一个健全的公共医疗系统，加强重大疫情防控救治体系和应急能力建设，有效遏制重大传染性疾病传播"，健康中国建设仍在路上。从爱国卫生运动到健康中国目标的积极建设，我国一直以"三个代表"重要思想为指导，坚持以人民群众为优先发展目标的策略，将百姓的健康保障放在首要位置，促进建设健康中国策略，相关政策的演变也昭示着建设健康中国的制度正在不断完善，人民的健康观念正不断成熟。

（三）顺应时代要求，进行实践探索

今天，健康中国战略已在中国落地生根，各地区结合时代发展要求和人民的现实需求不断探索实践之路。党的十八大以来，以习近平总书记为核心的党中央密切关注百姓的健康生活，在维持我国可持续发展和实现中华民族伟大复兴的层次对健康中国战略进行深度论述，着重提出一定要将百姓的身体健康置于首要发展目标，从经济和社会层面上对健康中国发展战略进行整体规划和部署，发布了积极建设健康中国的号令。政策在发展中完善，从十八届五中全会提出的"推进健康中国建设"到 21 世纪第一次全国卫生与健康大会的召开，我国进入了建设健康中国的任务；从最初宣传健康中国到十九大习近平总记提出的健康中国战略，均以人民群众为中心目标，该战略的执行方案逐渐完善。2020 年 10 月，中国共产党十九届五中全会召开，会议中提到，在 2035 年要将我国打造成世界文化强国、教育强国、人才强国、体育强国、健康中国，自此，"健康中国"战略的建设开始有了明确的时间表。

建设健康中国的终极任务是为了实现全民健康。健康中国作为一项战略目标，是多角度、全方位、多层次全面的健康建设，是在"大健康"思想下保障百姓身体健康的一项全周期的国家战略。"大卫生、大健康"的思想指导健康中国策略的发展，自十八大以来，党中央提出了这一指导思想，从影响健康的社会性、范围性和整体性角度保障百姓的健康，着重将健康融入其他发展策略。与一般的疾病防治政策不同，健康中国战略将发展重点从治病转变为健康，医疗卫生资源的逐渐完备基本满足了人民群众的健康需求，逐步实现人民全面医保，初步解决人民群众看病过程中出现的问题。从总体来看，百姓的健康水准基本进入中高收入国家行列。我国健康体系建设的不断深化，要求将健康融入所有政策之中。在健康中国战略实施前，医疗卫生机构的主要任务是防护和控制疾病的进一步扩大，重点放在疾病的防治。自健康中国战略实施以来，国家在医疗卫生领域投入了大量政策、财政、智力资源，增强了卫生领域的硬件设施，但是卫生保健、健康服务、健康促进这些和百姓联系紧密的部门资源缺乏，对人民群众的身体、心理以及精神方面的多种亚健康疾病和健康环境建设方面不够重视。《"健康中国 2030"规划纲要》开始执行后，建设健康中国发展战略所涉及的内容进一步拓展，包括身体健康、道德健康、心理健康、环境健康等多方面内容，实现了健康建设全方面、多领域的发展，人民群众的满意度和幸福指数不断提升。

由于我国城镇化发展进程较快，老龄化问题逐渐凸显，导致社会基层医疗机构出现资源短缺和医务人员不足等问题。健康中国的建设重点应当向基层倾斜，国家的医疗卫生和健康服务工作从"以医院为重点"向"以基层为重点"转变，同时契合中国乡村振兴战略的发展。积极推进"三医"（医药、医保、医疗）联动，紧密围绕"保基本、强基层、建机制"九字方针，充分了解人民群众的需求，在影响健康的因素出现初期就对其进行治理，其中包括普及、宣传健康知识，合理饮食，提倡群众健康活动，推进发展健康环境，及时解决幼童、妇女、中小学生、老年人等弱势群体遇到的困难和问题。2020 年 10 月 29 日召开的中国共产党第十九届中央委员会第五次全体会议通过了《中共中央关于制定国民经济和社会发展第十四个五年规划和二〇三五年远景目标的建议》，该建议与乡村振兴战略相融合，为我国建设健康中国发展战略指明了新的方向。还应当强化基础设施的建设，将"一站式"结算信息系统与健康扶贫信息管理体系全面对接，使信息共享更迅速、更及时，提高其准确性和规范性，使健康信息和扶贫信息实现对接和有机融合，为健康中国建设提供强大的数据支撑。积极推进贫困地区基层卫生服务机构标准化建设，加强贫困地区基层卫生本土化人才培养。

六、大健康

（一）健康的起源

随着人们对疾病本质认识的深入，认知触角深入"新"的领域——健康，那种以疾病为中心的模式无法全面照应到人类的健康，因此有必要构建新的认知框架来解释健康现象。只有依据新的认知框架，在"大健康"观念共识下，人们才能对健康和疾病这个原本就是人类完整生命现象中无法分割的现象实现更为合理和科学的认知，这种新的认知框架是人类在健康领域探索、实践的逻辑起点。

在以疾病为中心的医学领域之外，一些学科已经先行探索，如健康经济学、健康心理学等。重要的是在医学领域，以健康替代疾病作为医学的中心问题，这种呼声也由来已久。如此种种，可以说大健康的出现是一种合力的结果，是大势所趋。

近年来，人们普遍接受世界卫生组织对健康的定义：健康是一个人在身体、精神和社会等方面都处于良好的状态。人们认识到的健康应该是整体的、全面的健康，即躯体健康、心理健康、心灵健康、行为健康、社会健康、智力健康、道德健康、环境健康，并逐渐形成"大健康"的认知。在2016年的全国卫生与健康大会上，习近平总书记提出，要"树立大卫生、大健康的观念，把以治病为中心转变为以人民健康为中心"。此后，大健康的概念在全国范围内得到了广泛的传播。

（二）大健康的概念

大健康是在时代发展的大背景下，在健康及相关产业发展到新阶段的基础上，以社会需求为基础提出的一种具有全局性的健康概念。[①] 大健康的概念最早在 1991 年就出现了，对于这个概念，专家学者从各种角度给予解读。张立平提出，大健康围绕着人的衣食住行和生老病死，关注各类影响健康的危险因素和解决关系健康的重大及长远问题，以"健康服务全覆盖、优质公平可持续"为目标，大力倡导全民健康建设。[②] 闫希军等学者认为，只有在大健康的认知框架下，人们才能对健康和疾病这个原本就是人类完整生命现象中无法分割的现象进行更为合理和科学的认知，这种新的认知框架是人类在健康领域探索实践的逻辑起点。[③]

以上种种是在价值理念和认知框架层面上给出的大健康定义。

（三）大健康的基本内容

大健康在基本理论、核心概念、学科发展、产业布局、人才培养等方面都处于探索阶段，还没有形成系统而权威的理论构架。

1. 大产业：大健康产业是以健康行业为主导的产业融合

（1）大健康产业概念

大健康产业首先是一个产业概念，和"大健康"一样，"大健康产业"的提法也有些历史了，汤炎非提出："凡是直接影响健康，能直接改善、促进或保障健康的产业，或与健康紧密联系的服务及相关制造等产业均属于健康产业"[④]；张车伟等学者同样在广义大健康层面界定大健康产业，他们指出，大健康产业是"以优美生态环境为基础，以健康产品制造业为支撑，以健康服务业为核心，通过产业融合发展满足社会健康需求的全产业链动"[⑤]。金碚也在广义大健康的层面界定大健康产业，他认为：大健康产业是"满足人民健康的各类活动中的那些具有'产业'性质的领域"，"通常是以形成一定'产品'或'服务'的供求关

---

① 海青山、金亚菊：《大健康概念的内涵和基本特征》，载《中医杂志》，2017（13）。

② 张立平：《大健康概念的内涵与特征探讨》，载《人民军医》，2017（1）。

③ 闫希军、吴酒峰、闫凯境：《大健康与大健康观》，载《医学与哲学》，2017（3A）。

④ 汤炎非：《给健康产业发展找个"新标尺"》，载《健康报》，2018-12-18（007）。

⑤ 张车伟、赵文、程杰：《中国大健康产业：属性、范围与规模测算》，载《中国人口科学》，2018（5）。

系的方式所进行的市场化的生产性经济活动"。[1]

（2）大健康产业动力

大健康产业的首要特征是规模大。大健康产业除了规模大之外，以健康概念为主导的产业融合更是其主要特征，众多的产业形态聚集进而凝聚为一个庞大的产业集群。其内在动力有以下四个方面：

其一，产业融合是医学模式转变的需要，即使没有大健康概念的提出，医学模式的自身发展对疾病治疗和健康标准的认识也在不断深化。伴随医学模式的改变，服务范围的不断扩大，将会有更多的相关产业向健康方向聚集。

其二，产业融合是健康产业发展的趋势，我国的健康产业目前包括医疗服务机构、医药产业、保健品产业和健康服务产业四个基本的产业形态。随着社会发展，新的课题不断涌现，传统的医疗行业无法单独解决相关问题，产业形态之间的界限越来越模糊，促成健康产业区块间的融合。

其三，产业融合是健康产品集成创新的需要，我国的大健康产业集群作为一个整体，其发展日益完善，新兴业态不断涌现、填充。

其四，产业融合是市场和利益的驱动，产业的发展离不开利润，而利润又表现为显性的既得获利和隐性的前景预期。我国大健康产业发展面临良好的市场环境，这就提高了参与者的前景预期。

（3）大健康产业区分

大健康产业可以根据人类生命周期按照"生、老、病、死"四个阶段进行相关产业区分，以便于区分大健康产业分布，还可以按照大健康业态，从"健康管理、医疗医药、康复智能、养老养生"四个维度进行区分。

2. 大数据：大健康是数据化的健康管理模式

大健康产业的第二个特点是科技含量的增加。社会的发展伴随着科技的进步，而科技的进步又将改变医疗和健康服务的形态。大健康产业不仅仅是量的堆积，也势必吸收互联网、大数据、移动互联等现代信息管理技术并快速发展为全新科技化服务的产业形态。这一判断来自以下三个依据：第一，疾病谱的改变导致快速、准确的健康信息需求增加；第二，可穿戴设备的发展使健康信息的数字

---

① 金碚：《关于大健康产业的若干经济学理论问题》，载《北京工业大学学报》（社会科学版），2019（1）。

化成为可能；第三，大数据技术使数字医疗从 1.0 时代进入 2.0 时代，数字化技术和互联网让基于大数据的健康管理成为可能。[1]

3. 大健康：大健康是健康理念的深化和泛化

21 世纪人们对于健康理念和健康需求会在广度和深度两个维度上拓展，大健康的服务广度体现在三个方面：治疗环节的拓展，服务范围的延伸，参与人群的广泛。大健康理念的深化体现为以下三个特征：第一，健康概念从客观化向主观化转变；第二，健康概念从标准化向个性化转变；第三，健康概念从医学向社会化转变。大健康理念将渗透到生活的全方位和全周期，最终将以人的生活质量、身心自由和主观体验的提升作为健康服务的方向和标准。

（四）具体实践

《"健康中国 2030" 规划纲要》提出，到 2030 年实现健康产业总规模达 16 万亿元目标。"健康中国" 战略的实施打开了中国健康产业的发展空间。

大健康产业是 21 世纪的核心产业，其产品领域也十分广阔，包括对人类健康直接或间接产生影响的如医疗、康复、医药、保健品、化妆品、医疗器械等与人类健康相关的主要产业的全部产品。

1. 药品销售企业集结大健康

以 "健康产业探索与实践" 为专题的 "健康中国人系列圆桌论坛" 于 2017 年全国两会期间举行。论坛强调，首先要把健康放在前面，而不是把治病放在前面；在互联网时代下形成良性竞争，健康产业才能快速发展；中国保健协会相关负责人指出，在健康中国的背景下，与大健康相关的产业有望进入蓬勃发展期，成为未来重要的经济增长点和支柱产业；中国保健企业要提质升级，推动健康产业供需结构升级，推动 "三个转变"[2]。相关企业负责人表示，健康产业板块的细分首先是理念，其次是技术，再次是产品，最后是服务，健康理念的提升是另一种节能减排方式。综上可知，药品销售企业均在 "推进健康中国建设" 这一大环境下创新驱动药品销售业集结大健康，把保障人民健康放在优先发展地位。

---

[1] 于淑英、吕楠、赵雯卿：《我国健康管理概况与展望》，载《人民军医》，2013，56（11）。

[2] "三个转变" 即中国制造向中国创造转变、中国速度向中国质量转变、中国产品向中国品牌转变。

2. 医疗、体检机构建设大健康管理模式

（1）分区管理。政府→街道办事处→社区、企业→职工、医院→病人的分区管理。

（2）分层管理。非职业人员（老、幼、学生）及在职职工、专家领导的分层管理。

（3）分类管理。临床医疗、慢性病控制、公共卫生、疾病预防、职业病防治的分类管理。

（4）分项管理。治病、防病、宣教、医保、服务、管理、科研等项目的分项管理。以其三级医院为技术核心，覆盖所有其他类型相关专业社区医疗机构。将各项行政管理技术和行政业务技术支持，集中建立在一个真正以服务型企业文化为核心的行政服务管理体系框架内。

七、健康治理

（一）健康治理的概念

世界卫生组织于 2002 年发布的白皮书《全球卫生治理的概念回顾》中提出，健康治理是一个国家为促进和保护其人口健康而采取的所有行动或措施，可以是一个正式或非正式的制度。健康治理可以在地方、国家、区域、国际乃至全球层面进行，包括政府卫生部门、社区组织、政府间组织和公众在内的多个治理主体通过分工、对话和协商，共同对影响健康治理发展的社会、经济、环境和文化因素进行综合管理，治理过程中必须体现较强的参与意识和包容性以及融入性。就治理方法而言，健康治理强调建立一套正式和非正式的制度和规则，以确保多个治理者主体之间的角色分配和合作。在治理方法方面，从单一行为主体的治理转变为多元主体的合作治理，通过适当的赋权和制度约束，进一步保障各主体公平、有效地参与到治理过程中。从本质上讲，健康治理是不同治理者之间持续互动的过程，以面对和解决不同的健康问题，实现健康福祉最大化和健康治理的可持续发展。[①]

2000 年，Reinhardt 在《世界健康报告改善健康系统的表现》（*Health Systems:*

---

① 郭建、黄志斌：《中国健康治理面临的主要问题及对策》，载《中州学刊》，2019（6）。

Improving Performance）中首次提出了健康治理的概念。Reinhardt 通过构设国家健康系统的四项主要功能（健康治理、筹资、创造与管理资源、提供健康或卫生服务），提出了健康治理的概念，并认为：健康治理涵盖所有健康相关的行动与因素，包括远景与方向的确定、健康政策的形成、规则的制定、健康信息的搜集和利用等。① 随后，Brinkerhoff 等人对健康治理进行定义，主要从目标导向的确定、制度规则设定、各主体责任的明确等方面确定。② Dodgson 等人认为，健康治理是多层级、多方面制度的合集，是为促进社会成员健康所采用的行动和方式。③ 俞可平认为，健康治理是国家各部门治理在健康领域的积极实践，健康治理是国家治理在健康领域的实践，来源于非国家强制契约的治理权威、平行运行的治理权力，治理的本质在于多元化的治理主体、协商性的治理性质以及以公共领域为边界的治理范围。④ 在建设全民参与、全民享有的健康保障体系方面，李玲建议政府相关部门发挥统一领导作用，建立职能明确、独立监督、多方参与、合理高效的大健康治理体系。⑤ 翟绍果等人认为，公共健康治理的目的是预防公共健康风险，实现政府、市场和社会领域的合作治理安排。⑥ 李乐乐、李峰、吕国英和张志鹏等人分别研究了医疗服务综合管理、药品管理、医疗保险管理和公共卫生管理，认为在相关利益方地位平等、相互协商，政府主导的社会第三方参与和医、患、保等多利益方参与的基础上，应建立参与式社会治理模式。⑦ 卫生治理是一个包含广泛问题的概念，可以说是政府和社会之间多主体的协调和合作治

---

① *Reinhardtue. Cheng* T－M. The World Health Report 2000－Health Systems：Improving Performance. Bulletin of the World Health Organization，2000，78（8）：1064~1064.

② *Brinkerhoff D W*，Bossert T J. Health Governance：Principal-agent linkages and Health System Strengthening［J］. Health Policy and Planning，2014，29（6）：685~693.

③ *Dodgson*，*Leek*，*Drager* N. Global Health Governance：A Conceptual Review［EB/OL］（2018-11-02）［2020-07-25］. https：//www. researchgate. net/publication/242472817_ Global Health governance A conceptual review.

④ 俞可平：《推进国家治理与社会治理现代化》，3~4 页，北京，当代中国出版社，2014。

⑤ 康岩：《专访北京大学国家发展研究院教授、国家"十三五"规划委员会专家委员李玲——探索全民健康体系的中国方案》，载《人民网·人民日报海外版》，2020-06-09。

⑥ 翟绍果、王昭茜：《公共健康治理的历史逻辑、机制框架与实现策略》，载《山东社会科学》，2018（7）。

⑦ 李乐乐：《"健康中国"战略下我国医疗服务综合治理研究》，载《汕头大学学报》（人文社会科学版），2018（3）；李峰、吴晓明：《构建国家药品治理体系的借鉴与创新》，载《中国药学杂志》，2019（2）；吕国营：《用医保治理理念看待医保部门与公立医院的关系》，载《中国医疗保险》，2019（11）；张志鹏、张伟：《完善社会协同的公共卫生治理体系》，载《工程学院学报》（社会科学版），2020（1）。

理，重点是卫生。治理的行为者包括社会和一些要素，如公共卫生、医药、医疗和健康保险，可以说是在地方、中央、区域和全球层面的协调和合作治理。

（二）健康治理内涵与外延

1. 强化政府对公众健康管理的作用与职能

推进健康服务供给侧结构性改革，加强引导和规划，为健康管理的实施和发展奠定坚实基础，同时把健康管理的发展纳入健康中国战略规划，通过健康管理来达成健康中国战略规划的目标，通过实施健康中国战略规划来促进健康管理的实施和发展，积极发挥政府职能维护公众健康利益，全方位、全生命周期保障人民健康。

2. 拓展卫生部门的新作用

转变传统观念以适应群众需求，拓展卫生服务新领域，打造卫生服务新模式，在统一领导、组织、协调下挖掘新时代卫生部门特有的新功能与作用，充分发挥政府卫生部门在健康管理与治理中的作用。

3. 建立政府间跨部门的协调机制

通过建立健康中国跨部门的战略委员会来实现政府间跨部门协调，该委员会的主要任务是制定相关健康计划，协调卫生、环境、教育和文化等跨部门工作，制定各相关部门健康中国建设具体实施计划，评估计划的实施情况，并确保所有部门主体真正参与健康治理。

4. 推动联合健康政策的策略与工具

推动健康中国战略的实施，需要激发社会活力，提高包括党委、政府、企业、社会组织、公众和媒体在内的诸多主体的协调能力，充分发挥责任感和积极性并进行合作。通过完善平等协商机制以及政府回应机制来推动公众相关健康政策的制定和修改。

5. 推动国家健康治理体系的建立

党和政府顶层设计健康治理体系，通过发挥其主导作用，发挥目标凝聚能力和资源整合能力，构建一体化、整合型健康服务体系，有关公众健康的法律法规和全民健康保险体系以及公民健康促进和智慧健康产业体系，助推健康中国建设及国家健康治理体系的建立。

（三）健康治理的分类

健康治理可分为政府整体治理与全社会治理两类。

1. 政府整体治理

政府各部门通过职能整合和综合行动实现共同的健康目标。其组织结构不再以具体的职能为基础，而是以结果和目标为基础，它的创新之处在于要求部门间的合作，而不是取消部门的专业化分工。政府整体治理模式可以采取正式或非正式的协同合作的形式，也可以是国家、地区和地方各级政府和部委之间的复杂关系以及所涉及的各种机构和运作机制的协调和整合，如制定相关政策、管理具体项目和监管市场。

2. 全社会治理

健康治理是以整体政府治理模式为基础，注重建立公私合作伙伴关系，促进社会所有成员的参与，以改善健康治理。因此，政策制定者的健康理念、部门间合作和公众参与构成了大健康理念的核心和基础。这些治理工具的不断实施和基于相关循证政策框架的逐步完善不仅彻底改变了传统的卫生改革和发展模式，促进了居民健康公平，而且为健康治理的概念和模式奠定了理论基础。

（四）健康治理与健康管理

健康治理是健康管理发展的新阶段。健康管理是监测、分析和评估个人和人群的健康风险因素，以预测和预防疾病的整体过程。它的目的是动员个人和社会组织有效地利用稀缺资源，最大限度地提高健康水平。进入 21 世纪以来，健康治理的内容和范围得到了丰富和扩大。人类预期寿命的延长和疾病谱的变化对医疗保健提出了新的要求，如慢性病的控制和医疗保健费用的快速增长。在工业化、快速城市化和环境污染日益严重的背景下，恶性传染病对人类健康的影响变得越来越严重，环境和社会因素对健康的威胁已成为健康治理的主要挑战之一。显然，解决这些问题需要全社会参与公共健康，以预防、治疗、康复和加强，减少健康风险，实现公共卫生目标。随着经济社会的发展，健康管理正在"进化"到一个新的阶段，即"健康治理阶段"。[1]

---

[1]　申曙光、吴庆艳：《健康治理视角下的数字健康：内涵、价值及应用》，载《改革》，2020（12）。

（五）具体实践

健康治理强调不同主体之间的多元协同合作，以"消除健康不平等"为目标。这一战略促成了 1979 年美国人口健康和社会福利部的成立，该部拥有 300多项职能，包括公共卫生、社会福利、疾病监测和控制、食品药品安全等，以协调健康管理，统筹实践工作。2006 年，欧盟理事会以法律文件形式确立了"将健康融入所有政策"的方针。2010 年，世界卫生组织正式提出了一项关于"将健康融入所有政策"的决议。在中国，随着医疗体制改革的不断深入，以"将健康融入所有政策"为特征的卫生治理被引入。2009 年，《中共中央国务院关于深化医药卫生体制改革的意见》的出台标志着"新医改"的开始，也标志着我国医药卫生领域国家治理改革的全面启动。

改革强调遵循政府主导的公益性导向，建立覆盖城乡居民的国家公共卫生服务体系、医疗服务体系、医疗安全体系和药品供应安全体系，实施跨部门整合，打造安全、高效、四位一体的基本医疗卫生制度，强调提供便捷的医疗卫生服务的整体管理目标，即提供安全、有效、方便、价廉的医疗卫生服务。2016 年，《"健康中国 2030"规划纲要》公布，强调"把健康放在优先发展的战略地位"。2018 年，习近平总书记在全国卫生与健康大会上提出"将健康融入所有政策"。党的十九大报告也明确提出，健康中国要成为全面、系统的国家战略。"将健康融入所有政策"的概念反映了政策实践中的健康管理概念和理念。

大部分欧洲国家在实践过程中逐步形成了不同的健康治理特色和模式：基于健康治理中的政府与社会关系，形成了政府与社会协同治理的模式；基于健康治理中的政府组织结构，形成了纵向治理与横向治理的模式。

八、公共卫生服务均等化

（一）国内外学者对公共卫生服务均等化的研究

国内外学者从公共卫生的角度出发，尝试对公共卫生服务均等化进行解读。国外对此已经形成了较为完善的理论体系，重点集中在实施途径、实施目的和实施效果等方面。温斯洛指出，公共卫生是指整个社区共同努力，运用完善的组织网络来预防和治疗疾病，保证健康，延长寿命。通过这种有组织的社区行动，可以改善个人卫生状况，控制疾病传播，有利于让卫生人员提早诊断疾病并做好预防工作，组建社会机构，保证社区居民能够达到健康的生活水准。1952 年，世界卫生组织接受了温斯洛的定义，此后又指出，公共卫生要实现全民覆盖的局面，即政府应制定一个合理的价格，使全民有能力享受健康、预防、治疗和康复。2008 年，世界卫生组织发表了题为 "*Primary Health Care：No More Thanever*" 的年度卫生报告，强调每个人都享有基本的卫生保健的权利，同时应通过 "为人服务、全民保健、高效率的政府政策和有效的政府卫生领导力" 四项核心原则来实现该目标。综上可以看出，国外对于公共卫生的研究在各个方面较为系统和成熟。

在国内，学者侧重对公共卫生服务均等化内涵的研究。常修泽认为，只有当全民享受公共卫生服务时，每个人都能够坚持相同的原则，面临同等的机会，享受同样的结果，享有平等的自由选择权，才算得上是真正意义上的公共卫生服务均等化。[①] 兰迎春、王敏、王德国认为，公共卫生服务均等化是指政府应以公平、公正为首要原则采取干预措施，使不同地区、不同阶层的群体能够协调发展，保证不同区域的居民，尤其是城乡居民都能享受到同等的生存权和发展权，让全体人民共享改革发展的成果，逐步缩小贫富差距，使贫富差距处于合理范围。[②]

综上所述，我们可将公共卫生服务均等化归纳为，每个中华人民共和国公民，不论性别、年龄、民族、居住地、职业、收入水平，都能够平等地享受基本公共卫生服务。服务内容包括：在全国逐步建立起统一的居民健康档案并实施规范管理，为 65 岁以上的老年人定期做健康检查，为 3 岁以下的婴幼儿做生长发育检查，为孕产妇做产前检查和产后访视，为慢性疾病（高血压和糖尿病等）、精神疾病、艾滋病、结核病等人群提供防治指导服务等。[③]

---

① 常修泽：《中国现阶段基本公共服务均等化研究》，载《中共天津市委党校学报》，2007（2）。

② 兰迎春、王敏、王德国：《基本卫生服务均等化的伦理思考》，载《中国医学伦理学》，2009（1）。

③ 国家卫生和计划生育委员会：《国家卫生计生委发布 2015 年卫生计生工作要点》，载《中国医疗管理科学》，2015（1）。

（二）公共卫生服务均等化的内涵

公共卫生服务的均等化是一个渐进的过程，其内涵也随着我国具体国情的变化不断丰富和扩展。目前，我国已启动并部署三大类九项针对全体人群、重点人群和疾病预防控制的基本公共卫生服务项目。

1. 均等化主体

公共卫生服务均等化的"主体"包含三层含义：第一，均等化的享有者或受益者应当是谁；第二，在哪些人及何种群体间实现均等；第三，如何实现均等化，即公共卫生服务均等化所涉及的地域范围和人群范围、个体和群体之间的比较。目前我国群体之间的不平衡问题尤为突出，表现为不同地区城乡之间以及不同阶层之间的不均等问题。

2. 均等化客体

公共卫生服务均等化的"客体"指的是纳入均等分配的公共卫生服务领域，包括公共卫生与基本医疗、建立居民健康档案等内容。

3. 均等化理念

公共卫生服务均等化是公平理念在公共服务领域的具体体现，虽然国内绝大多数学者都认为均等化是一个相对的概念，而非绝对平均，但对均等化的判断准则并未达成一致意见。总的来说，已有文献对于公共卫生服务均等化的理解可以从两个方面来说，一是享受公共服务的机会均等，二是享受公共服务的结果均等。

（三）我国公共卫生服务均等化进程

1. 起步尝试阶段

新中国成立后，政府在发展经济的同时，大力发展农村卫生事业，建立了广泛的基层卫生组织，在这个时期，政府卫生工作的重点放在预防和消除传染病等公共卫生服务方面，改善农村的卫生状况。此阶段的人们，不论其性别、年龄、民族、居住地、职业及收入状况，都能平等地获得基本公共卫生服务，这些基本公共卫生服务更好地保障了社会主义的公平公正，在当时最大限度地满足了人们对健康的需要。

2. 改革探索阶段

1978 年，国际初级卫生保健大会召开，发布了《阿拉木图宣言》，提出人人享有医疗卫生保健的指导性价值观，拓展医疗模式，实行开明的政策，提高贫困人口的健康水平，推动整体发展。但进入 1980 年以后，过去成功的模式被人们贴上了"平均主义"和"低水平"的标签，医疗卫生工作的重点也悄然从农村移向城市，从"重预防"转移到"重临床"，从低成本转向高成本。因此，开展疾病预防、检测等所需的经费总是很紧张。许多时候直到疾病蔓延铺开时才有财力上的投入，一旦疫情解除，资金的投入降低，其重要原因是当时的医疗卫生体制尚不健全。由于疾病预防比临床治疗的收入要低得多，许多医疗机构不愿意把精力和资金投入到疾病预防控制的公共卫生服务上，医疗卫生的公益性在市场模式下变得不再公益，城乡之间的公共卫生服务差距逐渐拉大。

3. 深化发展阶段

2005 年 3 月，国务院发展研究中心在媒体发布关于研究医改的报告中称，中国医改总体上不成功，其症结是近二十年医疗服务逐渐市场化、商品化。2009 年 3 月，《中共中央国务院关于深化医药卫生体制改革的意见》出台，意见中明确政府、社会与个人的卫生投入责任，确立政府在提供公共卫生和基本医疗服务中的主导地位，同时要建立和完善政府卫生投入机制，中央政府和地方政府都要增加对卫生事业的投入，兼顾供给方和需求方，按照分级负担的原则合理划分中央和地方各级政府卫生投入责任，地方政府承担主要责任，中央政府主要对相关建设等给予补助。2016 年 8 月，全国卫生与健康大会在北京召开。习近平总书记在会上强调，健康是促进人的全面发展的必然要求，是经济社会发展的基础条件，是民族昌盛和国家富强的重要标志，也是广大人民群众的共同追求。同年 10 月 25 日，中共中央、国务院印发了《"健康中国 2030"规划纲要》，至此，我国基本公共卫生均等化工作迈入新的阶段，进入新的时代。①

（四）理论依据

1. 公平正义理论

美国政治哲学家罗尔斯认为，公平正义主要包括自由平等原则和无差别原则两个原则。自由平等原则是指每个公民都有平等的权利去享受最广泛的基本自

---

① 徐赵平、潘荣华：《马克思主义公平观视阈下我国公共卫生服务均等化历史发展与实施路径》，载《锦州医科大学学报》（社会科学版），2019（3）。

由；无差别原则是指解决社会和经济的各种不平等的现象，也就是尽全力为社会上处于最不利地位的公民提供利益的最大化，同时还确保机会平等，进而使那些生活困难的公民可以达到最佳状态。①

公平正义是实现中国特色社会主义的必然要求，在建设有中国特色社会主义国家的进程中，以上两个原则可以运用在我国农村基本公共卫生服务均等化问题上，帮助政府合理分配公共卫生服务资源，缩小城乡居民生活差距，建设完善我国公共卫生服务体系，使全体公民都能享受到公平的公共卫生服务。

2. 新公共管理理论

新公共管理理论主张完全改变政府与公众之间的传统关系，政府由发号施令的权威官僚机构逐步转变为以人为本的服务提供者；主张政府履行行政职能时以政策制定为主，减少政策执行，把管理和具体操作分开，创建有事业心和有预见的政府；主张政府必须转变价值观，在把利润动机转向公众使用的基础上，重视效率、追求效率。

在新公共管理理论中，最重要的一点就是管理者对社会的掌控力在于能帮助公民表达和实现他们的共同利益。② 为进一步推动我国公共卫生服务均等化，新公共管理理论可以指导我国开展公共卫生服务项目，为制定符合我国国情的政策方针提供理论支持。

3. 服务型政府理论

服务型政府是在公民本位、社会本位理念的指导下，在整个社会民主秩序的框架下，通过法定程序，按照公民意志建立起来的以为人民服务为宗旨并承担着服务责任的政府。③

服务型政府重点突出了"为人民服务"的理念，要求各级政府官员必须树立"民本位、社会本位、权利本位"思想，即人民是国家的主人，人民的利益永远放在第一位，政府的权力来自人民，政府必须全心全意为人民服务。服务型政府是一个具有核心竞争力的政府，是一个民主和负责的政府，是一个法治和

---

① ［美］约翰·罗尔斯：《正义论》，何怀宏、何包钢、谬申白译，北京，中国社会科学出版社，2001。

② 李炯炯：《我国农村基本公共卫生服务均等化问题研究》，载《青年与社会》，2014（32）。

③ 刘熙瑞：《服务型政府——经济全球化背景下中国政府改革的目标选择》，载《中国行政管理》，2002（7）。

有效的政府，是一个为全社会提供公共产品和服务的政府，是一个实现了合理分权的政府。建设服务型政府是政府自身发展的内在需要，是实现经济与社会协调发展的要求，是政治体制改革的重要内容和关键环节。基于此，就要求各级政府积极转变治理理念，政府不应该是管理公民的上级，而是为公民提供公共服务的供应者。政府应接受公众的监督，为公众解决生存发展难题，不断满足公民的美好生活需要，提高公民的满足感和幸福感。

4. 公共产品理论

公共产品也称公共商品、公共物品或公共品，是指与私人产品相对应、用于满足社会公共消费需求的物品或劳务。公共产品理论在处理政府与市场关系、转变政府职能、推动公共服务市场化中得到有效运用。按照萨缪尔森在《公共支出的纯理论》中的定义，纯粹的公共产品或劳务是这样的产品或劳务，即每个人消费这种物品或劳务不会导致别人对该种产品或劳务消费的减少。而如何判断一个产品为公共产品主要在于其消费方式的不同。相较于私人产品，公共产品具有非排他性及非竞争性的特征，主要体现在两个方面。一方面，本人在消费此类产品时，无法排除其他人同时消费此类产品，即使本人没有消费此类产品的意愿，也无法排斥他人使用。另一方面，公共产品的非竞争性是指消费上的非竞争性，是指公众对消费的公共产品边际生产成本和边际拥挤成本为零，每一个消费者的消费都不影响其他消费者的数量和质量。依据这一理论，可以将产品分为纯公共产品、准公共产品和私人产品，根据产品属性不同来确定政府部门公共财政支出的范围和力度。

5. 健康共治理论

健康共治指各级政府及相关部门以整个政府和全社会的方式引导社会组织、企业和公众为了健康和福祉共同采取的行动。

在理论层面，健康共治究其本质即为整体性治理，当代历史背景下的整体性治理是一种新的公共治理范式，是指在传统的官僚体制和新的政府管理之后，通过利用现代科技提高公共行政效率和质量。整体治理是 20 世纪末在英国诞生的一种新兴的公共行政理论，最早由英国社会科学家希克斯提出。最初，整体性治理是指公民个人和非政府组织都可以参与公共服务的整体治理。基于公民需求价值观的整体性治理，旨在通过协同治理和综合治理解决公共行政的碎片化，为公民提供连续的公共服务。整体治理的概念不仅涵盖了"纵向和横向的公共事务治理模式"，还增加了私人行为者的参与，用来实现公共服务的共同供给，对国家公共服务系统具有重要意义。更具体地说，整体性治理主要是用来描述增加公民参与的政府治理结构。

在现实层面，健康共治则指中央及各级政府、相关部门引导社会组织、企业和公众，为健康和福祉而共同采取的行动。影响健康和福祉的因素涵盖政治、经济、社会等多个层面，涉及多部门、多领域的共同合作，以及各种复杂的公共政策的制定与执行，远超卫生部门的掌控能力，因此必须依靠整个政府和全社会的共同努力。

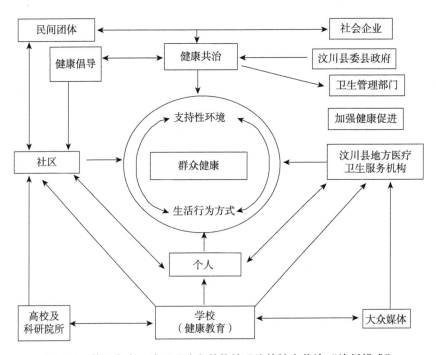

图1-1 基于多中心治理理论和整体性理论的健康共治"汶川模式"

傅华、贾英男等学者认为，健康共治与传统的以控制、命令和考核手段为主、由国家分配资源的自上而下方式不同，它主要是通过与各种利益相关者的对话、协调、合作以达到最大限度地动员和配置资源的方式，以补充市场交换和政府自上而下调控的不足，最终达到"多赢"的社会综合治理方式。在健康共治的新模式下，政府的角色主要是发挥促进者和管理者的作用，与健康相关的城市公共服务的生产更多地依靠公民、社区和社会组织。政府需要与私人部门或社区协同行动，以寻求社区所面临问题的解决方案。在公民积极参与的社会中，政府官员将越来越多地扮演调解、协调甚至裁决的角色。在健康共治模式下，管理和控制是多元、分散、网络型以及多样性的。它既要求地方政府反应敏捷、具有透明度和责任感，同时也要求建立并强化参与机制，使各种民间团体和所有人民能积极、广泛参与。

竺乾威认为，整体性治理突出了信息技术的关键作用，整体性治理的成败部分取决于信息技术的成熟程度。① 彭锦鹏认为，作为第三次行政理论浪潮，整体性治理在本质上被定义和超越为对传统官僚体制和新公共行政的根本性突破，在整体性治理的概念和行政组织形式上都与科层制和新公共行政截然不同。整体性治理的国内实践可以概括为两个方面：一是可以用整体性治理的基本原则找到我国政府机构改革的有效路径，二是侧重运用整体性治理的核心战略解决我国的具体政策问题。

整体性治理可以有效地解决社会控制的碎片化问题。一方面，整合和碎片在社会治理中具有高度相关性。从问题的性质和价值及治理的技术方面都可以看出整体性治理与碎片化社会治理的契合性。另一方面，整体性治理更有效地解决了社会治理的碎片化问题。整体性治理强调统筹协调好政府主体关系，注重构建信任关系，树立整体责任意识，提高解决社会治理碎片化问题的有效性。

整体性治理来自英国学者参与公共治理的反思，强调合作、有效协调和融合。我国学者逐渐认识到，整体治理是一个新的治理概念，随着改革的不断实施，我国各级政府仍有许多实际问题需要解决。

（五）具体实践

1978 年，《阿拉木图宣言》提出了"2000 年人人健康"这一目标，初级卫生保健作为"人人健康"目标的基本策略和关键途径，标志着从国际卫生组织层面已经开始努力倡导公共卫生服务均等化。中国立足国情，从 2009 年起制定国家基本公共卫生服务项目，并增加重大公共卫生服务项目；2011 年，促进基本公共卫生服务均等化的机制基本建立，逐步缩小了公共卫生服务的城乡、地区

---

① 竺乾威：《从新公共管理到整体性治理》，载《中国行政管理》，2008（10）。

和人群之间的差距；2020 年，促进基本公共卫生服务均等化的机制进一步完善，基本公共卫生服务内容逐渐丰富，重大疾病和主要健康危险因素得到有效控制。党的十九大报告中提出"实施健康中国战略"，推进基本公共卫生服务均等化是实施健康中国战略的基础环节，也是公共卫生服务均等化概念和理念在中国政策实践中的反映。

在国际社会上，许多国家逐步将公共卫生服务均等化理论应用于实践，通过立法、政府与社会等多种途径与方式保障公共卫生服务均等化。在立法方面，俄罗斯等东欧国家通过立法，将基本医疗服务纳入医疗保险，以此来保障人们依法、合理地享有公共卫生服务均等化所带来的权益；古巴、泰国等国家建立由政府公共财政承担、面向全体公民的基本卫生服务体系，为居民提供健康保障。

公共卫生服务均等化理论的社会应用程度与国家的发展水平和国民收入水平息息相关。低收入国家倾向于依靠国际组织的援助和本国政府的公共财政，主要由政府牵头的公立机构或非政府组织为所有公民或特殊群体免费提供公共卫生服务和带有公共卫生性质的医疗服务，一般采用预算管理或按人头支付方式，基本卫生服务的可及性较差，服务覆盖率较低；而欧美等发达国家经济实力雄厚，政府和非政府组织的管理和服务能力强，所提供的基本卫生服务均等化程度较高。但现在仍然没有一个国家具备实现公共卫生服务全民覆盖的能力，因此，在资源有限的前提下，需要分清轻重缓急，制定基本公共卫生服务计划，逐步实现全民的基本卫生服务均等化，这已经成为世界各国的共识。

第二章　健康汶川建设的现实基础

一、汶川县情

汶川县位于岷江上游，属于四川省阿坝藏族羌族自治州（简称阿坝村）。汶川县位于四川省西北部，四川省西北部和阿坝藏族羌族自治州东南部。截至2022年底，全县户籍人口84668人，其中羌族人口占42.6%、藏族人口占17.4%、汉族人口占38.6%、回族人口占1.0%，其他民族人口占0.3%，是藏、羌、回、汉等各民族交汇融合的地区。[①]

汶川自然资源丰富。汶川县有金、沙金、银、铜、煤、石灰岩等五十余种矿产资源。全县水能装机容量近150万千瓦。

汶川地区动物资源丰富。从目前收集的样本看：昆虫有20多个目、700多种，鱼类有6种，两栖类9种，鸟类208种，兽类96种。汶川地区的山脉雄伟高大，相对高度差异很大。随着海拔的升高，光照和降水条件发生变化，影响森林和植被群落类型的分布以及植物光谱的形成。该地区的植物资源极为丰富，物种和科类繁多，共有4000多种。农作物品种有玉米、小麦、荞麦、油菜子、灯笼辣椒、莲白等。经济林木主要有大樱桃、猕猴桃、红脆李等。养殖业以三江黄牛、汶川铜羊等为主。土特产三江腊肉、汶川大樱桃、汶川土鸡蛋、羌绣尤为出名。[②]

汶川县曾是国家集中连片特困地区和四川省88个片区贫困县之一县，辖9个镇，75个行政村、8个社区。据统计，2008年地震后，灾区地区生产总值从

---

① 汶川县人民政府网：《汶川简介》，http：//www.wenchuan.gov.cn/wcxrmzf/index.shtml。

② 汶川县人民政府网《走进汶川地理环境》，http：//www.wenchuan.gov.cn/wcxrmzf/c100129/1_c.shtml。

2007 年的 527. 87 亿元减少至 385. 46 亿元，降低了 26. 98%。2012 年年底，全县贫困人口数量 17785 人，贫困发生率为 17. 6%，远高于全国、全省平均水平。

在中国精准扶贫政策的大力推动下，2014 年，37 个贫困村、1341 户贫困户、4440 人被销号，贫困率为 6. 8%，2018 年全县脱贫。2019 年年底，全县贫困村全部摘帽，贫困人口全部脱贫，贫困发生率为零，被授予"四川省摘帽工作先进县"称号。

经过多年的治理和经济发展，2022 年，汶川实现地区生产总值 85. 41 亿元，增长 1. 6%；地方一般公共预算收入 4. 86 亿元，增长 8. 2%；全部工业增加值 31. 13 亿元；旅游总收入 51. 49 亿元，下降 12. 2%；游客接待 652. 9 万人次，下降 14. 4%；社会消费品零售总额 14. 46 亿元；全社会固定资产投资增长 20. 0%；城镇居民和农村居民人均可支配收入分别达到 41002 元和 19562 元，分别增长 4. 1%和 6. 8%。①

二、"5·12"特大地震及对健康造成的重创

（一）"5·12"地震发生灾情的状况

"汶川大地震"发生于 2008 年 5 月 12 日 14 时 28 分，震中位于四川省阿坝藏族羌族自治州汶川县震级为 8. 0 级。汶川地震引发了大规模滑坡、塌方和泥石流，在岷江和其他流域的许多地方形成了泥石流，造成大量人员伤亡和巨大的财产损失。截至 2008 年 9 月 25 日，共有 69227 人遇难，17923 人失踪，374643 人受伤，1993. 03 人失去住所，受灾总人口 4625. 6 万人，是中华人民共和国成立以来破坏力最强、范围最广、损失最大、应对最困难的一次地震。地震影响了全国 10 个省（自治区、直辖市）的 417 个县（市），其中四川、宁夏、陕西、甘肃和重庆 5 个省（自治区、直辖市）受灾最为严重，受灾面积 4467 个县（市）48810 个村，50 万平方千米。在四川，有 20 个城市受到不同程度的影响，6 个面积超过 10 万平方千米的城市受到严重影响。其中，北川、西昌、碾庄、汶川、

---

① 汶川县人民政府网：《汶川概况》，http：//www. wenchuan. gov. cn/wcxrmzf/index. shtml。

彭州、渠阳和秦川等县的受灾情况最为严重。①

1. 汶川 "5·12" 特大地震特点

时任中华人民共和国民政部副部长罗平飞在 2008 年 5 月 13 日在中华人民共和国国务院新闻办公室举行的新闻发布会上表示，汶川 "5·12" 特大地震灾害主要有以下四个特点。

（1）强度大，波及面广，破坏力强。"5·12" 汶川地震是大陆性地震，震源较浅，造成了重大损失。除了吉林、黑龙江和新疆无震感报告，其他省（自治区、直辖市）均有不同程度的震感。地震的震中位于一个地震易发区。自这次地震记录以来，5 月 12 日汶川地震震中 200 千米范围内发生了 8 次 7 级以上的地震。

（2）受影响地区的建筑抗震能力差。地震震中的汶川县有 2.9 万羌族群众，占全县总人口的 26.69%，是中国仅有的 4 个羌族人口大县之一。羌族的房屋大多是用石墙和泥板墙建造的，抗震性能差。

（3）学校、医院和其他公共场所伤亡情况严重。由于 "5·12" 汶川地震发生在下午，人们集中在学校、医院等场所，造成学生、教职工和医务人员严重伤亡。

（4）救援难度大。震中汶川县海拔 1325 米，周围有茶坪山、琼岭山等多座山峰，地势险要，交通不便，震后道路、通信中断，当时灾区多雨，救援工作大受影响。②

2. 社会损失

（1）学校受灾。地震造成四川全省 13768 所（个）学校（含教学点和附设班）受灾，涉及在校生 930 万人；倒塌危房校舍面积 1151 万平方米，受损校舍面积 2423 万平方米；造成校舍损失 262.49 亿元，教学仪器设备及图书资料损失 13.74 亿元，体育场地损失 3.94 亿元，附属设施损失 23.36 亿元。其中，成都市受损学校 1086 所、德阳市 780 所、绵阳市 1398 所（未含民办学校）、广元市 492 所、阿坝州 763 所。

---

① 《汶川特大地震四川抗震救灾志》编纂委员会：《汶川特大地震四川抗震救灾志·总述大事记》，6~35 页，成都，四川人民出版社，2017。

② 徐州日报：《汶川地震灾害的五个特点》，http://www.cnxz.com.cn。

（2）卫生服务机构受灾。四川全省卫生系统受损卫生服务机构11386个，占四川全省总数的16%。房屋损毁面积708.6万平方米，设备损毁6.8万台，药品损失3.5亿元。重灾市（州）部分县农村三级卫生服务网的房屋全部倒塌或成危房，基本医疗服务能力也随之丧失。其中成都市有25个镇卫生所、154个村卫生站整体损毁，德阳市受损医疗机构976个、绵阳市3322个、广元市2495个、阿坝州977个。

（3）人口和计生系统服务机构受灾。四川全省人口和计生系统服务机构受损9034个，房屋倒塌面积12.4万平方米，危房面积43.6万平方米，设备损毁3.6万件，药品药具损毁1226万元。

（4）民政事业单位（含社会福利机构）受灾。四川全省民政系统内民政事业单位（含社会福利机构）共受损1598个，房屋受损面积合计35.2万平方米，设备损失约2.2亿元。约44家福利院和养老院倒塌，6个重灾市（州）的孤儿院、社会福利院和精神病院受到不同程度的损毁。

（5）体育系统公共比赛场馆受灾。四川全省体育系统公共比赛场馆（有观众席）受损面积92.5万平方米，运动员训练场馆损坏面积24.1万平方米，其他体育用房损坏面积12.6万平方米，全民健身路径工程损坏587套，农民体育健身工程损坏266个。①

（二）地震后卫生积极防控与响应工作

2008年"5·12"汶川特大地震不仅破坏了众多公共设施和居民住所，令许多家庭破碎，更使得人民群众遭受了巨大的身体和心理伤害。地震发生后，四川省委、省政府和各级卫生部门在党中央、国务院、中央军委的坚强领导下积极行动，开展大量的灾后卫生防病工作。《中国循证医学杂志》在2008年10月刊登了四川省疾病预防控制中心联合四川省卫生厅、四川大学华西医院公共卫生学院、四川省卫生监督执法总队收集、整理、分析汶川"5·12"特大地震灾后四川省抗震救灾指挥部医疗保障组工作档案资料共同编写的《汶川地震灾后四川省的卫生防病工作（2008.5.12—8.12）》。本书根据危机管理理论，根据灾后各阶

① 《汶川特大地震四川抗震救灾志》编纂委员会：《汶川特大地震四川抗震救灾志·总述大事记》，6~35页，成都，四川人民出版社，2017。

段面临的情况和特点，将灾后卫生防病工作分为四个阶段，并对各阶段的卫生防病工作进行了全面总结，为类似大规模突发事件卫生防病工作提供了参考与借鉴。

1. 灾后风险识别及应急响应阶段

由于地震规模大、强度高，发生在交通不便的高山峡谷，交通和通信中断，救援队伍、物资、车辆和大型救援设备无法及时到达灾区，震中周边16条国省道干线公路和宝成线等6条铁路线受损或停运，给灾情报告和探查带来极大困难。① 根据四川省疾病病预防控制中心的调查，在18个特别重灾区的564个单位中，只有142个单位在地震前可以直接向网络报告，而74.82%的单位（422家）受损，无法直接向网络报告。② 震后传染病网络的平均直报能力比震前低33.51%，平均直报率低38.69%。③ 灾损严重，资源缺乏，防病任务重，这期间也极易发生公共卫生问题。灾区伤病员多，生活和医疗条件差，灾情严重，上报困难，卫生防病负担重，医疗卫生能力暂时不足，容易导致气性坏疽和肠道传染病大规模爆发，卫生防病队伍短缺，队伍分布不均。缺少卫生和疾病预防设施，容易导致灾后疫病流行。

面对这种困难局面，政府采取了两项及时有效的措施。第一，快速评估，科学防病。由于灾难的突然发生，未知的情况成为卫生预防工作中最大的隐患。当地疾病病预防控制中心的专家第一时间赶赴灾区，迅速评估灾后卫生和疾病预防需求，做好风险识别工作。他们评估了紧急情况下的卫生和疾病预防需求，并建议未来三天需要哪些卫生和疾病预防人员和用品。第二，早期反应和监测。地震发生后，四川省卫生厅立即着手实施应急预案，成立对应管理单位，并迅速进行协调和疏导。组织省级卫生防疫人员迅速赶赴灾区，并要求各地方政府加强灾后卫生防疫工作，立即成立灾后疾病预防控制工作领导小组，负责各项工作的落实。各地的健康和疾病预防专家也迅速采取行动，在实施紧急医疗护理的同时实施健康和疾病预防。

地震发生三天后，卫生部向包括都江堰、北川和青川在内的11个受灾严重

---

① 《国务院关于四川汶川特大地震抗震救灾及灾后恢复重建工作情况的报告》，http://www.law-lib.com/fzdt/newshtml/22/20080624165417.htm。

② 《四川省地震重灾区传染病报告现状》，四川省疾病预防控制中心，2008。

③ 《四川省5·12地震灾区传染病网络直报情况调查报告》，四川省疾病预防控制中心，2008。

地区派遣了 5996 名工作人员，以确保疾病控制和卫生监督。早期到达的卫生防疫队与当地团队合作，迅速找到安全水源，重新建立人工疾病监测和报告系统，宣传简单易行的卫生防疫知识并开展卫生防疫教育，动员当地力量开展卫生防疫工作，卫生防疫工作取得了初步成效。震后第三天，国家疾控中心快速评估小组返回，确定了此后三天的卫生防病行动计划和卫生防病人员及物资需求计划，并根据评估结果迅速制定了一系列工作规范和技术文件。据统计，在此期间，仅省抗震救灾指挥部和医疗安全组就下发了 22 份有关卫生防病的文件，[①] 其中包括卫生防病工作的组织机构、应急预案和宣传标语。几份技术文件的下发，为震后开展卫生和疾病预防工作奠定了坚实的基础。

2. 卫生防病全覆盖阶段

卫生防病全覆盖阶段面临的形势十分严峻。四川省灾区面积达 28 万平方千米，仅极重灾区就达 18 个县区，卫生防病工作量巨大，灾后传染病发生危险因素不断增加，由于地震破坏饮用水供应系统，受灾人群的饮水安全难以保障；灾后临时安置点难以容纳众多受灾人群，每个人的居住空间狭小，密切接触机会增多；地质灾害会改变动物和病媒的栖息地，灾害恢复和人类流离失所会增加与携带病原体的宿主植物和病媒的接触；人群的流动性大等诸多因素都有可能促使传染病爆发。不仅如此，医疗卫生服务可及性及服务能力受到极大损害，气候及次生灾害给卫生防病工作也带来巨大困难。

在此期间，卫生防疫工作采取"全覆盖"战略，即在提供全面医疗服务的同时，进行全面卫生防疫。坚持将卫生和疾病预防公共服务覆盖所有地区、城镇和村庄，卫生和疾病预防活动覆盖所有安置点和所有家庭。由于地震破坏范围广，在短时间内恢复所有基于计算机的直接报告较为困难，但卫生部能够恢复基于网络的直接报告设施。首先是安排了 56 台用于直接报告的计算机，这些计算机是由其他地区捐赠或卫生部购买的，其次是卫生部在灾区发放了 560 部应急手机，用于报告疫情和识别症状；各地采取有效的改进措施，如通过填写卡片和打电话的方式报告等。

除此之外，政府工作还落实到受灾人群的切身利益上，卫生部制定《四川省 5·12 地震灾区预防接种实施方案》强化免疫接种，保护易感染人群。为了监测

---

① 四川省卫生厅：《四川省 5·12 抗震救灾指挥部医疗保障组文件汇编》，2008。

和控制饮用水的卫生状况，按照《四川省卫生厅关于加强地震灾后饮用水卫生安全工作的紧急通知》（川卫办发〔2008〕203号）文件要求，集中供水单位的水至少要每天检测一次。恢复损坏的集中供水设备，必须在交付前进行测试和确认。应急水源在使用前应进行检查，合格后才可供水。

这一阶段卫生防病工作取得了一定成效：完成卫生防疫全覆盖，不留死角、不留空白；基本恢复灾区传染病监测报告网络和常规免疫接种系统；成功应对堰塞湖泄洪等次生灾害；传染病防控初见成效。

3. 卫生防病全面展开阶段

随着灾后重建的开展，灾后卫生防病工作逐渐实现科学规范，在检疫单位人员齐备的前提下，工作的重点是如何科学有效地整合和规范防疫单位。灾后的环境卫生已成为人们关注的焦点，环境卫生和疾病预防的一个重要方面是在人口集中的地区科学有效地处理垃圾和粪便以及引导灾区群众形成良好的卫生习惯。在此期间出现了卫生和检疫问题，增加了灾区爆发呼吸道、胃肠道感染和流行病的风险。

此外，这一阶段采取的战略和措施适应了当时的形势。鉴于全覆盖战略实施取得的进展，这一时期卫生防病工作的重点是针对重点地区、重点人群实施重点行动，预防和控制重点疾病，实施"五个重点"人群防控战略。为完善机制，整合力量，坚持资源整合和实施改进措施，实行省、市、县、乡、村五级连锁防控机制，建立了政府主导、部门配合、上下联动、集体防控的有力、有序、有效的卫生防疫体系。

这一阶段获得的卫生防控成效包括：卫生防病措施在灾区得到强化和落实，灾后一个月传染病监测报告系统逐步恢复，卫生防病工作者得到多方认可，传染病防控取得明显成效。

4. 卫生防病巩固强化阶段

在此阶段，随着救灾工作的继续和根据国家联合计划向18个特别严重受灾地区提供资金，卫生和疾病预防单位的协调和顺利交接尤为重要。重建受灾地区的卫生和疾病预防能力与在受灾地区开展疾病预防工作密不可分。对震后卫生检疫工作的综合分析表明，其主要策略是：卫生检疫工作与医疗救助同步进行；将卫生防疫关口前移；避免卫生检疫工作出现僵局，确保村级卫生检疫工作全覆盖；关注焦点，在重点地区和重点人群开展工作，预防和控制重点疾病，实施群防群控。卫生和检疫工作策略是科学的、标准化的和扩展的。

注重关键环节，在关键地区和关键人群中实施关键活动，防控关键疾病，实施群防群治，核心技术措施包括：注重遗体处理、消毒杀菌，消除传染源和病媒；加强环境卫生管理，大力开展爱国卫生运动，切断传染途径；加强卫生监督和监测，确保饮用水和食品的安全；在受灾地区迅速恢复和重建受灾地区的疾病监测和报告系统，加强对重大疾病的监测，严防疫情扩散；开展大规模疫苗接种，确保应急防控。大规模免疫，为紧急免疫做准备，建立免疫屏障，保护易感人群。健康和疾病预防的结果表明，地震灾后重建和疾病预防体系都在不断完善，各项措施在响应性、完整性和可推广性方面都效果明显。

政府有关部门进一步整合力量，实施对口支援，确保灾区卫生防病工作不松懈，巩固防病成果，卫生部及省指挥部医疗保障组组织专家制定并完善对口支援方案，召开对口支援协调会。为加强卫生防疫工作的有效性，采取"坚持科学、规范、长期的卫生防疫工作"的策略。一方面，注重科学规范的防疫措施，进一步加强对重大疾病的监测，重点清理污染源，控制潜在传染源，加强对食品和饮用水卫生的监测和控制，实施精细化管理。同时，建立检疫系统，提升其功能，培训工作人员，以促进高效、有序、有效的检疫行动。这一时期，卫生防疫领域工作进展顺利，卫生防疫体系逐步恢复，疾病防控工作基本正常，取得了重大胜利，灾后百天没有发生重大疫情。

在党中央、国务院和中央军委的领导下，在各方支援队伍的帮助下，在汶川人民的不懈努力下，挽救了无数生命。"5·12"汶川特大地震所引发的健康问题得到有效解决，受灾害影响的群众病有所医，疾病防控工作进入正轨，卫生防疫体系逐渐完备。灾后卫生防控工作的有效完成，为日后汶川健康事业的发展奠定了坚实基础，也为汶川创建全民健康县提供了思路。

（三）对健康造成的影响

1. 人口伤亡

根据四川人民出版社 2017 年出版的《汶川特大地震四川抗震救灾志·总述大事记》，截至 2008 年 9 月 25 日，"5·12"汶川特大地震造成四川省 68708 人遇难，17923 人失踪。其中汶川县颖川镇共有 5462 人遇难，北川镇被摧毁，造成大量人员死亡，距离震中东北方向 250 千米的青川县红光乡东河口村被完全掩埋，4个地方有780多人遇难。

"5·12"汶川地震还造成大量人员受伤和被掩埋。截至2008年7月15日，四川省医疗卫生机构共收治灾区伤病员1336621人次，其中累计住院治疗90066人；共向20个省转运伤员10015人。截至2008年7月15日，四川灾区从废墟中共救出83988人。

2. 财产损失

根据四川人民出版社2017年出版的《汶川特大地震四川抗震救灾志·总述大事记》，截至2008年9月，"5·12"汶川特大地震造成直接经济损失8451.4亿元，其中四川省的损失占总损失的91.3%，甘肃省占5.8%，陕西省占2.9%，其他各省的损失之和不到20亿元。文物损失、档案损失和生态环境破坏等间接损失未纳入统计。建筑物和基础设施的损失巨大，占总损失的七成。民房和城市居民住房的损失最大，占总损失的27.4%。

3. 健康基础设施（医疗卫生设施）

2008年的"5·12"汶川特大地震使灾区卫生服务体系遭受严重破坏，医疗卫生基础设施损失严重，全省共有10386个医疗卫生机构受损，房屋受损671万平方米，医疗设备受损58116台（件），经济损失达933849万元，农村三级卫生服务网络基本不能正常运转；震后医疗康复任务繁重，卫生防疫面临巨大压力。"5·12"汶川特大地震142个受灾县乡级及以上医疗卫生机构灾后恢复重建项目达2298个，规划投资1599700万元。其中，香港特区政府援助项目64个、援助资金181115万元，澳门特区政府援助项目28个、援助资金78375万元，世行贷款项目60个、援助资金6000万美元。

第三章 健康汶川的困境、探索、谋划及实现路径

一、健康汶川建设面临的困境

2008 年 "5·12" 汶川特大地震给汶川这方土地和人民带来了毁灭性灾难，对于汶川的健康事业影响巨大。在前期调研和走访中笔者发现，因地震影响，汶川原本的健康事业受到严重阻碍，许多因地震而引发的卫生健康问题亟待解决。汶川健康事业发展面临五大痛点。第一，痛在政策的延续性差。受传统体制的影响，一届主官一套思路，新一届班子一般都会提出新的施政方略，将前一届的施政方略搁置一边，政策缺乏连续性。第二，难在县级财政窘境，难以持续推进。汶川作为民族地区、灾区、贫困地区集于一体的区域，自身财力极为有限，基本以保正常运转为主，要持续推进卫生健康事业困难重重。加之县一级专业人才匮乏，难以留住优秀人才，相关工作难以高效推进、落实。第三，痛在政策推行不畅。由于宣传不够深入，群众认知程度低，很多政策措施是 "上热下冷"，党委、政府积极性很高，而群众参与度很低，主体作用发挥不够，全民健康工作犹如 "独翅之鸟"，无法飞高、飞远。第四，痛在标准难以持续落地。全民健康工作是一项新生事物，健康汶川在建设过程中没有先例可循，没有标准可查，一直是 "摸着石头过河"，持续推进较为困难。第五，痛在条块分割，形不成合力。大部分干部的思想、思维和方法还停留在表面，甚至有部分同志认为，全民健康是卫计部门的事，部门之间互相推诿，主观能动性不强，制约了大健康工作纵深开展。在经历了 "5·12" 汶川特大地震后，汶川县人民政府在探索汶川健康工作的过程中遇到很多阻碍和困难。

（一）经济发展水平较低，一定程度上制约了汶川健康事业发展

地震灾害具有破坏性和突发性，不仅会破坏耕地及水利、交通和通信等基础设施，还会对农业生产和农村人力资本产生重大影响和破坏，同时也给备灾、救灾和灾后恢复带来巨大的压力和挑战。统计数据显示，2008 年汶川 8.0 级地震造成的直接经济损失为 8452.15 亿元。受灾地区的国内生产总值从 2007 年的 527.87 亿元下降到 385.46 亿元，降低了 26.98%。汶川县是地震的震中，其国内生产总值下降幅度最大。① 汶川大地震对灾区的农业生产造成严重破坏。财政收入有限的民族地区在分配资源、发展公共卫生服务方面存在困难，因此，一些地区的公共卫生服务在震前就已相对落后。地震还造成农村劳动力和农业生产力的严重损失，农业推广服务受到严重破坏，并造成工业发展停滞，对当地经济发展造成严重打击，使汶川进入经济困难和经济发展波动期。

（二）专业公共卫生机构和人力资源数量不足

我国的专业公共卫生机构是指向辖区内提供专业公共卫生服务，并承担相应管理工作的机构。2008 年，汶川地震灾情最严重的 51 个县中有一多半是国家级、省级贫困县和民族县，其原有的医疗卫生体系基础薄弱，人员匮乏。地震给本就薄弱的医疗卫生体系带来了毁灭性的打击，灾后重建任务重、困难大。② 专业公共卫生人员的短缺是中国公共卫生服务发展中存在的普遍问题，在民族地区这种情况更为严重。从数据收集和调查情况看（如表 3-1），县级疾控中心工作人员中有 47 人是专业技术人员，其中预防医学 15 人（31.91%）、临床医学 15 人（31.91%）、检验专业 2 人、护理学专业 12 人、其他专业 3 人。行业专家主要集中在县疾控中心（31 人），在乡镇卫生院没有专业技术人员。调查发现，由于人员短缺，汶川县疾控中心的工作人员工作强度大，收入低，几乎一半的工作人员对单位的报酬不满意。疾控中心的工作人员认为，他们的工资与承担的工作量不相称，这对调动员工的积极性有很大影响，由此导致工作效率降低。此外，对工

---

① 周侃、刘宝印、樊杰：《汶川 Ms 8.0 地震极重灾区的经济韧性测度及恢复效率》，载《地理学报》，2019，74（10）。

② 张进：《汶川特大地震灾区医疗卫生机构恢复重建思考》，载《西部医学》，2008，20（6）。

作没有热情和成就感也是导致员工流失的原因。医疗卫生机构人力资源的不足，在一定程度上制约了汶川卫生健康事业的发展。

表3-1 2013年汶川县疾控中心工作人员职称结构①　　单位：人

级别	高级		中级		初级		无职称人员	
	人数	百分比（%）	人数	百分比（%）	人数	百分比（%）	人数	百分比（%）
县 CDC	2	6.06	10	30.30	19	57.58	2	6.06
县属医疗机构	0	0.00	0	0.00	2	100.00	0	0.00
乡镇卫生院	1	4.00	5	20.00	8	32.00	11	44.00
村卫生所	0	0.00	0	0.00	0	0.00	194	100.00
合计	3	1.80	15	5.05	29	11.42	207	81.50

（三）专业公共卫生职员素养有待提升，职业结构有待优化

疾病预防控制中心是知识密集型机构，其在疾病预防和控制方面的工作具有很高的风险性、快速发展性和挑战性。汶川县疾控中心仅有一名高级副主任职称的人员，占总人数的3.03%，低于全国（5.26%）和县级疾控中心的平均水平（5.07%）。具有中高级职位占总数的91.91%，规定的低级职位占总数的57.58%，远高于全国（37.69%）和全省（41.65%）同级机构的平均水平，说明汶川县疾控中心在人员职位和学历水平上还有很大的提升空间。② 疾控中心的主要专业领域是公共卫生，公共卫生和卫生检查是疾控中心的主要职业，只占所有工作人员的45.45%，特别是实验室工作人员，只占专业技术人员的7%，与该部要求的疾控机构标准结构中至少30%的比例相差甚远。公共卫生专家也没有达到标准建设水平审查中规定的至少60%和40%的现场流行病学工作人员的要

---

① 陈红、刘玲玲、唐雪峰、王谋：《2013年汶川县疾控系统人力资源现状分析》，载《职业卫生与病伤》，2014，29（3）。

② 陈红、刘玲玲：《四川省汶川县疾病预防控制中心人力资源现状分析与对策》，载《预防医学情报杂志》，2014，30（7）。

求。① 专业结构不合理，所需专业人员少，严重阻碍了技术服务的正常运行，已不能满足当前疾病防控工作的需要，更不能及时有效地应对重大公共卫生突发事件。

（四）公共卫生管理上相互推诿、政策缺乏连续性

在解决健康问题时，各个政府部门和卫生机构都是不可分割的整体，应形成合力，统一推进健康中国战略的实施。在实地走访汶川县威州镇社区卫生服务中心时我们了解到，过去在汶川县，许多政府部门干部认为，全民健康是卫计部门的事，部门之间相互推诿，主观能动性不强，制约了大健康工作的开展。公共卫生管理上政府部门之间存在割裂和沟通障碍，积极性不高，难以形成合力解决总体健康问题。同时，仍存在"新官不理旧账"的现象，政策缺乏连续性。

（五）自然环境因素阻碍了四川民族地区的健康发展

1. 民族地区地域辽阔、交通不便，降低了公共卫生服务的可及性

汶川县的各民族贫困县政府驻地与省会成都的平均距离有上百公里，在一些偏远的村庄，救护车到达至少要花费一个半小时甚至更长的时间。这些地区的大多数贫困人口居住在山区，远离城镇和公路，前几年多地交通不便，道路质量差，道路配套设施不足，非公路道路基本无沟渠，桥梁和涵洞损坏严重，没有过路设施。

距离较远一定程度上导致通信困难。调研走访中，汶川县映秀镇中心医院的医生谈到，过去在落实全民健康体检时，由于部分山村通信信号不佳，体检仪器无法正常使用，交通闭塞导致公共服务可及性受限。

2. 汶川地区慢性病多发增大了健康发展的压力

随着经济社会的发展，人类期望寿命延长，生活方式发生改变，慢性疾病已成为危害人民身体健康的主要疾病和死亡原因，慢性病防治引起政府高度重视。目前汶川县慢性非传染性疾病呈上升趋势。通过对高血压、糖尿病、重症精神疾病、心脑血管疾病及口腔龋齿等 7 类慢性病共 6020 个病例的调查，我们发现，高血压病基本上集中在 21 岁以上年龄组中，其中 21~64 岁年龄组占发病总人数

---

① 孙国祥、钱均琪：《基层疾病预防控制体系与能力建设的思考》，载《中外医疗》，2009，32（10）。

的 52.26%，65 岁及以上年龄组占发病总人数的 47.74%；糖尿病中，21～64 岁年龄组占发病人数的 60.00%，65 岁及以上占发病人数的 37.80%；重症精神病人主要集中在 21～64 岁年龄组，占 91.67%；冠心病人中，21～64 岁年龄组占47.96%，6 岁及以上的占 52.04%。恶性肿瘤及脑卒中主要发病人群为 21 岁以上人群；口腔龋齿人群中，0～10 岁组占总的发病人群的 31.94%，21～64 岁年龄组占发病人群的 38.53%，65 岁及以上的占 21.26%。慢性病在汶川地区分布广、患者多、危害程度深，如不及时有效控制，势必危害汶川地区群众健康，阻碍健康中国战略的实施。

表 3-2　2013 年汶川县慢病普查年龄分布（人）[1]

慢病分类	0～10 岁	11～20 岁	21～64 岁	≥65 岁
高血压	0	0	1665	1521
糖尿病	0	2	588	390
重症精神病	1	1	33	1
冠心病	0	0	47	51
脑卒中	0	0	5	15
恶性肿瘤	0	2	21	21
口腔龋齿	529	137	638	352

3. 自然灾害是导致汶川公共卫生事件频发的重要原因

汶川地形复杂，高山峡谷、雪峰冰川、沼泽草原散布其间。民族聚居区的地理位置、地质结构、地貌类型、气候类型及生态环境千差万别，民族地区区域性自然灾害呈现日渐频繁的态势，以地震、泥石流、滑坡、水旱为主。经过专家学者研判，整个汶川地震的损失有三分之一不是由地震直接造成的，而是由地震发生后的滑坡、崩塌和泥石流等次生灾害造成的。据"5·12"汶川特大地震后的初步统计资料显示，震区新增地质灾害点千余处（个）。其中常见的四种地质灾害崩塌、滑坡、泥石流及不稳定斜坡达到 97% 以上。据震区 44 个重灾县（市）的次生地质灾害排查结果显示，震区发育有潜在泥石流沟 836 条，其中潜在的巨

---

① 林世勇：《汶川县 2013 年慢病普查情况分析报告》，载《中国社区医师》，2017，33（20）。

型泥石流沟 90 条、大型泥石流沟 91 条、中型泥石流沟 300 条、小型泥石流沟 355 条。① 2008 年 9 月 24 日，仅距"5·12"汶川大地震四个多月，在这次地震的主要震区汶川县境内爆发了区域性泥石流，灾害共造成 40 余人遇难或失踪，数千亩良田及房屋被冲毁和淤埋，汶川县作为震区，其泥石流规模之大、破坏力之强是其他地区泥石流灾害无法比拟的，给当地群众的生产生活造成严重威胁，同时严重影响了当地的公共卫生安全。

（六）教育水平总体偏低制约了群众对健康知识的获取

研究发现，教育程度较高的人越倾向于采用健康的生活方式。笔者走访汶川县人民医院时了解到，当地民众健康教育水平低，健康意识不足，从而导致政策执行上热下冷，群众在推动健康战略上参与度低，主体作用发挥不足，全民健康工作难以深入开展。2017 年，汶川县有基础教育学校 23 所（含卧龙特区 3 所学校），其中高级中学 3 所、初级中学 2 所、小学 13 所、公办幼儿园 4 所、特殊教育学校 1 所。② 对比其他较发达地区，汶川县的教育水平有待提升。同时在汶川地震灾后救援时，该县大多数人说不同的方言，25% 以上的人口为少数民族（羌族），伤员与医务人员交流困难。震后早期对灾区医疗支援的外部响应速度较快，但由于受救灾环境的约束，制约了救灾进程。

（七）不良生活习惯造成疾病的产生与传播及环境恶化的负面影响

通过相关资料可知，汶川县 2012 年上半年居民的死因分别为循环系统疾病（43.53/10 万）、肿瘤（36.60/10 万）和呼吸系统（30.67/10 万）疾病，由此可见，位于青藏高原边缘地带的汶川地震灾区与其他地区相似，慢性非传染性疾病是影响居民健康和生活质量的主要疾病。③ 大量研究证实，吸烟、过量饮酒、不合理膳食、缺乏运动等行为和生活方式是引发慢性疾病的危险因素。

在走访中我们发现，部分传统饮食习惯不利于身体健康，例如汶川县百姓大

---

① 铁永波：《强震区城镇泥石流灾害风险评价方法与体系研究》，成都，成都理工大学，2009。

② 王兴、孙祯祥、韩俊、历先光：《教育公平视域下西部民族地区深入推进教育信息化分析与思考——以汶川县为例》，载《中国教育信息化》，2017（19）。

③ 陈红：《汶川地震极重灾区恢复重建后居民慢性病相关危险因素调查》，载《现代预防医学》，2014，41（14）。

量吃牛、羊肉和含糖高的水果以及重盐重油的腊肉，导致高血压、糖尿病等慢性病的患病率升高。2013—2015 年，汶川县由慢性非传染性疾病导致的发病率和死亡率快速上升。2015 年慢性非传染性疾病（简称慢性病）死亡情况与 2013 年、2014 年相比，慢性病死亡构成由 74.13%上升至 82.16%，慢性病死亡率由 361.44/10 万上升至 451.24/10 万。不健康的生活习惯成为许多疾病的诱因。抽样调查显示，汶川地震前有 24 人（27.0%）经常喝生水；地震 2 周内有 2 人（2.3%）经常喝生水；地震前有 30 人完全做到饭前便后洗手，地震 2 周内有 35 人（39.8%）完全做到饭前便后洗手。很多肠道传染病病例对照调查结果显示，喝生水、饭前便后不洗手是肠道传染病流行与暴发的主要因素。

在汶川地震受灾严重的 10 个县中，有 7 个县——都江堰市、彭州市、什邡市、绵竹市、安县、北川羌族自治县和青川县，已经超过了环境承载力，有 3 个县——平武县、汶川县和茂县，接近环境承载力。在受汶川地震影响严重的 10 个县市中，9 个县市存在空气质量问题，7 个县市超标，2 个县市接近超标；4 个县市存在水质问题，绵竹市、彭州市、平武县、什邡市接近超标；在受汶川地震影响大的县市，空气质量问题更加严峻，主要污染因子是 PM2.5 和 PM10。[①] 环境污染是影响居民生存环境和健康质量的重要因素，一定程度上阻碍了健康汶川的发展。

二、健康汶川的探索

（一）梳理县域治理的历史使命

在经历了生与死的考验后，汶川人民对生命有了更深的感悟，明白了生命的珍贵、脆弱和不可替代，对生命和健康的意义有了更深的认识，倍感生命的可贵，也更加懂得健康和幸福的意义。基于对生命价值的思考和对未来发展路径的选择，汶川县率先在全国提出了创建"全民健康示范县"，将"大健康"理念融入治县理政全过程，探索出推动健康中国发展的"汶川解法"。

汶川县委和县政府对于生命价值和未来发展路径进行了全面、深入的思考，基于国家政策导向和汶川现实条件，梳理出未来发展的五条路径。

---

① 杨渺、吴瑕、欧阳志云等：《汶川地震极重灾区震后 10 年环境承载力评估》，载《四川环境》，2021，40（2）。

1. 回应生命的感悟。汶川在经历了"5·12"特大地震以后，原有的健康卫生工作被彻底打乱，灾后的卫生救援防控工作虽然将损失降到最低，挽救了许多生命，但也给汶川政府敲响了警钟。政府部门现在必须要对被破坏的健康事业进行展望和规划，尽快恢复健康工作是当务之急。

2. 寻找上路的引擎。汶川地震导致农业耕种土地大量灭失，工业生产体系受到极大破坏，客观上要求汶川县顺应工农业生产情势的变化，选择新的发展模式和路径。

3. 拉长民生短板。汶川县委、县政府把"大健康"理念有机融入全县经济发展、社会进步、民生改善、扶贫攻坚等工作中，以"发展健康经济、营造健康环境、培育健康文化、倡导健康生活、优化健康服务"五大体系为载体，通过迈向全民创造健康的生动实践，拉长了民生的短板，实现了灾难汶川到康养汶川的转变。

4. 提升服务品质。全面实施全民健康公共服务标准化试点项目，在国内率先形成系统的全民健康公共服务标准化理论体系，让老百姓享受到优质、高效的健康资源。

5. 夯实卫生基础。搭建了以华西医院、四川省人民医院为引领的省、县、乡、村四级医疗协作平台，建立全国第一个县级移动诊疗服务中心，基本实现卫生系统信息网络全覆盖、医疗机构远程医疗服务和会诊。认真落实分级诊疗制度，采取乡村医生签约模式，为群众提供及时、适宜、专业的医疗服务。

（二）北京共识

2010 年 11 月，汶川县人民政府、国家发改委社会发展研究所、红十字全民健康烽火行动基金、中国医院协会健康与疾病管理专业委员会以及来自政府的领导、各界专家学者齐聚北京，就汶川县基本公共服务能力建设暨创建全民健康示范县规划要点进行了研讨，会上各位领导、专家踊跃发言，献计献策，共商汶川发展大计，大家交换了意见，碰撞了智慧，梳理了思路，就汶川构建全民健康示范县达成了以下共识：在指导思想上，党的十七届五中全会精神明确指出，关注民生，转变发展方式，逐步实现基本公共服务均等化，是建设和谐社会可持续发展的重要举措。在发展目标上，经历"5·12"大地震的汶川群众深刻地认识到生命的重要意义，充分意识到全民健康是立县之本，健康发展是强县之策，健康是提高全民幸福感之基，没有健康无以言小康。因此，创建全民健康示范县，迈向全民创造健康的新汶川，是新时期建设新汶川的新主题和总目标。在发展方式上，充分利用汶川灾后重建的良好基础，加强基本公共服务能力建设，率先在全国创建全民健康示范县，致力于新的生活方式的伟大变革，着力打造覆盖全民的医疗卫生体系，让全县人民享有优质、可及和负担得起的基本医疗服务；大力发展健康创造业，重点集聚高健康附加值产业，推动汶川经济发展转型；积极推动健康文化的广泛普及，打造全民创造健康的新汶川。在发展策略上，重点实施"搭建一个基本公平服务平台，凝聚内外两方面力量"，打造三个重点工程的"123战略"，充分利用汶川灾后医药卫生体系重建成果即先进的信息化系统，打造基本公共服务平台，从电子政务走向基本公共服务；充分利用汶川本地资源并借助外部专家的智慧和力量，成立专家委员会和联合工作组，共同打造汶川全民健康示范县；重点推动全民健康管理工程、健康创造业示范工程，打造全民健康生活方式体验基地，实现汶川的健康可持续发展。

（三）汶川解法

2011年10月，汶川县委、县人民政府邀请国家有关部委、省内相关业务厅局领导和社会各界专家学者，倾力打造"迈向全民健康"的新汶川，认真听取国家发改委社会发展研究所《全民健康示范县暨基本公共服务能力建设规划》汇报，并对汶川全民健康示范县的建设提出许多宝贵意见和建议，就汶川创建全民健康示范县达成以下共识：健康是幸福的前提，是人类发展的终极目标之一。人民健康是民族复兴的基石，是国家发展的主题。为了实现人人享有健康的目标，全民健康示范县成为汶川新时期振兴发展的庄严承诺。

全民健康以个体全面健康为基础，以整体健康公平与进步为表达形式，以人与自然和谐为保障。全民健康示范县通过提升个人身心健康、社会和谐发展、产业经济转型、生态环境的可持续发展、健康文化和健康生活方式五个层面来实现。

创建以"迈向全民创造健康"为核心，以"倡导健康生活方式、推进健康服务、夯实健康产业基础、开启健康文化"为主线，充分利用汶川灾后重建的良好基础，加强基本公共服务能力建设，着力打造覆盖全民的医疗卫生体系，让全县人民享有优质、可及和负担得起的基本医疗服务，大力发展健康制造业，重点集聚高健康附加值产业，推动汶川经济发展转型，积极推动健康文化的广泛普及，打造全民创造健康的新汶川。

以实现"人人享有健康权利、人人懂得健康知识、人人参与健康行动"为目标，按照政府引导、群众主体、社会协同、多方参与、共建共享的原则，努力创造有利于广大人民群众真正拥护和参与的氛围。让创建惠及群众，让健康促进经济，让服务覆盖城乡，让参与铸就和谐。

创建全民健康示范县是一个充满挑战和机遇的伟大创造，需要凝聚社会各界广泛力量，需要坚持实践探索与理论创新相促进，不断拓展和完善全民健康示范县标准化指标体系。通过多层次、多系统的实践，最终形成全新发展模式和社会管理方式创新的典范。

以上目标设计促使汶川县开始转变执政思路和发展路径。[①] 在设计汶川未来的发展蓝图时，汶川县政府将"迈向全民健康的新汶川"作为汶川发展振兴的新主题和总目标。在没有任何经验可供参考的前提下，汶川开始慢慢摸索自己的发展道路，第一步就是创建全民健康示范县。

2016年11月，汶川县作为优秀案例入选全球健康促进大会并作交流发言。在社会各界的关心帮助下，在灾后重建的过程中，10万各族群众不懈努力，通过迈向全民创造健康的生动实践，实现了灾难汶川向康养汶川的转变。中央和各地方部门迅速行动，分别加派人手支援汶川健康事业发展，不仅解决了当时存在的问题，而且为此后汶川健康事业的建设打下坚实基础。

三、健康汶川的谋划

（一）理清创建全民健康示范县的指导思路

健康是人类发展、社会和谐和家庭幸福的基础。提高居民健康水平，不仅是经济社会发展的目标之一，也是保护人力资源、促进经济发展、维护社会和谐稳定的重要保障。党的十八大报告指出，"健康是促进人的全面发展的必然要求"，

---

① 张卫：《浴火重生打造全民健康示范县——纪念汶川大地震6周年》，载《中国食品》，2014（10）。

为人民提供基本医疗卫生服务，促进人民健康是全面建成小康社会的重要目标。[①]

20世纪70年代，世界卫生组织制定了"全民健康（Health for all）"的目标，以确保所有社会成员享有基本的健康权。鉴于影响健康因素的多维性，它不仅强调提高医疗和公共卫生服务水平，还强调多部门共同参与健康促进工作。2010年，在积极调研和深入思考的基础上，汶川县启动了全民健康示范县建设工程，其发展理念是"全民健康，全面健康"，并进行了如下设计：项目的主要内容是以"全民健康、全面小康"为发展理念，建立"健康环境、健康生活、健康经济、健康服务、健康文化"五大支撑体系，实现人民群众拥有"好房子、好身子、好日子"的发展目标。

（二）确定健康事业发展的基本原则

一是健康优先，公平公正。将健康促进理念贯穿于国家政策制定和实施过程中，立足县情，将健康作为优先发展战略，重视基层，以落地为标志，推动卫生领域基本公共服务均等化，促进优质卫生资源和服务的沉淀，形成全县统一的健康服务能力和基本均衡的健康水平。

二是改革创新，共建共享。强化政府在健康领域的领导、保障、管理、监督责任，全面发挥市场机制作用，广泛动员社会主体积极参与，强化个人健康责任意识，把创新作为引领发展的第一动力，加快关键环节改革步伐，冲破思想观念束缚，清除体制机制障碍，推进医疗卫生、体育健身等健康行业供给侧结构性改革，形成维护和促进健康的强大合力。

三是尊重规律，科学发展。掌握健康发展规律，以预防为核心，防治结合，中西医并重，转变服务模式，建立医药卫生服务一体化体系，提高卫生服务质量，满足人民群众不断增长的新的健康需求。

（三）创建全民健康示范县的组织机构——健康委员会

2012年，汶川建立了全国首个健康委员会，以县委书记任主任、县长任执行主任，下设专家咨询、综合报账、健康经济、健康环境、健康文化及公共健康

[①] 胡琳琳：《以政府创新推动全民健康——四川汶川县成立"健康委员会"的做法与启示》，载《行政管理改革》，2013（6）。

服务 6 个工作组，形成县委统揽、政府主导、群众主体、社会参与的浓厚氛围。县政府将"大健康"融入所有政策，建立了县、乡、村三级联动网络，形成了横向到边、纵向到底的工作格局，打破了以往条块分割的局面，破解了形不成合力的痛点。

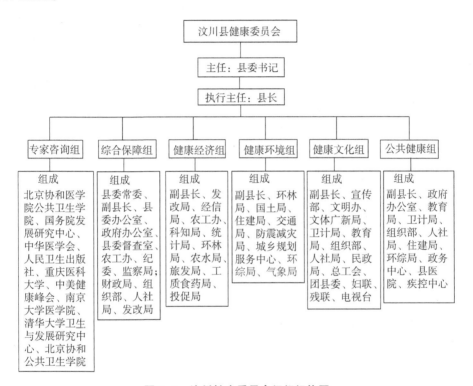

图 3-1　汶川健康委员会组织机构图

综合保障组职责：负责建立健全工作考察机制，确保人员、经费保障到位，充分发挥综合协调、督促指导作用，实现各部门职能与公共资源、资金项目等有效整合，保障工作任务的有效落实。

健康经济组职责：负责按照"大健康"的导向，全面推动县域经济科学发展，大力发展健康农畜牧业，加快工业转型升级，提升健康旅游业品质，培育壮大健康产业，促进健康经济与项目深度融合。

健康环境组职责：负责加强全县环境与健康管理，降低危害健康风险，改善人居环境，提高居民健康质量，促进发展、环境、健康的和谐统一，全力打造健康小镇规划建设工作。

健康文化组职责：负责按照建立健康文化体系的目标，增强全民健康意识，倡导健康生活方式，深入开展健康教育与促进活动，强化全民健康素养，促进全民健康与全民健身深度融合，提升群众幸福指数。

公共健康组职责：负责普及公共卫生防病知识，强化公众健康指导和不良健康行为干预，针对群众日益增长的健康需求，进一步提高公共健康服务水平和效能，建立健全良好的健康服务体系。

专家咨询组职责：负责为县健康委员会探索和创新公共服务体制改革、负责制定推进全民健康幸福汶川建设工作的理论创新和实施重大举措，提供决策咨询专业指导及科学评估。

其中，专家咨询组汇聚了国内健康事业领域的知名专家及社会精英力量，包括清华大学卫生与发展研究中心、北京协和公共卫生学院等机构知名专家学者。

专家咨询组紧密围绕建设"健康中国汶川试验地"的目标，对政策制度、目标任务、内容措施、路径方法等的论证和创新提供决策咨询、专业指导和科学评估，高端智库和外脑对于健康汶川建设起到了重要作用。

（四）明确健康汶川建设的政策方针

健康是促进人类全面发展的必然要求，是经济社会发展的基础条件。实现健康长寿，是国家富强、民族振兴的重要标志，是广大人民群众的共同愿望，也是汶川新时期发展的内在要求。

推进"健康汶川"建设是汶川县高标准全面建成小康社会的重要战略行动。党中央、国务院坚持以人民为中心的发展思路，把健康中国上升为国家战略，确定了新时期卫生与健康工作方针，为推进"健康汶川"建设指明了方向。2010—2017年汶川全民健康示范县建设为"健康汶川"发展奠定了基础，2017—2030年是推进"健康汶川"建设的重要战略机遇期。坚持大卫生、大健康、大产业发展思路，以人民健康、幸福生活为方向，深化改革创新，强化落地执行，抓好全局性、关键性、基础性项目落地，全面推进"健康汶川"进入新时代。

按照《"健康中国2030"规划纲要》《"健康四川2030"规划纲要》要求，结合汶川县卫生与健康发展实际，制定《"健康汶川2030"规划纲要》，该纲要将作为2017—2030年"健康汶川"建设的宏伟蓝图和行动纲领。

1. 指导思想

全面贯彻落实党的二十大精神，始终坚持以习近平新时代中国特色社会主义思想为指导，认真落实习近平总书记来汶视察重要讲话精神，紧紧围绕统筹推进"五位一体"总体布局和协调推进"四个全面"战略布局，坚持以人民为中心的发展思想，坚持中国特色卫生与健康发展道路，深入贯彻健康中国战略，把保障人民健康放在优先发展的战略地位，坚持"以基层为重点，以改革创新为动力，预防为主，中西医并重，将健康融入所有政策，人民共建共享"的卫生与健康工作方针。通过倡导健康生活方式，营造健康环境，优化健康服务，完善健康保障，发展健康产业，构建完善的全生命周期体系和服务保障体系，维护和保障全县人民的健康，不断提高人民健康水平，为全民健康、全面小康、汶川健康发展奠定坚实基础。

2. 战略目标

科学配置卫生与健康资源，促进健康服务体系更加优化、医疗保障体系更加健全、综合监管体系更加规范、全民健康制度体系更加完善，总体实现基本医疗和公共卫生服务均等化，主要健康指标达到国际先进水平。

到 2020 年，全面建成覆盖城乡居民的基本医疗卫生制度，逐步提高健康素养，健全卫生服务体系，显著提高健康保障水平，不断改善卫生环境，倡导健康生活方式，健康产业快速发展，主要健康指标达到中西部领先水平。

到 2025 年，健全覆盖城乡居民的基本医疗卫生制度，健康素养水平持续提高，健康服务体系不断优化，健康保障水平不断提高，健康环境大幅改善，健康产业规模高质量发展。

到 2030 年，卫生政策框架和体制结构更加完善，城市空间分布更加合理，资源利用更加集约环保，产业模式与自然生态更加协调，县域人居环境更加和谐，卫生服务、卫生保障和卫生事业发展的社会环境更加公平，城市和农村人口的主要健康指标达到国际高水平。

"5·12"汶川特大地震对健康事业造成了重创，及时有效的卫生防控工作尽可能地降低了生命损失。汶川县基于对生命价值的思考和对未来发展路径的选择与谋划，在全国率先启动全民健康示范县规划与建设工作。建设全民健康示范县是健康汶川发展规划的重要一步，其取得的成就为以后汶川开展健康工作奠定了基础，也为谋划健康汶川提供了思路。然而，卫生服务的总体供应不足与需求的持续增长之间仍然明显不匹配，卫生部门的发展仍然滞后，卫生部门的发展与经济和社会发展之间的协调需要加强。

四、健康汶川的实现路径

（一）健康治理理念提升

"5·12"地震后，汶川县以让老百姓拥有好身子、住上好房子、过上好日子"三好"为目标，2010年率先在全国提出了"创建全民健康示范县"，提出了五大体系，推动健康汶川建设。2019年，在贯彻习近平总书记关于健康优先战略的系列重要讲话精神的指引下，在县委、县政府的正确领导下，[①] 汶川县以"发展健康经济、营造健康环境、倡导健康生活、培育健康文化、优化健康服务"为主线，将健康融入所有政策。

例如，水磨镇按照县委"南林北果·绿色工业+全域旅游（康养）"总体思路，以大健康理念统领特色小镇建设工作布局。以培育健康产业为主，兼顾发展特色文化、特色功能和特色建筑，着力推进生产、生活、生态空间"三生融合"[②]。更为突出的是，水磨镇主动健康小镇规划结合实际情况，围绕"运动康养，生态颐养，医疗康养"三大特色，科学确定发展规模，[③] 提出了建设全国首个藏羌风情健康小镇，打造世界首个"国际特种康复小镇"的镇域发展目标。

在发展过程中，汶川县高度重视卫生事业发展，始终坚持走中国特色的卫生与健康发展之路，深入实施中国卫生战略，出台了与卫生有关的方案、政策和文件，先后颁布实施了《关于成立汶川县健康委员会的通知》《关于调整汶川县创建全民健康示范县领导小组成员的通知》《关于调整汶川县健康委员会的通知》《关于加快推进全民健康幸福汶川建设的决定》《汶川县人大常委会关于〈加快推进全民健康幸福汶川建设实施方案〉的决定》《汶川县健康委员会办公室关于2018年汶川县"熊猫指数"研究情况的报告》等政策及公告。随后，陆续出台了一系列倡导健康生活方式、建设健康环境、优化健康服务、完善健康保障、发

---

① 汶川县人民政府办公室：《关于印发〈"健康汶川2030"规划纲要〉的通知》，2019。
② 刘志宏：《水磨镇建设主动健康小镇工作推进情况汇报》。
③ 刘志宏：《水磨镇建设主动健康小镇工作推进情况汇报》。

展健康产业方面的健康政策。政策体系逐步形成，政策效果显著，政策目标就是
建立起维护和保障汶川县居民健康的全局性、全生命周期的制度和服务保障体
系，不断提高居民的健康水平，为全民健康、全面小康、汶川健康发展奠定坚实
基础。[①]

（二）全民健康组织体系打造

1. 五大体系探索全面健康之路

汶川县围绕"发展健康经济、营造健康环境、培育健康文化、倡导健康生
活、优化健康服务"五大体系，探索全面健康之路。

（1）打造健康经济体系

汶川县委、县政府将全民健康作为县域治理的核心理念，同时把全民健康理
念融入汶川县经济工作中。在汶川县委、县政府的努力下，县域经济不断壮大。
在特色农业领域中，"汶川三宝"等特色小水果面积达7.3万亩，汶川县畜禽饲
养总量达43.95万头（只），"三品一标"产品证书达18个，开发特色品牌熊猫
思泉矿泉，"农辉山鸡"鸡蛋年产值达1亿元以上。在绿色工业领域中，挖掘工
业新的增长点，加大对广兴锂电、立敦电子等工厂的技改扩能力度，支持并推进
神州锆业二期、鑫强机械、川能矿业、仁杰玻璃一期等项目建设。在康养旅游领
域中，推进"全域旅游"和"康养+"旅游模式，大力支持康养民宿发展，加快
推动水磨主动健康小镇等旅游项目开发，被省委、省政府命名为全省首批"天府
旅游名县"，荣获"全省县域经济发展先进县""全省藏区工作先进县"称号。[②]
通过健康经济的建设，汶川县GDP由2008年的14.7亿元增加到2017年的
57.66亿元。

（2）打造健康环境体系

第一，整合医疗资源，设计"1212+N"医共体建设模式，建立小病在基层、
大病到医院、康复回基层的就医秩序。第二，组建家庭医生服务团队，提供
"1+N"家庭医生签约服务。目前，已签约66049人，签约率达到72.7%。[③] 第

---

① 汶川县人民政府办公室：《于印发〈"健康汶川2030"规划纲要〉的通知》，2019。
② 汶川县人民政府办公室：《关于报送2019年工作总结的报告》，2019。
③ 汶川县人民政府办公室：《关于报送2019年工作总结的报告》，2019。

三，实施康养基础设施建设项目，建立以"生态旅游+慢病养生保健"为服务模式的"汶川鹞子山生态康养基地""高血压及糖尿病"患者俱乐部等慢性病防控亮点工程。第四，整治农村人居环境，开展全域无垃圾攻坚行动，开展国省干线公路路域环境和全域旅游环境整治，农村污水、垃圾、厕所"三大革命"有序推进，农村卫生户厕比例达85%。① 坚持改善健康环境，打造健康汶川品牌。

（3）打造健康文化体系

为了加强汶川文化的传承、保护和挖掘，让健康理念深入人心，汶川县开展健康"细胞"工程，深入乡镇和村社区，向居民传播健康理念，弘扬健康文化。深入推进全民健康生活方式行动，推进全民健身工程。汶川县现有健康管理员26名、健康指导员152人。每个乡镇创建了1个"健康村"。建立"健康自助小屋"120个，实现117个村（社区）全覆盖。建成体育健身路径150条，居民保持每周3次、每次30分钟以上运动的比例在原有基础上提高了15%～20%，经常运动的人口比例从30%增加到60%以上。每年有100余万人次群众和游客自发参与健康活动。由此可见，汶川健康文化氛围日趋浓郁。

（4）打造健康服务标准体系

打造健康服务标准化体系，作为加强社会治理、创新和进一步改善公共服务的重要技术支撑，在公共治理能力和管理体系建设中发挥着越来越重要的作用。

为满足群众日益增长的健康需求，汶川县首次确定了13个试点项目，集中在医疗卫生、公共教育、健康文化体育、健康环境、健康就业、食品药品安全6个重点领域。截至目前，已编制并通过109项国家标准、110项部门标准、355项自制标准和6项区域性地方标准，共580项标准，形成了一套可借鉴、可指导、可推广的标准应用框架和发展模式。

标准化进一步提高了社会管理和公共服务的能力，对于完善公共服务体系、保障群众基本生活、持续满足人民群众日益增长的美好生活需要至关重要。②

（5）打造主动健康管理体系

汶川县通过打造主动健康管理体系来营造健康生活的社会氛围。例如，汶川

---

① 汶川县人民政府办公室：《关于报送2019年工作总结的报告》，2019。
② 《社会管理和公共服务标准化发展规划（2017—2020年）》。

县成功举办汶川"5·12"半程马拉松、2019 四川花卉（果类）生态旅游节分会场暨汶川甜樱桃采摘节，积极推进群众体育设施建设、公共体育设施的开放。同时，扩大全民健康生活方式宣传范围，积极开展多项活动，例如"健康明白人"大讲堂，宣传"三减三健""健康 66 条"等健康知识，发放各类宣传资料 10 余万册，发送健康知识短信 100 万余条。因此，汶川县健康素养水平从 13.6% 上升到 16.8%。[①]

2. 三大体系支撑开创健康工作新局面

（1）探索建立真实可靠的"健康指数""幸福指数"评价体系

通过两个立足探索建立评价体系。一是立足居民健康大数据库平台，通过汶川县个人健康评价指标系统，实现健康水平、健康意识、健康行为、健康管理、健康环境等方面数据累积。二是立足群众对健康的追求，量化"健康汶川、幸福汶川"各项事业取得的成效，更直观地体现并感受群众的幸福感。

2017 年 7 月，汶川县委、县政府特别委托阿坝师院组建课题组，探索"熊猫指数"[②]（panda index，简称 PI 指数）评价体系，在国家统计局、清华大学、北京大学、中国人民大学、成都信息工程大学、四川大学、四川省疾控中心、成都中医药大学、西南财经大学、西南民族大学、上海财经大学等高校和机构的众多专家的帮助下，以科学的方法整理和分析数据，构建指标体系，以客观真实的数据和科学严谨的方法，科学直观地反映汶川居民健康状况和幸福感状况，"熊猫指数"是一项汶川人安居乐业、健康幸福的"证明书"，它代表汶川县居民的健康指数与幸福指数。

汶川居民幸福感调查内容主要是调研与汶川县居民社会生活满意度和个人幸福感的情况。社会生活满意度调查主要了解当前居民生活的经济压力、就业置业压力，当前汶川文化教育质量、活动形式丰富程度的满意度，政府服务质量满意度，居住的生态、生活环境满意度，当前汶川社会保障力度和措施满意度，当前汶川文明风气的满意度。个体幸福感从个人心理情感的六个方面来了解居民当前幸福感的状态。

---

① 汶川县人民政府办公室：《关于报送 2019 年工作总结的报告》，2019。
② "熊猫指数"旨在建立一个综合评价指数，用以衡量汶川地区社会发展水平，该指数的设立拟遵循几个基本原则：一是能衡量人的发展的基本内涵，二是变量少且易于计算和管理，三是既包括经济又涵盖社会还触及主观感受，四是有充足、可信的数据来源和保障。

汶川居民健康指标体系调查主要是调查与汶川县居民健康相关的健康水平、健康环境、健康服务、健康保障四个方面，涉及问题主要包括：汶川居民整体身体健康状况，糖尿病、高血压等慢性病以及地方病患病情况，心理健康状况。健康知识了解程度，参加健康锻炼情况，生活饮用水、空气、森林覆盖情况，居民对当前康养汶川、绿色旅游的了解程度，汶川乡镇村建设的文化站、图书馆、活动室、卫生厕所的建设与使用情况，生活垃圾、污水处理情况，防灾减灾工作是否到位，人民生活关心的食品药品安全程度，社会治安是否良好，人均具备的卫生资源，家庭医疗支出情况以及享受的健康教育、服务等情况。①

历时一年多的研究，成果于 2018 年首次发布。对汶川人口健康状况的多项指标进行综合评估，结果是 91.76 分，表明健康状况良好，大部分指标高于四川省和全国的平均水平。还对汶川人口调查的分数进行了总体分析。根据测评结果，2017 年汶川居民的总体幸福感平均得分为 89.87 分，表明汶川县居民整体幸福感较高，汶川县灾后重建工作和灾后心理抚慰工作成效显著，居民对于当前的社会经济生活总体认同度高，居民的心理健康状态良好。②

（2）探索建立更加公平可及的公共服务体系

通过将核心公共服务职能置于服务型政府职能的核心位置，政府将努力提高其核心公共服务提供能力，履行其社会治理和公共服务职能，确保公共服务更加公平可及，让人民群众享受便捷、高效的基本公共服务。

2011 年 10 月，国家标准化委员会将"汶川县全民健康公共服务标准化试点"纳入国家试点，以医疗卫生、公共教育、卫生文化体育、卫生环境、卫生就业和食品药品安全六个重点领域和十三个分领域为主导。

2013 年，顺利通过国家标准委验收，通过标准体系的有效实施，提升了服务形象。例如，在四川省出台的学校营养保障和学校食堂食品安全规定中，借鉴和采纳了汶川县制定的学校营养保障和学校食堂食品安全标准。通过公共服务标准化的实施，让老百姓享受到优质高效的健康资源，公共服务满意度也由 74.4% 上升到 95.34%。③

---

① "熊猫家园康养汶"公众号，汶川县旅游发展局，2021 年 9 月 24 日。
② 汶川县健康委员会办公室：《关于汶川县"健康五进"工作总结》。
③ 《汶川县建设全民健康幸福汶川五年工作总结》。

（3）探索建立更加灵活实用的保障体系

积极利用"3P"模式、直接投资和第三方平台等方式开展融资合作，组建汶川县卫生与健康集团，探索推动"医共体"建设。加快金融健康投资，特别是主动医疗、健康保险业等尽快在汶川落地见效。[1]

在主动医疗方面，汶川县建共享抓提升，优化健康服务。根据 2018 年度熊猫指数，县居民健康状况综合得分 91.23 分，居民总体幸福感得分 90.25 分，高于全省平均水平。尽管取得了不错的成绩，汶川县依旧积极探索"医共体"。例如，在水磨镇主动健康小镇建设中，与中国普天集团、中川华宇等公司合作寻找更多合作契合点。继续加快推进慢病舒悦治疗医院、郭家坝医养结合基地和中医药健康旅游示范基地建设；继续推进主动健康大数据中心和健康护照建设项目，支持数据驱动的全人群健康管理和主动医疗服务。[2]

（三）公共服务标准推广

1. 公共服务标准化的定义

公共服务标准化是指政府公共服务与标准化的结合，这意味着政府公共服务标准化所涉及的内容与社会公共领域高度相关，社会公共服务标准化的发展可以使政府部门的公共利益最大化。政府公共服务主要涉及社会公共服务领域存在的重要和未解决的问题。公共服务标准化也是在中国社会主义发展的现阶段，解决民生问题，不断完善社会基本公共服务，满足人民群众的生存需求。公共管理中的公共服务标准化是一个持续的过程，不是一蹴而就的。此外，公共服务的标准化是一个相对的概念，随着社会的发展而不断调整。[3]

2. 汶川公共服务标准化建设

（1）汶川公共服务标准化建设的总则

①注重公众需求。公共服务标准化应考虑公众需求，让公众充分参与标准的制定和实施，提升公众满意度，保护公众的合法权益。

②与工业发展紧密联系。公共服务标准化应在有关部门发展的基础上，根据

---

① 邓海兰：《大健康框架下的慢病防控"汶川处方"》，2018。
② 汶川县健康委员会办公室：《关于报送 2019 年工作总结的报告》。
③ 高操：《中国公共服务标准化建设探索》，载《中国标准化》，2018（20）。

各部门的实际发展情况，规范和引导公共服务市场。同时，要注重通过标准化促进自愿创新，推动先进的知识、技术和管理方法在公共服务领域的应用，实现公共服务的快速、健康发展。

③适当考虑到服务的特点。公共服务标准化应充分考虑服务的无形性、不可储存性、同步性和主动性等特点，创新公共服务标准化的方法和工具，提高工作效率。

（2）汶川公共服务标准化建设的范围和内容

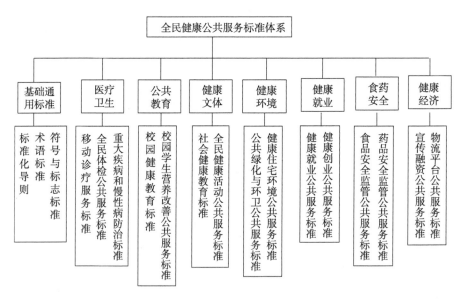

图3-2　汶川县全民健康公共服务标准体系

公共服务标准化的范围主要包括服务业中的服务活动，也包括农业、工业中存在的服务活动。

汶川县确定了医疗卫生、公共教育、健康文体、健康环境、健康就业和食品药品安全六大标准化领域，制定了580多项全民健康服务标准，其中国家标准109项、行业标准110项、地方标准78项、自主制定标准355项。

例如，汶川县住建局创建了全民健康标准化试点。（详见表3-3）

表 3-3　汶川县住建局创建全民健康标准化试点实施前后情况对比统计表

项目	正式实施前	正式实施后	备注
标准使用	日常工作涉及法律法规和有关标准不明确	建立健全公共服务标准体系（健康住宅环境和保障性住房经办服务），标准明细 153 项，其中国家标准 86 项、行业标准 33 项、自制标准 34 项，并在全局范围内发布实施	
服务水平	办理建设工程用地规划许可证需 15 个工作日	办理建设工程用地规划许可证缩减到 10 个工作日，在办理审批过程中实际从收件到发证只需 5 个工作日	服务效率提升 50% 的基础上又提升 20%
管理规范	采用建设质量安全技术规范，未将工地食堂管理和工地卫生纳入安全文明施工，房屋竣工管理没有加入室内空气污染物检测	采用《汶川健康社区健康住宅建筑基本要求》在建 5 个工地，工地食堂管理和工地卫生纳入安全文明施工、房屋竣工管理纳入室内空气污染物检测	
住房经办	2021 年进行一次廉价房分配服务，共配租 138 户	2013 年进行两次廉租房分配服务，共配租 118 户	住房经办服务在标准化试点后更完善
品牌创建	漩映片区为 4A 级国家旅游景区	漩映片区为 5A 级国家旅游景区	
试点建设	阳光社区无正式办公场所，租用房屋办公	完成 350 平方米社区办公用房和活动中心建设，设立了党员活动室、综合教室、图书馆、办公室、警务室等设施	
试点健康档案	未建立社区居民健康档案信息	为社区居民 1930 户 3059 人建立居民健康档案	

（3）汶川公共服务标准化试点的主要举措

在汶川县全面完成灾后恢复重建的关键时期，为了保证创建工作的普遍性与适用性，为了探索一条以全民健康为目标，县委、县政府以标准化为抓手，以试点单位为突破口，先行先试，在全国创造性地申报了"汶川县全民健康公共服务标准化试点"项目。[1] 将公共服务标准化工作作为提升全民健康公共服务行业服

----

① 旺娜：《打造五大健康体系托起汶川全面小康》，2018。

务水平和质量的切入点。

①厘清思路，明确任务，全面启动试点

《汶川县全民健康公共服务标准化试点项目实施方案》由县人民政府常务委员会审议通过，2012年7月6日召开了项目启动会，确立了"以标准化为手段，打造汶川县全民健康公共服务品牌"的理念、"整体规划、突出重点、分步实施、稳步推进"的总体工作思路、"统筹协调、合力联动、科学发展、自主创新、积极实践、注重实效、国际接轨、适度超前"的基本原则，以建设全民健康新汶川为总目标。通过两年建设，在医疗卫生、公共教育、健康文体、健康环境、健康就业、食药安全等重点试点领域，明确了教育局、卫生局、住建局、环综局、食药局、人社局、文体广新局7个试点单位，探索建立汶川县全民健康公共服务标准体系，形成汶川县全民健康公共服务品牌。

②充分调研，制订方案，全面完成体系建设

在县级领导的带领下，团队多次对各乡镇和各部门进行了全面调研，研究制定了《汶川县全民健康公共服务标准化试点项目建设与实施方案》。各试点单位在专家的指导下，完成了初步的标准体系搭建，确定了以医疗卫生、公共教育、健康文体、健康环境、健康就业、食药安全六大领域为重点建设领域的十三项试点项目，同时建立了组织保障机制、信息沟通机制、监督检查机制以及经费保障机制。

③强化培训，提高意识，培育技术力量

通过分阶段、分批次的大规模培训，强化全员标准意识，提高他们对标准要求的掌握度，充分发挥标准化对全民健康公共服务标准化试点项目的技术支撑作用。据统计，目前举办各类培训班22期，培训标准化工作人员3100人次，为汶川县持续开展服务标准化建设奠定了人才基础，培养了标准化试点项目建设的骨干力量。

④深入宣传，广泛发动，营造良好建设氛围

利用宣传贯彻十八大精神和"实现伟大中国梦，建设美丽新汶川"主题教育活动的机会，与宣传部门共同就全民健康公共服务标准化试点工作进行深入宣传。通过电视、网络、报纸杂志等各种新闻媒体进行了深度宣传报道，促进全民积极参与、共建共享，营造全民健康公共服务标准化试点工作的浓厚氛围。

⑤加强交流，取长补短，扩大对外开放

2013年1月，县政府主要领导带队组织试点窗口单位考察、学习了济南公共服务热线；2013年3月，由广安市政法委副书记兰朝红、市质监局副局长郭锐锋及南充质监局副局长任勇带队，一行15人考察了汶川县全民健康公共服务标准化试点工作；2013年9月，赴成都市考察学习社区养老公共服务标准化、政务公开公共服务标准化，赴四川遂宁市考察学习物流公共服务标准化，提高了公共服务意识，吸取了先进经验，为汶川县试点项目实施拓宽了视野。

⑥理论支撑，科学指导，推进课题研究

为有序推进标准化试点项目建设工作，汶川县开展了对《汶川县全民健康公共服务标准化试点工作组织机构示意图》《汶川县全民健康公共服务标准化试点重点领域重点项目选取示意图》等20余项重点领域研究报告的评审工作。

⑦高效实施，标准服务，提高服务水平

各试点单位把各项工作做得更加精细化和规范化。进一步完善"从下到上"的标准实施反馈过程，及时反馈标准实施过程中的困难和问题，通过实施进一步修订完善标准。

⑧定期检查，持续改进，形成良好机制

坚持先行先试，坚持创新理念和思维，形成长效机制，做到用标准管人、用标准管事、用标准服务。县创建办和试点责任单位定期检查标准执行情况，制定检查工作计划，做好检查记录和问题处理记录。同时各试点单位和窗口单位制订工作改进方案，做好纠错、改进记录。

3. 主动医疗服务模式

（1）主动医疗服务模式的定义及其意义

①主动医疗服务模式的定义

主动医疗卫生服务模式的作用是坚持一切以病人为中心，把提高医疗服务质量和医疗安全作为中心问题，为病人提供主动、优质、快捷、方便的服务。具体来说，积极主动的医疗卫生服务的含义可以分为狭义和广义两个层次，狭义的概念对应于"治未病"的概念，主要包括：第一，"防患于未然"（预防保健）；第二，"既病防变"或"已病早治"；第三，持续护理，即在病人的整个生命周期内提供有针对性的医疗服务。广义的概念是指通过模式设计与医护人员意识提高，充分利用信息化技术手段，促进医护人员主动发现服务对象，通过提前介入医疗健康服务的各环节，及时、主动提供个性化、适宜的、患者参与互动的医疗健康服务。

②主动医疗服务模式的意义

主动医疗服务模式的意义：医疗健康服务模式由被动向主动转变，是中国未来医疗卫生事业的重要发展方向。通过提供主动服务，可以在相当程度上缓解中国目前在医疗服务市场面临的一些问题和挑战。第一个意义是早期干预、视点前移，主动医疗健康服务可以落实早期干预、视点前移的理念。第二个意义是节省支出，合理化看病费用，主动医疗健康服务可以节省支出，缓解群众看病贵问题。第三个意义是全程医疗服务，即从病人就医到后续检查或康复，实现全过程管理和监控。第四个意义是减少突发死亡率，主动医疗健康服务可以争抢"黄金时间"，减少突发死亡率。第五个意义是有机整合第三方社会资源，主动医疗健康服务可以有机整合第三方社会资源。①

（2）汶川主动医疗服务模式建设的主要措施

①普及健康生活

首先，加强全民健康教育。一是建立健全覆盖广、运转效率高的健康促进与健康教育体系。明确县、乡镇、村（社区）三级卫生计生服务机构健康教育任务清单，加快推进基层健康建设，增强健康教育服务力度，促进健康教育基本公共卫生服务均等化。二是提高全民健康素养。围绕"好身子""精神富足"的目标，倡导健康文明的生活方式，建立健全政府主导、部门合作、全社会参与的全民健康素养促进长效机制。强化个人健康责任，坚持以人为本，以个人健康为中心，实现人人热爱健康、人人追求健康、人人生活健康。三是加大学校健康教育力度。完善学校健康教育工作机制，将健康教育纳入国民教育体系，把健康教育课作为所有教育阶段素质教育的重要内容。四是促进全社会健康知识普及。建立部门协作机制，推动社区、机关、学校、企事业单位和媒体协同联动，在电视台、网站、户外广告牌等开设专栏宣传普及健康知识，谋划筹建县级健康类节目，打造权威健康科普平台。

其次，塑造全民健康行为。一是对合理的饮食习惯的引导。国家营养计划的

---

① 胡建平、徐玲、冯文等：《主动医疗健康服务模式的理论框架研究》，载《中国卫生信息管理杂志》，2016，13（3）。

制订是为了传播营养和健康方面的知识，帮助人们养成科学的饮食习惯。汶川县建立了监测、评估和干预人口营养状况的强大系统。加强学校、幼儿园和养老院的营养和健康教学。组织相关的活动和宣传，减少盐、油和糖的消费，使民众拥有健康的体重、口腔和骨骼。开展"健康饮食月"活动，利用家庭教育和同伴教育，在全社会营造健康饮食的良好氛围。二是"控烟限酒"。实施室内全面禁烟，加强公共场所控烟执法检查力度，强化戒烟服务，加强限酒健康教育，加强烟酒销售监管。三是促进心理健康。全面开展心理健康促进与教育，广泛开展心理健康科普宣传活动。鼓励卫生与健康机构开展心理卫生服务，基层医疗卫生机构向居民提供心理健康指导，支持、鼓励社会团体、民间组织提供心理援助服务。为学生、农村妇女、容易被忽视的儿童、残疾儿童、残疾人、老年人和低收入群体等关键群体制定个性化的公共信息和教育战略，提供有针对性的心理健康教育和咨询。四是减少不安全性行为和毒品危害。加强社会综合治理，减少不安全的性行为和毒品带来的危害。开展关于性道德、性健康和性安全的公共宣传和教育，特别关注流动人口、青少年、育龄妇女、老年人和性传播疾病高危人群。

最后，提高全民身体素质。一是完善促进全民健身的公共服务体系。加强体育场馆和社会体育指导员队伍建设，提高专业健身技能和服务水平。推动体育场馆、学校和其他各类体育设施向社会开放，完善落实体育场馆免费开放和低价开放政策，促进体育消费文明。注重青少年体育发展，实施青少年体育活动促进计划，全面落实《国家学校体质健康标准》。持续加强对老年人健康的关注，广泛开展适合老年人参与的体育健身活动。二是广泛开展全民健身运动。全面落实《全民健身实施计划》和《国家体育锻炼标准》，普及科学健身知识和健身方法，推动全民健身生活化。充分利用体育馆等公共体育设施，组织文化体育赛事活动，以活动开展带动和促进全民健康。三是加强体卫融合和非医疗健康干预。建立体育与卫生联动合作机制，推动体卫融合，促进资源共享。研究制订并推广符合群众需求的健身方案、健身活动指南，推动"体医结合"疾病管理与健康服务模式，发挥全民健身在健康促进和慢性病预防等方面的积极作用。

②建设健康环境

首先，深入开展爱国卫生运动。一是大力推行城乡环境卫生和清洁措施。完善城乡环境卫生基础设施和长效机制，实施以环境管理为重点的病媒生物综合防控战略。此外，应加大改善农村地区生活条件的力度，加强农村垃圾和污水处理，大力推广使用清洁能源。加强和改善农村地区的饮用水安全。二是促进健康村镇的发展。持续秉持"大健康"的概念，将健康政策贯穿于城乡规划、建设和管理之中。巩固国家卫生镇建设成果，推进国家级、省级卫生村和卫生村（社区）建设，积极推进卫生村镇建设，推进汶川县试点镇村建设，打造卫生村镇升级版。

其次，营造公共安全环境。一是加强产业安全和工作安全。加强危险化学品等重点行业的安全生产、储存、经营和管理，建立风险等级管理和隐患排查治理两道防线。促进职业病风险源的处理，完善相关的健康干预措施。改善对重大职业病的监测以及对职业病风险的监测、报告和管理。二是促进道路安全。加强道路安全设施的设计、规划和建设，实施道路安全生命保障工程，治理道路安全隐患。确保道路安全管理，落实运输企业在行业安全方面的主要责任。加强道路交通安全管理，搞好道路交通安全宣传教育，促进道路交通安全文化建设。三是提高应急反应能力。提高防灾减灾和救灾能力，为城乡公共消防设施的建设和维护建立可靠的问责机制。建设汶川县突发公共卫生事件应急指挥中心，建立健全重特大突发事件紧急救援区域协作机制，建立以120急救指挥中心为主体的汶川县紧急医学救援体系。

再次，加强影响健康的环境治理。一是加强环境保护与修复。实行环境质量目标考核，实施环境保护制度。深化区域大气污染联防联控工作，完善严重或较多污染天气事件的联合预警机制。促进安全合规的饮用水源开发，加强地下水管理和保护。加强土壤环境质量监测网络建设，建立建设用地土壤环境质量调查与评估制度。二是加强环境评价、环境与健康调查和监测评价。在城镇化、流域开发、能源开发等规划中加强环评，在重点产业规划和产业集群规划中推进环评，大力加强建设项目的环评工作，加强源头预防。落实工业污染源全面达标排放计划，全面实施工业污染源许可证管理，推进企业自我监测和公开。三是开展生态文明绩效评价和责任追究制度。开展水流、森林、山岭、滩涂等自然资源确权登记，建立自然资源资产台账体系，适时启动编制自然资源资产负债表，逐步建立资源环境承载力评价与监测预警机制。

最后，保障食品药品安全。一是加强食品安全监管。贯彻食品安全战略，建成严密高效、社会共治的食品安全治理体系。全面推行标准化，推动绿色农业发展，积极引导食品加工流通企业、农民示范合作社、家庭农场、种养殖大户等特色农产品生产经营主体加工绿色食品。加强对食品原产地监管，宣传食品安全标准，推动建立食品安全信用体系。二是加强对药品和医疗器械的安全监测。促进制药部门的现代化和结构调整，以确保药品的安全性和有效性。落实国家药品标准，提高行动计划，加强对原产中药材的质量监管，加强对特殊药品的监管和对滥用药品的监管。三是建立健全药品、医疗器械不良反应监测机制，完善不良反应监测预警机制。

③优化健康服务

首先，完善整合型健康服务体系。一是推动医疗卫生服务体系向健康服务体系转变。以健康服务观念引领医疗服务供给侧结构性改革。建立和完善包括科学预防和健康管理、疾病防治以及康复护理等全链条的整合型健康服务体系，服务于人民群众的实际需求。二是完善公共卫生服务体系。以县医院为技术支撑，以乡镇卫生院为公共卫生服务骨干，以社区卫生服务中心和村卫生室为网底，健全分工明确、信息互通、资源共享、协调互动的基层公共卫生服务体系。三是完善医疗服务体系。建立以县人民医院为龙头的医院集团，推进县人民医院与成都、北京三甲医院的科室联合，加强远程医疗体系的应用，发挥人民医院的区域龙头作用。推进县中医院标准化建设，加强综合医院、妇幼保健院的中医科建设。完善基层医疗卫生机构布局。四是完善全民健康标准体系。加强全民健康标准化建设。完善医疗卫生、公共教育、健康文体、健康环境、健康就业、食药安全等领域的全民健康公共服务标准体系。进一步落实县域医共体内部的分工协作，打造具有特色的医共体标准化建设。

其次，提升公共卫生服务能力。一是进一步完善全民健康体检工作，加强检后随访，巩固慢病防控成果，加强慢性病综合防控。二是建立"三位一体"的重大疾病防控机制，建立目标明确、权责清晰的分工协作机制，健全重大传染病和地方病防控长效机制，加强传染病地方病防控。三是加强对公共服务均等化项目实施的指导，强化均等化公共卫生服务。

再次，提供优质高效医疗服务。一是创新医疗服务供给模式。建设紧密型、纵向型医院集团；推进"5321"主动医疗服务模式；引导医疗机构根据功能定位规划其发展；打造分级诊疗新格局，构建全过程健康服务新体系。二是提升医疗服务水平。推动成立区域医疗和主动医疗服务的汶川和马尔康分院；完善县级移动诊疗服务中心；加强康复、老年病、慢性病、骨科等特色医疗服务能力建设。

通过社会监督、第三方评估机制和机构内部现代化管理制度的建立，提升医疗服务满意度。三是保障医疗质量安全。建立全覆盖医疗质量控制体系，完善信息化医疗质量管理和控制平台，全面实施临床路径管理，推进合理用药。

最后，发展中医药特色服务。一是提高中医药服务能力。加大各级中医、中西医结合重点专科建设力度，引领汶川县中医药创新发展。加强中医院老年科建设。加强中西医结合，提高中医、羌医优势病种的门诊诊疗服务和研发能力。二是推动中医药治未病与养生保健服务。积极建立三级治未病服务体系，推动各级各类医疗机构提供中医体质辨识等中医药预防保健特色服务。促进中医技术与康复医学融合，完善康复服务标准和规范，挖掘具有特色的中医健康大讲堂，普及推广武术、太极等具有养生保健效果的传统锻炼项目。三是推进中医药继承创新。支持羌医等特色中医传承项目，启动特色中医传承人支持项目。设立中医药文化传播奖，规范中医药健康产品、服务与养生知识科普。开展中医药文化启蒙教育。培养一批中医药文化传播人才，增强人民群众对中医药文化的认同感。

④发展健康产业

首先，加快探索预防与健康管理新模式。进一步优化政策环境，拓展社会办医发展空间，鼓励社会资本举办高水平、规模化的综合医院、专科医院，引导社会资本在产业功能区合理设置医疗机构。探索多种模式发展健康管理和疾病预防。支持医疗联合体完善投融资机制、分级诊疗机制、双向转诊服务机制，共建区域医疗特色和优势，共享人才、技术、品牌。

其次，积极发展健康服务新业态。深化卫生与健康领域供给侧结构性改革，促进要素资源向健康服务业配置，突出重点，抓住关键项目和关键环节，推动健康新产业、新业态、新模式高质量发展。

再次，着力发展健康特色产业。打造服务都市健身休闲示范区。融入成都一小时都市圈，挖掘汶川阳光、山地户外运动资源价值，推动体育场馆资源所有权、经营权分离改革，加快开放体育资源，创新健身休闲运动项目推广普及方式，支持体育产业与旅游产业融合发展，打造集体育健身、旅游体验、时尚运动为一体的健身品牌。

最后，推动农特产品向健康产业升级，努力拓展，形成"互联网+"健康新发展模式。鼓励农业经营主体开展无公害、绿色、有机认证和生态原产地产品认证，全力打造汶川地方名优特新农产品品牌，支持培育新型营养保健食品、方便休闲食品和绿色生态食品合作开发。发挥互联网动员资源优势，加快培育"互联网+民宿""互联网+旅游养老""互联网+运动""互联网+健康科普""互联网+教育培训"智慧经济形态。发挥汶川特色资源优势，通过优化和放大"互联网+"，探索土地资源有限地区，通过互联网组织资源，做大内容产业和体验经济新模式。

⑤健全支撑与保障

首先，强化健康政策支撑。一是将健康融入所有政策。做实健康委员会办公室职能，提升健康委员会办公室规格。建立完善的健康影响评估体系，制定健康影响评估指南，系统地评估各类经济社会发展规划、政策和大型工程项目的健康影响。加强社会监督，开辟公众参与的渠道，并试图建立一个符合公众利益的卫生司法系统。二是深化和推进医药卫生体制改革。加快建立更加成熟、稳定的基本医疗卫生制度，加快阿坝州区域医疗分中心的建设。完善分步诊疗制度的建立，加快以汶川县人民医院为中心的医共体建设。加强"主动健康"服务体系建设，建立健全义诊和体检制度。探索和发展有序的村（区）医接班制度和社会保障制度。创新基本公共卫生服务运行机制和公共卫生人员的激励机制，探索基本公共卫生服务的签约模式。三是加快政府职能的转变。进一步简政放权，分散和精简与卫生有关的部门的服务，促进政府和行政部门的分离。进一步深化药品和医疗机构行政审批改革，规范卫生机构审批行为。确保与卫生有关的机构依法运作，促进公开治理，披露信息，全面公布权利和职责清单。确保"双随机、一公开"监管。加强行业自律，建立社会信用体系，确保行业协会和其他社会力量在监管中充分发挥作用。

其次，强化资源基础保障。一是加强健康人力资源建设。加强以全科医生为重点的人才队伍建设，全面实施县域内人才一体化管理，完善对口支援和青年医师下基层制度。以汶川县人民医院为载体，加强对高层次紧缺学科人才、薄弱学科人才的引进力度。创新人才使用评价激励制度，落实医疗卫生机构用人自主权，创新医务人员使用、流动与服务提供模式。建立符合基层实际的考核评价、薪酬待遇等制度，健全符合全科医生岗位特点的人才评价机制。二是加快健康信息化建设。全面推进人口健康信息化建设和应用，全面建成县级人口健康信息平台和覆盖县、乡的卫生计生专网，全面建成"五个一"人口健康信息化应用保障体系。积极推动"互联网+健康"融合发展，推进覆盖全生命周期的国民健康信息服务，构建居民健康信息平台，建立跨部门、跨领域密切配合、统一归口的健康医疗数据共享机制。三是创新健康保障投入机制。明确政府在提供基本和公共卫生服务中的关键作用，完善政府卫生投入机制，调整和优化财政支出结构，加大卫生投入，建立健全评价和补贴机制。卫生投资针对关键群体和低收入群体，从而提高资源的使用效率。促进社会和个人对健康的投资，建立健全多元化的卫生保健和卫生筹资机制。鼓励一系列风险投资机构和贷款担保机构支持卫生服务部门的创新型初创企业和小型及微型企业。建立多元化、可持续的卫生投资机制，拓展卫生部门发展渠道。

最后，推动健康科技创新。构建医学科技创新体系。以汶川县人民医院为载体，以构建区域性医疗分中心为契机，围绕区域重大疾病防治需求，强化重点学科建设、扶强薄弱学科、填补空白学科，重点针对目前区域内疾病发病情况，增设心血管内科、眼科等，增强医疗服务水平和功能。加强医疗卫生协同创新体系建设，依托汶川县人民医院，建设县级医学大数据。促进优秀技术创新成果转移转化，引领产业走创新驱动、集群发展的道路。加强健康对外交流合作，积极推动"健康汶川"走出去，通过参加全球健康促进大会、健康城市论坛等国内外交流活动，加强国内外健康城市和先进地区间的交流，探索建立相对固定的沟通交流机制，分享包括主动健康服务体系等健康汶川建设的经验和做法，扩大"健康汶川"的知名度和影响力。同时，加强与国际健康城市机构和组织的联系，推动建立长期稳定的合作机制，为"健康汶川"建设吸取、借鉴国内外经验。积极开展与域外高端医疗机构合作，在加强与省人民医院和华西医院合作的同时，积极推进与发达城市建设远程会诊系统，合作建立区域中心。

（3）汶川主动医疗服务模式的内容

汶川移动医疗是以县医院为平台，以移动治疗车为载体，以信息化为手段，为汶川及周边县域的群众，特别是边远山区、农牧地区的群众提供就近的医疗、健康体检和健康咨询服务。汶川县移动诊疗中心于2011年4月正式成立，目前，移动诊疗中心已发展成为集移动诊疗、健康体检和慢性病管理为一体的健康管理中心。汶川县人民医院现有移动诊疗车三台，即健康体检车一台、妇女两癌筛查车一台、移动影像车一台。

①健康体检。六年多以来，汶川县人民医院移动诊疗中心共开展全民健康体检23.5万人次，建立9.4万余份居民健康档案，占全县总人口的94%。

②移动诊疗。汶川县人民医院把移动诊疗车作为流动医院，足迹遍布阿坝州

13 个县 86 个乡镇，为更多的农牧民提供可及、优质、免费的医疗服务。

表 3-4　汶川县人民医院移动诊疗车的相关数据

	巡回医疗次数（次）	行程（千米）	义诊人次（人次）	健康咨询人次（人次）	发放健康资料（份）
县内	66	1.4 万	1.9 万	7.5 万	15 万
县外	46	9600	6369	1.4 万	2 万
共计	112	2.36 万	2.54 万	8.9 万	17 万

③基层培训。移动诊疗车到每个乡镇都要举办基层卫生人员培训和健康知识讲座，六年来，共举办 168 期基层卫生人员综合培训班，内容涉及常见病、多发病、慢性病、传染病、农药中毒、急诊外伤等疾病的预防及诊治，共计培训约 5500 人次。

④健康宣教。通过移动诊疗中心到各乡镇举力近 100 期居民健康知识讲座，54 期糖友会、高友会俱乐部活动，受教群众超过 5000 人，通过移动诊疗车播放健康知识视频超 2000 小时，发放健康宣传资料 17 万份，同时开设糖友会、高友会 QQ 群、微信群，积极推送慢性病防控小常识。

⑤应急救援救治。出色完成了"4·20"雅安芦山地震、"7·10"汶川特大山洪泥石流灾害、"6·24"茂县叠溪镇新磨村突发山体高位滑塌灾害和九寨沟地震等突发事件的医疗救援、救治工作。

第四章 健康汶川的实践

根据《"健康中国2030"规划纲要》①的要求，健康汶川建设紧密围绕《大纲》的重点工作，在健康生活与行为、健康服务与保障、健康环境与产业等方面开展了卓有成效的工作。以汶川居民的身心健康发展为核心，遵照从内到外、从主体到社会生活环境的发展次序，积极提升医疗卫生服务质量，改善工作、生活条件，基本实现了"普及健康生活、优化健康服务、完善健康保障、建设健康环境、发展健康产业"五个方面的战略任务。本章结合汶川健康水平、健康教育、健康服务、健康保障、健康环境、健康产业健康文化的具体实践展开论述，并结合《"健康中国2030"规划纲要》中的具体指标进行对比研究，通过对比更为全面翔实地展现汶川健康治理的现状。

一、健康水平

（一）定义及衡量指标

健康的概念处于不断演变过程中，在传统观念中，人们认为"无病即健康"，但在现代观念中，健康是指个人在身体上、精神上的完美状态，以及良好的适应力，而不仅仅是没有疾病和衰弱的状态。世界卫生组织于1989年定义健康是指生理健康、心理健康、社会适应良好且道德健康。由此可见，健康是多维立体的，是一个综合性的概念。健康水平与健康在概念上有一定区别。健康水平更多的是针对群体而言，需要通过比例指标来客观反映，是难以仅靠量表来判断的，因此不能单纯地从身体与心理因素的好坏出发来衡量某一地区健康水平的高低。

---

① 《"健康中国2030"规划纲要》，http：//www.gov.cn/gongbao/2016-11/20/content_ 5133024. htm。

学术界及世界组织衡量群体健康水平的指标有很多，较为常见的衡量群体健康的指标大致可以分为以下三类：①生命统计指标：死亡率、孕产妇死亡率、婴儿死亡率、围产儿死亡率、五岁以下儿童死亡率等；②疾病统计指标：发病率、患病率、感染率、残疾率等；③寿命指标：减寿人年数、无残疾期望指标、健康期望寿命、伤残调整寿命年等。其中生命统计指标最容易获取，因此最为常用，寿命指标则是经过调整的寿命，能更准确地衡量群体的健康水平。[①]

本书在理论上综合健康概念和《关于推进健康四川行动的实施意见》等政策文件，在实践上对汶川地区进行走访调研，基于数据的可获得性与参照性，选取人均预期寿命、婴儿死亡率和孕产妇死亡率作为衡量汶川居民群体健康水平的指标，以便客观、真实地了解目前汶川居民健康现状。

（二）健康水平现状

人均预期寿命是指假若当前的分年龄死亡率保持不变，同一时期出生的人预期能继续生存的平均年数，它是衡量一个国家、民族和地区居民健康水平的一个指标，可以反映一个社会生活质量的高低。学术界对人均预期寿命普遍的计算方法为：对同时出生的一批人进行追踪调查，分别记下他们在各年龄段的死亡人数，直至最后一个人的寿命结束，然后根据这一批人活到各种不同年龄的人数来计算人口的平均寿命，其属于假定指标。而婴儿死亡率是指婴儿出生后不满周岁死亡人数同出生人数的比率，孕产妇死亡率则是指每万例活产或每十万例活产中孕产妇的死亡数，后两者可以依据实际数据通过公式计算获得，不是假定指标。

在实地调研汶川并走访相关部门后，笔者获取了汶川县 2016—2020 年人均预期寿命、婴儿死亡率及孕产妇死亡率三个指标的相关资料，并基于对数据的对比来分析汶川居民的健康水平。指标数据如表 4-1 所示。

---

① 王杰杰：《我国公共卫生支出对居民健康水平的影响》，北京，首都经济贸易大学 2019 年硕士论文，2019。

表 4-1　2016—2020 年汶川县健康水平指标数据

指标	2016 年	2017 年	2018 年	2019 年	2020 年
人均预期寿命（岁）	78.68	79.05	79.63	78.50	77.88
婴儿死亡率（‰）	5.7	3.79	5.92	1.16	1.29
孕产妇死亡率（1/10 万）	0	0	0	0	0

数据来源：汶川健康办

对比表 4-1 中 2016—2020 年各项指标数据可知：首先，在"人均预期寿命"这项指标上，五年间人均预期寿命呈现波动趋势。其中 2016—2018 年呈上升趋势，2017 年较 2016 年增加 0.37 岁，2018 年较 2017 年增加 0.58 岁，增速为正；2019—2020 年的人均预期寿命呈下降趋势，2019 年较 2018 年减少 1.13 岁，2020 年较 2019 年减少 0.62 岁，降速放缓。2020 年的人均预期寿命低于 2016 年的人均预期寿命，总体趋势呈现下降状态。乔轶娟在《我国人均寿命影响因素计量分析》中提到，影响人均寿命的因素主要包括经济状况、医疗卫生状况、教育水平、人口内部的影响因素以及自然环境因素。[①] 依据这一观点和我国近些年的经济水平、医疗卫生水平、教育水平等，推断出汶川县的人均预期寿命自 2008 年"5·12"特大地震随着中国经济实力的不断增长和医疗卫生水平的不断提高呈现增长趋势。笔者发现，表中数据所显示的 2019—2020 年预期寿命降低与预测趋势存在差异，应该是在某一影响因素上出现巨大变化。在对这一时间段内影响因素进行分析后不难发现，2019 年年底新冠肺炎疫情的大规模扩散对于人均预期寿命造成较大影响，因此 2019—2020 年的人均预期寿命呈现较显著的下降趋势。

其次，在"婴儿死亡率"这一项指标上，五年间总体呈波动下降趋势。其中 2016—2017 年呈下降趋势，2017 年的婴儿死亡率较 2016 年下降了 1.91‰；2017—2018 年呈上升趋势，2018 年的婴儿死亡率较 2017 年上升了 2.13‰；2018—2019 年则继续呈现下降趋势，2019 年较 2018 年下降了 4.76‰；2019—2020 年又呈现小幅上升趋势，2020 年的婴儿死亡率较 2019 年上升了 0.13‰。由于 2020 年的婴儿死亡率低于 2016 年的婴儿死亡率，总体呈现下降趋势。前文提

---

① 乔轶娟：《我国人均寿命影响因素计量分析》，载《合作经济与科技》，2009（11）。

到，婴儿死亡率这一指标是依据实际数据计算所得，与人均预期寿命这一假定指标不同，因此需要考虑的变量更多，年份之间的变化也更加明显，但总体来说，变化趋势还是可以通过影响因素的变动来判断。婴儿死亡率不仅反映了一个国家或地区的卫生保健水平，也反映了该国家或地区的社会经济发展程度、文化程度、居民健康、生活环境等状况。[①] 同理，以上因素的变化也会对一个国家或地区的婴儿死亡率产生影响。近年来，中国卫生保健水平、经济发展水平、生活条件等因素的不断提升使得婴儿存活率越来越高，因此婴儿死亡率总体呈现较显著的下降趋势。但是，在某些年份出现与总体趋势不符的波动并不是判准失效的表现，而是由于某些外部难以掌控的因素导致的。例如，汶川县在2019—2020年的婴儿死亡率下降与疫情有着密不可分的关系，此类卫生事件属于难以控制的因素，会造成与总体趋势不相符合的波动。

最后，孕产妇死亡率。通过调查数据可知，汶川在2016—2020年的孕产妇死亡率没有明显变化，没有孕产妇死亡的例子，因此指标数据显示为0。孕产妇死亡不仅受外部因素的影响，还与个人因素紧密相关。汶川地区在这五年内没有孕产妇死亡，由此反映出该地区的医疗卫生水平良好，结合汶川自然灾害多发的特点，笔者不难分析出政府为当地的医疗卫生事业提供了政策、资金支持，帮助汶川地区提升医疗卫生水平，从而降低了孕产妇死亡率。同时，当地生活条件的改善也能够降低孕产妇死亡率，汶川当地的经济发展水平和居民生活水平提高在前两项数据的变化趋势中有所反映。从外部条件来看，汶川的健康水平处于提升状态。该地区孕产妇死亡率为零也反映出孕产妇自身身体素质较好，没有因自身原因导致死亡。通过前文中提到的健康水平衡量标准，也反映出当地居民健康水平有所提升。

综合对比上述三项指标数据，我们可以分析出指标的总体变化趋势、区间波动趋势，同时也能基于指标与因素之间的相互影响，推断出汶川的这些指标数据总体趋势与波动变化的原因及影响因素。上述三项指标均是地区健康水平的衡量标准，因此我们能够据此推断出汶川县近五年的健康水平是呈上升趋势的。笔者认为，由于指标数据是对该地区健康水平的衡量标准，指标与其影响因素之间的互动关系也可以用于健康水平与上述因素之间。由此我们可进一步判断，影响因

[①]　刘霞、齐建红、周凤荣：《我国婴儿死亡状况检测与干预》，载《中国妇幼保健》，2009（20）。

素与汶川县健康水平之间存在一定的线性关系，可以运用由现有数据计算出的总体变化趋势来推断过去或者未来的指标数据或健康水平。在这一推断的基础上，通过对汶川各年份重大事件的了解，将其作为不可控因素进行考量，以方便对该地区居民健康水平形成更加全面的认识。

在对汶川健康水平进行时间上的纵向对比后，结合《"健康中国2030"规划纲要》中所提到的健康水平标准及汶川县健康委员会编写的《汶川县居民健康调查结论（2018）》，我们可以将汶川健康水平与四川省平均水平、健康四川行动考核指标等数据进行横向对比，数据对比如表4-2所示。

表4-2 全国、四川省及汶川县健康水平指标对比

指标	人均预期寿命（岁）	婴儿死亡率（‰）	孕产妇死亡率（1/10万）
健康四川行动考核评价指标（2030年）	79.00	≤5.00	≤12.00
健康四川行动考核指标（2020年）	77.40	≤6.50	≤19.00
四川省平均水平（2020年）	77.56	5.22	16.84
汶川县水平（2020年）	77.88	1.29	0.00

数据来源：根据四川省人民政府官网、四川省卫生健康委员会官网、汶川县卫生健康局统计。

从表4-2不难看出，汶川县高质量地完成了"健康四川行动"2020年考核指标，并且其健康水平的各项指标数据均优于四川省平均水平，汶川人均预期寿命高于四川省平均水平，婴儿死亡率、孕产妇死亡率则在四川省平均水平之下。汶川县已探索出一条"大健康"引领"大发展"的实践之路，全民健康事业迅猛发展，我们有充分理由相信，汶川能够达成2030年"健康四川行动"考核评价指标。

（三）健康水平成效

首先，汶川县邀请国家发改委社会发展研究所课题组制定《"健康汶川2030"规划纲要》《汶川全民健康示范县总体规划》和《汶川县健康经济发展专项规划》，专门针对汶川县制定了适合自己的特色发展路线，制定政策，将本地优势发挥到极致（详情请见表4-3）。

表 4-3 《健康汶川 2030"规划纲要》建设指标表

指标	类别	2016 年	2020 年	2030 年
健康水平	人均预期寿命（岁）	78.6	79	81
	婴儿死亡率（‰）	5.70	5	5
	5 岁以下儿童死亡率（‰）	6.84	6	6
	孕产妇死亡率（1/10 万）	0	1	1
	城乡居民达到《国民体质测定标准》合格以上的人数比例（%）	76.50	87.2	92
健康生活	居民健康素养水平（%）	8	20	30
	经常参加体育锻炼人数（万人）	6.2	6.5	7
	人均体育场地面积（㎡）	1.22	1.8	2
	中小学健康教育课开课率（%）	100	100	100
	15 岁以上人群吸烟率（%）	23.60	20	15
健康服务和保障	重大慢性病过早死亡率（%）		比 2015 年降低 10%	比 2016 年降低 30%
	每千常住人口执业（助理）医师数（人）	2.12	2.2	3
	万人口全科医师数（人）	1.4	2	3
	个人卫生支出占卫生总费用的比重（%）	小于 30%	小于 30%	小于 30%
重点疾病控制	符合治疗条件的艾滋病病毒感染者和病人接受抗病毒治疗比（%）	87	90	93
	高血压患者管理率（%）	29	50	85
	糖尿病患者管理率（%）	13	40	75
健康环境	（地级及以上）城市空气质量优良天数比率（%）	98.36	98.5	99
	细颗粒物（PM2.5）年均浓度（$\mu g/m^3$）	34.7	34	32
	地表水质量达到或好于Ⅲ类水体比例（%）	100	100	100
	县级以上集中式饮用水水源水质达到或优于Ⅲ类比例（%）	100	100	100
健康产业	健康服务业总规模（亿元）	5.4	6	10

资料来源：《"健康汶川 2030"规划纲要》

确立主要发展路线后，汶川县通过制定全民健康服务标准体系，完善了本地健康行业的相关标准。共制定了包括国家标准、行业标准、地方标准、自制标准等在内的 580 个标准，平均覆盖率大于 90%，为之后健康事业的发展和监督奠定了坚实的基础。

2011 年，国家标准化委员会将汶川县全民健康公共服务标准化试点列入国家级试点项目，确定了包括医疗卫生、公共教育、健康文体、健康环境、健康就业、食品药品安全六大领域为标准化重点领域的 13 项试点项目。经过汶川县政府长期、持久的坚持和各方力量的配合、协助，试点项目顺利实施，并基本完成预期任务。2019 年，汶川县居民健康指数在 90 以上，健康水平各级指标均达到预期。群众对公共服务满意度显著提升，满意率由试点前的 74.4%上升到试点后的 95.34%。（详见表 4-4）

表 4-4　汶川县居民健康水平各级指标

	一级指标
汶川县居民健康（91.23）	健康水平（90.78）
	健康服务（95.12）
	健康环境（91.75）
	健康保障（84.14）

资料来源：汶川县健康委办发〔2019〕36 号

2018 年，汶川县基于健康服务、健康投入、健康保障等工作实际运行及开展的相关数据，经汶川县居民健康指标体系初建、指标筛选、指标确定、数据更新、评估模型建立等环节，对汶川县居民健康状况进行了科学评估。通过汶川县政府的统一部署和协调以及汶川县相关单位的密切配合，收集了 2008—2018 年关于医疗、疾控、防灾、健康文化、食品安全、住建、公共健康环境、健康服务、文化活动等方面数据 120 余份（种），综合体检人数数据 37000 人（2014年）、21800 人（2015 年）、62000 人（2016 年）、37000 人（2017 年）。通过野外调查走访，收集和采集有关心理健康、幸福感，对卫生健康政策、医疗保障的满意度、意见及建议等指标，调查范围包括城乡居民、学校、企事业单位、机关单位等，调查对象为汶川县 117 个村 16 岁以上居民，采用分层随机抽样技术，获得问卷调查数据 3300 余份，涉及家庭 3000 多户。调查共发放问卷 3500 份，收回有效问卷 3310 份，回收率 94.57%，样本覆盖汶川县各年龄段人口，男女比例比较均衡，能够代表汶川县居民的真实情况。

评估结果显示，2018 年汶川县居民健康综合得分为 91.23 分，健康状况优良，绝大部分指标得分高于四川省平均水平和全国平均水平。具体来看，汶川县居民的健康水平整体较高，尤其是生理健康和心理健康得分均较高；健康环境改善趋势明显；健康规范管理服务工作不断完善，管理和服务已具较高水平；健康保障进一步提升，但在具体指标上城乡之间略有差异。有关健康促进的工作及政策落实情况较好。

汶川县居民健康水平主要从居民的生理健康、心理健康和健康素养三个方面进行评价。汶川县居民的生理健康整体较好，多数指标得分在 95 分以上；心理健康测试综合得分为 86.28 分，呈良好状态。2018 年，汶川县人均预期寿命提高到 79.80 岁，整体呈上升态势。汶川县居民孕产妇死亡率以及婴儿死亡率低于全国平均水平，5 岁以下儿童死亡率远低于全国 5 岁以下儿童死亡率，妇幼保健工作成效突出，汶川县城乡居民达到《国民体质测定标准》合格以上的人数逐步上升，2016 年汶川的健康素养率为 13.6%，高于四川省 2015 年的平均水平 5.6 个百分点，高于全国 2015 年平均水平 3.6 个百分点。心理健康占比达到 80.75%，与四川省心理健康平均水平相当，心理健康综合测试情况属于心理健康正常的区域。（详见表 4-5）

表 4-5 汶川县居民健康水平各级指标

一级指标	二级指标
健康水平（91.23）	生理健康（91.11）
	心理健康（86.28）
	健康素养（100）

资料来源：汶川县健康办

（四）健康状况存在的问题与原因叙述

笔者在上一节中对近五年来的三项指标进行了对比，并在对比过程中简要分析了数据的变化及各项指标的影响因素，浅显地阐述了数据所呈现的总体趋势及波动趋势。本节将对以上数据比较进行深入分析，以更加全面、深刻的认识汶川健康状况。

通过上述数据对比我们不难发现，总体趋势的分析主要从指标的影响因素入手，而与总体趋势不一致的波动趋势则应从该区间段内出现较显著变化的因素入手。因此，后续有关数据分析及其原因的叙述将从两个方面展开。首先是总体趋势方面，汶川 2016—2020 年人均预期寿命与婴儿死亡率总体上均呈现下降趋势，孕产妇死亡率则无总体变化趋势。综合三者的影响因素可以发现其中有重合之处——经济发展程度、医疗卫生水平、生活环境、居民健康、自然环境等对三项指标均产生影响。基于上一节中笔者提到的数据总体变化趋势与影响因素之间互相反映的关系，可以分析三项指标数据为何呈现出当前的变化趋势，若对其原因进行深层分析叙述，则离不开对汶川的深入了解。笔者通过查阅汶川的相关资料后对总体趋势的变化原因进行了详细分析。

为了推动当地灾后重建，帮助当地灾后经济发展，四川省政府对灾后重建进行了积极的政策干预，向当地倾斜了许多资源。例如，四川省政府办公厅于 2008 年 7 月 10 日颁布实施的《四川省人民政府关于支持汶川地震灾后恢复重建政策措施的意见》，该政策为汶川当地进行灾后重建提供了政策支持，极大地缓解了汶川县震后重建的压力，对当地经济的恢复与发展起到了举足轻重的作用。此文件于 2017 年 12 月 29 日宣布失效。2008—2017 年这段时间内，汶川的经济得到了显著的恢复与发展。依据陈鹏宇等学者对汶川灾后经济发展评价我们可以得知，在震后重建政策的推动下，汶川县的经济发展快速恢复到四川省平均水平之上。[①] 在 2016 年后，汶川县的经济发展低于四川省平均水平，增速放缓，经济发展达到相对饱和，处于一个新的阶段。由此可见，汶川县在 2016—2020 年的经济水平实际上是处于增速较缓的发展阶段，当地的生活条件得到改善。经济基础决定上层建筑，当地在发展经济的同时，医疗卫生水平也得到了较大的提高。学者吴颖对汶川县创建全民健康险案例的研究中提到，当地政府深化县级医药卫生体制改革，加快形成基于基本医疗卫生制度框架，打造汶川医疗卫生体制，并总

---

① 陈鹏宇、邹欣怡、钟贻婷等：《汶川地震极重灾区震后经济发展评价》，载《成都师范学院学报》，2021，37（7）。

结出相关举措。① 当地深入推进县级公立医院人事制度、薪酬制度等改革，研究制定医保支付配套政策措施，当地医疗健康水平得到显著提升，满足了居民的医疗需求。汶川县不仅在医疗政策方面进行改革，而且对于居民自身的健康状况也十分重视。我们在走访时发现，当地免费开放体育馆、锅庄广场及全县各乡镇体育场所，积极组织开展各类体育赛事。这些举措使得当地居民自发参与体育锻炼比例增高，当地居民的健康意识显著提升，居民身体素质有所提高。通过以上叙述我们不难发现，近年来政府的政策支持推动了汶川的经济发展，经济发展的同时，当地对于医疗卫生方面的投入增多，医疗体制的改革与资金政策的支持促使汶川当地的医疗卫生水平显著提升。当地经济的发展也极大改善了居民的生产生活条件，群众在解决了温饱问题后对自身健康有了更高的要求，在政府的引导下，汶川居民的健康意识提高，身体素质增强。在上述因素的影响下，反映地区健康水平的三项指标也会相应变化。婴儿死亡率在 2016—2020 年呈现下降趋势，孕产妇死亡率在五年内都为 0，这也反映出当地居民健康水平得到提升。结合先前对影响因素的相关分析，汶川的人均预期寿命在影响因素整体呈现正向变化的情况下，整体变化趋势应该呈现上升趋势，但相关数据表明，这一指标呈现下降趋势，与分析结果不符，这一差异并不表明当地健康水平不高或分析逻辑有问题。人均预期寿命这一项指标与婴儿死亡率、孕产妇死亡率两项指标需要通过实际数据运算的指标不同，它属于假定指标，实际上也是基于当前情况对未来的预测，具有一定的误差性。我们通过观察表格中所反映的 2016—2020 年人均预期寿命可以发现，2016—2018 年人均预期寿命呈现较明显的上升趋势，但随着经济与医疗技术水平已达到某一阶段的饱和，人均寿命也会达到一定的"触顶状态"，难以呈现持续的增长趋势。2019 年和 2020 年人均预期寿命的变化还应考虑疫情的影响，疫情传播所带来的巨大伤害会对人均预期寿命产生影响，使当地人均预期寿命出现非显著降低。对当地健康水平的评判也不能仅凭不可控因素对指标的影响来决定，还应考虑其他客观因素。综合各种因素可知，震后当地居民健康水平在政府的支持下显著提升。

波动趋势方面，表格中的数据可以直观反映三项指标在某些时间段与预期总体趋势不相符合的波动趋势。由于孕产妇死亡率一直为 0，并无变化，因此对总

---

① 吴颖：《四川省汶川县创建全民健康县案例研究》，成都，电子科技大学，2020。

体变化趋势并无影响，以下将着重讨论人均预期寿命和婴儿死亡率的波动变化趋势及其原因。数据显示，人均预期寿命在 2019—2020 年呈现下降趋势，与预期总体趋势不符，婴儿死亡率则是在各时间段内存在波动，其中 2017—2018 年、2019—2020 年这两个时间段与预期总体变化趋势不符。波动趋势与总体趋势的分析方式不同，分析总体趋势主要考虑影响指标变化的因素，需要找到对应的影响因素并对影响因素进行梳理，从而了解为何会有此趋势，而分析波动趋势则需要找到相应时间段内有哪些突发性的、难以控制的因素或变量对数据造成波动。两相对比，后者更需要进行不同时间段之间影响因素的对比，并对其影响程度进行评估以确定影响因素与波动之间的关联度。在人均预期寿命这项指标上，波动趋势并不明显，这不仅与其本身的指标性质有关，还与难以控制因素的影响程度有关。人均预期寿命等于在某一年（某一地区）出生人口的预期平均寿命，是通过当前所有人的预期年龄推算获得的。人均预期寿命只是用作当前年份的参考值，会随时间发生变化，一般情况下随着医疗水平的提高而增加。2019 年年末爆发的疫情，因其伤害性与传染性使得人民群众的生命安全受到较大影响。特别是疫情初期，在没有对突发性灾害有明确认识前，这一危害的影响更大，这对人均预期寿命的计算会带来潜在影响。因此，汶川县在 2019—2020 年人均预期寿命降低，随着对疫情的了解逐渐深入，当地政府的疫情防控工作也做得也越来越好，例如汶川县政府办于 2020 年先后颁布实施《汶川县卫生健康局开展冬春季疫情防控工作督导》《做好疫情防控督导把好医疗卫生关口》《开展预检分诊专项督导守疫情防控最前线》等政策措施，对疫情进行积极防控，极大地降低了疫情对群众生命安全的危害，对当地人均预期寿命的影响并不明显。这也从侧面反映出当地政府重视医疗卫生事业，举措到位，健康水平程度较高。相比于人均预期寿命这类假定指标，婴儿死亡率作为实际计算指标，指标数据波动更大，但波动的最终结果与总体趋势一致。表格数据中显示的两个与总体趋势不符的时间段，一个是 2017—2018 年，另一个是 2019—2020 年。2019—2020 年人均预期寿命受到疫情影响，由于防控措施及时、得当，只产生微小波动。2017—2018 年，汶川当地的婴儿死亡率相较其他时间段呈现较显著上升，可见这段时间内当地婴儿死亡数量有所增加。在了解 2017—2018 年汶川县各方面基本情况后笔者发现，汶川县从 2017 年开始经济增速放缓，四川省政府对汶川的相关优惠政策陆续取消，从而在初期会在一定程度上打破影响该地区代表健康水平的指标数据的因素之间的平衡，造成数据的波动。另外，在 2017—2018 年这一时间段内，阿坝州地域内九寨沟发生地震，对汶川产生了一定影响。首先，在资源分配上，政府会更多考虑重灾区，对汶川难免有所忽视；其次，地震带来的灾害也会波及处于同一地震带内的汶川县，尽管未造成任何伤亡，但对当地的自然环境也会造成不良影响。由于上述因素的变化影响程度较小，且能够采取积极有效的举措消除不良影响，因此该地婴儿死亡率的波动处于正常区间内，不能就此波动判断当地健康水平降低。

在对两项变化趋势进行分析后我们不难看出，汶川的健康水平逐步提升与四川省政府的政策倾斜、资源支持及当地政府对群众的积极引导密切相关。在"5·12"汶川大地震后，相关扶持政策对于灾区重建发挥了巨大作用，促进了灾区经济的持续恢复与发展，为汶川当地的健康事业发展打下了坚实的基础，有助于群众健康水平的提升。汶川县政府对实现全民健康十分重视，采取各项有效措施助推当地健康水平的提高。

（五）汶川健康工作存在的问题及对策措施

通过对汶川 2016—2020 年间健康水平及"5·12"大地震灾后重建情况的分析，我们不难发现，汶川县人民总体健康水平有了较大提升，但传染病等不可控因素对提升健康水平带来的负面影响并未完全消除，这对于人民群众的健康状况及地区经济社会的长期发展具有不良影响。汶川的健康建设面临新的形势和挑战，居民日益增长的健康需求与健康事业发展不充分之间的矛盾日益显现，给当地健康水平的提升带来新的挑战。在对汶川地区当前的健康状况进行深入分析后，笔者就汶川县目前健康工作所面临的困境与探索浅做分析。

在困境上，随着当地经济社会的发展，居民的健康需求愈加多样，健康的标准也越来越高。汶川县的全民健康建设涉及经济、自然环境、医疗卫生、民生等多个方面，由于涉及范围广且当地地理位置特殊，在提升健康水平过程中常常会面临以下困境：

其一，资源配置困难。汶川县的地貌特征主要为河谷、山岭，特别是县内藏族与羌族村落多分布在道路崎岖的半高山地区，交通不便，难以便捷地为民众提供日常所需的医疗资源，县内居民的医疗需求因交通不便而难以满足，处于被动医疗状态，对当地健康水平的提升造成影响。随着当地经济的发展与政府对当地基础医疗制度的改革，汶川当地的基础医疗保障制度日趋完善。但随着人们健康保健意识的增强，居民对健康服务的需求也进一步扩大，医疗资源逐渐难以满足人们的需求。当前中国医疗资源总量配比本就与国民需求存在差距，这一差距在县级或乡镇地区更为明显。汶川县医疗资源的规模、数量及人力资源与当地居民庞大的医疗健康需求存在脱节现象，成为当地提升健康水平的阻碍。

其二，相关专业人才的缺失。尽管汶川近年来经济水平快速发展，但因其处于地震多发带并且是少数民族聚居的小县城，造成劳动力大量外流和外来人才不愿流入的局面。汶川县所提出的全民健康涉及范围广泛，汶川县政府所需人才不仅包括医疗卫生方面的人才，还需要具备整体健康产业规划、健康指导类知识的人才。由此可见，要想进一步提升汶川地区的健康水平，实现全民健康目标，解决人才缺失问题迫在眉睫。

其三，当地健康服务质量有待提高。健康服务质量不止包括外部医疗条件，还包含居民的健康意识。汶川县内居民由于医疗资源配置等原因造成被动医疗，导致居民难以及时就医，久而久之产生拖延的想法，这对妇女产检、婴幼儿保健等都会产生不良影响。除此之外，尽管汶川县当地政府已采取许多措施引导居民积极锻炼身体，重视健康，但由于当地居民自身文化水平有限，对健康的认识不够全面，缺少合理的、有针对性的健康教育服务引导，这对政府政策的落实和相关项目的实施造成一定的阻碍，不利于提升汶川健康水平。

近年来，党中央将全民健康工程纳入国家发展战略。依据《"健康中国2030"规划纲要》，党中央坚持正确的卫生与健康工作方针，始终将健康优先、改革创新、科学发展、公平公正作为工作原则，以提高人民健康水平为核心，从广泛的健康影响因素入手，以普及健康生活、优化健康服务、完善健康保障、建设健康环境、发展健康产业为重点，把健康融入各项政策，全方位、全周期保障人民健康，大幅提高人民群众的健康水平，显著改善健康公平。为积极响应中央政策，四川省政府在《四川省人民政府关于推进健康四川行动的实施意见》中着重强调了健康工程的重要性。在当前政策趋势的引导下，汶川县把健康的概念融入政策，着力于大幅度提升当地健康水平，积极推动全民健康工程的发展。在分析目前汶川提升健康水平所面临困境的基础上，为进一步推动当地健康水平的提升还需要注重政策规划与经济建设的整体匹配度，符合国家的战略布局。因此，基于数据波动与政策导向，笔者对汶川县健康水平的发展进行了一些经验探索，提炼出有助于提升当地健康水平的政策措施，为汶川县实现全民健康提供参考。

第一，针对汶川目前面临的困境，政府应该制定相关政策，积极发挥政策的引导作用。从对数据的趋势分析中我们可以看到，影响因素变化所带来的数据变化背后离不开政府政策的支持。在面对突发性、不可控因素时，政府的干预能起到良好的控制与平衡作用，将当地的健康水平控制在一个合理的区间范围内。因此，汶川县政府应该深入考量当前汶川地区健康水平发展形势，在充分预测的基础上采取合理有效的政策措施以摆脱困境，并用长远的眼光对当地的健康事业进行合理、科学的规划，实现当地健康水平的提升。

第二，汶川县应根据当地的健康导向，统筹资源，探索当地社会发展的新模式。汶川当地应综合各政府部门的职能，将健康理念融入相关项目制度的顶层设计中，推动当地资源的统筹协调发展。除此之外，实现"汶川大健康"是一个多元主体共同参与的过程，政府将健康理念引入政府工作的同时，还应该推动健康生活走进千家万户，转变当地的社会发展方式，从而提升居民的健康水平和幸福指数。

第三，汶川县政府应当完善公共服务设施，提升基层公共服务能力，满足居民的需求。当前中国政府治理强调从"管理型政府"转变为"服务型政府"，政府在行使自身职能的过程中要符合人民群众的实际需要，提供适合经济社会发展需要的公共服务。根据调研数据不难发现，汶川县在医疗、卫生、环境等领域提供的服务质量参差不齐，没有一套覆盖全部公共服务的标准化体系对其进行约束，对提升当地健康水平形成阻碍。因此，当地政府部门应加快对当地公共服务规划体系的构建，加大对公共服务设施的投入，进而对公共服务进行优化升级，满足当地居民的健康需求，提升当地健康服务质量，推动当地健康水平的提升。

第四，当地政府应吸引和培育健康服务人才，为提升当地的健康水平打下良好的人才基础。人才是一个地区发展的重要资源，对促进汶川县健康水平的提高发挥巨大的作用。为解决当地健康发展面临的困境，汶川县政府应通过多种渠道培育人才，比如通过与高校、企业合作，定期聘请相关专业领域人员为当地工作人员授课，提升其知识水平和服务质量；通过构建人才培育计划，采取"师徒制"的人才培育机制，由当地专业的医生或健康服务人员带动当地民众学习相关知识，逐步建立健康服务人才培育网络，全面提升民众对疾病风险的认知和健康重要性的认知，从而提升该地区民众的健康水平。要实现地区健康水平的全面提升，仅通过从上至下的政策规划是不全面的，还需要基层健康水平满足规划发展要求。由此可见，培育基层健康服务人才，提升基层健康服务水平刻不容缓。

通过对汶川健康水平的现状、问题、原因分析、解决措施等进行论述，可见当前汶川在健康水平提升方面已获得显著成就，但其中存在的问题也不容忽视，未来仍面临诸多挑战。

二、健康教育

健康教育是助推汶川县健康事业的重要保障。通过系统的教育活动，使汶川人民自觉采纳有益于健康的行为和生活方式，消除或减轻影响健康的危险因素，预防疾病，促进健康，以实现生活质量的提高。学者王惠贤对健康教育有以下定义："健康教育是指通过有计划、有组织的系统教育过程，促使人们自觉地采用有利于健康的行为，以改普、维持和促进个体的健康。它是以人为服务对象，通过一定的教育手段，使人们具有自我保健能力。对自己的健康从依靠医院逐步转向依靠家庭和自己，改变不利于健康的各种行为习惯，建立科学的生活方式，从而达到精神和社会关系等方面的完美状态。"

（一）汶川县健康教育的背景

中华人民共和国成立以来，在党和政府的领导下，少数民族地区医疗卫生事业得到较快发展，民族地区疾病预防工作取得很大成效。汶川县人民政府开展的健康教育工作成果颇丰，疾病预防工作成效亮眼。

根据《"健康中国2030"规划纲要》提出的"要加强全民健康教育"的政策要求，四川省人民政府联系实际，结合地区特色，制定《关于推进健康四川行动的实施意见》，将健康教育的评价指标分解为以下几个方面，即中小学体育与健康课程开课率、中小学生每天校内体育活动时间及配置专兼职心理健康工作人员的中小学比例等。

表 4-6　汶川县与健康四川中"健康教育"指标对比表

指标	健康四川行动考核评价指标（2030 年）	健康四川行动考核评价指标（2020 年）	汶川县现状（2020 年）
符合要求的中小学体育与健康课程开课率（%）	100	≥95	100
中小学生每天校内体育活动时间（小时）	≥1	≥1	2
寄宿制中小学校或 600 名学生以上的非寄宿制中小学校配备专职卫生专业技术人员、600 名学生以下的非寄宿制中小学校配备专兼职保健教师或卫生专业技术人员的比例（%）	≥85	≥48.5	50
配备专兼职心理健康工作人员的中小学校比例（%）	≥88	≥60	100

资料来源：四川省人民政府官网、汶川县卫生健康局官方统计资料

由表 4-6 可知，汶川县符合要求的中小学体育与健康课程开课率 2020 年已达到 100%，提前完成 2030 健康四川行动考核评价指标任务。寄宿制中小学校或 600 名学生以上的非寄宿制中小学校配备专职卫生专业技术人员、600 名学生以下的非寄宿制中小学校配备专兼职保健教师或卫生专业技术人员的比例较低，与健康四川目标值差距较大，其他指标均超过健康四川行动 2030 考核目标。

健康教育是建立疾病预防机制的关键一环。在全面建设健康中国的时代背景下，健康教育是提高人民群众健康水平的重要抓手，特别是在少数民族地区，由于经济相对不发达，健康教育在夯实疾病预防基础、降低卫生成本、提高群众健康水平上都有着不可替代的作用。

（二）汶川县健康教育实施的条件

汶川县人民政府高度重视人民健康，高度关注健康教育。特别是"5·12"汶川特大地震灾后重建以来，全民健康教育活动广泛开展，群众体育运动大力普及，健康生活方式深入人心，城乡居民健康水平和身体素质持续提高。为加强公共场所健康教育工作，普及公共场所卫生知识，指导、帮助公共场所经营单位掌握卫生法律法规以及基本卫生知识，不断提高全民健康水平，汶川县卫生执法监督所还结合开展群众路线教育实践活动要求，采取送服务上门，深入全县公共经营场所，就公共场所卫生要求，预防艾滋病、结核病等重大传染病防控开展健康

教育宣传。

党的十八大以来，以习近平同志为核心的党中央把维护人民健康摆在更加突出的位置。《"健康中国2030"规划纲要》提出，到2030年基本实现县（市、区）全覆盖，建立健康知识和技能核心信息发布制度，健全覆盖全国的健康素养和生活方式监测体系。

汶川县人民政府把握国家政策脉搏，强调预防为主，不断完善和发展大卫生观念，重视人才队伍建设。从强化顶层设计入手，建立了县、乡、村三级健康教育网络，成立由中、高级职称卫生专业技术人员组成的健康教育讲师团，组建以县疾病预防控制中心为主的专业队伍，明确以各村（社区）和学校、机关等选配的"全民健康宣员"和以家庭骨干为主的"健康明白人"，形成县、乡、村健康教育宣传梯队，建立了县有健康管理员、乡有健康指导员、户有健康明白人的健康教育体系。2018年，讲师团在全县开展巡回宣讲120余场次，实现村（社区）全覆盖，受教育人口达1.8万人次，有效提高了全民健康素养。

（三）汶川县健康教育领域面临的困境

虽然汶川县在健康教育领域已有一定建树，但仍面临以下困境。

1. 健康教育水平总体偏低，健康知识知晓率较低

汶川县曾面临健康教育不成熟的发展状况。据统计，2012年汶川县中学生艾滋病总知晓率为43.2%，其中初中生艾滋病知识知晓率为34.78%，高中生知晓率为48.3%。学校对疾病知识的普及力度不足，影响学生对自身健康的认识和维护。民众健康教育水平低，对健康价值理解不足，从而导致政策上热下冷。群众在推动健康战略上参与度低，主体作用发挥不足，全民健康工作难以深入开展。

2. 健康教育时机不当，相关知识比较缺乏

受传统模式的影响，多数人对实施健康教育的认识还停留在疾病知识的科普上，对健康教育和健康科普的区别认识不清，对健康教育的基本内容了解不足，对教育程序了解肤浅，缺乏系统的健康教育理论知识和技能的培训。因此健康教育内容缺乏针对性，不能很好地把握教育的时机、技巧，缺乏效果评价，这些都是影响当地深入、有效地开展健康教育的因素。

良好的沟通技巧是开展健康教育的前提。在对当地居民进行健康教育培训时

不宜生搬硬套医学术语，应针对不同文化程度的人采用相应的语言表达方式，语言简洁明了，便于理解，使居民能够接受。

3. 经济发展水平较低，政府资金投入有限

据统计，2008 年地震后，灾区 GDP 总量从 2007 年的 527.87 亿元减少至 385.46 亿元，降低了 26.98%。震中所在地汶川县所受影响最大，其 GDP 降幅高达 56.01%，特大地震使汶川农业损失严重，产业发展停滞，经济受到极大损失。2012 年年底，全县贫困人口数量达 17785 人，贫困发生率为 17.6%，远高于全国、全省平均水平。在财政收入有限、经济发展相对落后的汶川地区，政府难以抽出更多的资金支持公共卫生服务发展，健康事业难以纵深发展。

4. 公共卫生机构数量较少，卫生人力资源不足

汶川县曾出现专业卫生机构不足的情况。截至 2016 年 10 月，汶川县有县级医疗卫生单位 5 家（县人民医院、县中医院、县疾控中心、县妇幼保健院、县卫生执法监督所）、中心卫生院 6 家、乡镇卫生院 6 家、村卫生站 108 个，但威州镇、水磨镇等人口大镇无统一行政管理的社区卫生服务站，不仅机构数量少，而且卫生人力资源队伍也面临数量不足的情况，仅以汶川县人民医院为例，汶川县人民医院近五年来离职员工数量在 2017—2019 年连年攀升。近五年来，汶川县人民医院在编医生流失 15 人，医院在编医生 280 人，临时编制 144 人，医务人员编制缺口较大。导致以上问题的主要原因是汶川县财政资金不足，卫生医疗机构的投入受到限制；医务工作者待遇不高、生活条件艰苦，且缺乏激励机制，晋升职称困难，难以引进专业人才，人才流失较为严重。

5. 卫生服务可及性差，卫生资源分布不均衡，自然灾害频发

汶川县属于典型的西部民族地区，其地域广袤，农村人口居住较为分散，受就诊距离较远、交通不便等因素影响，部分居民不愿意出门就诊。通过调查发现，"患病自行处理"的人口达 21%，因"看病不方便"而选择不就医的人口比例为 5.3%。医疗卫生资源更多地集中在县城及乡镇中心，城市医疗服务点集中，偏远地区居民就医困难。各类气象灾害和地质灾害频率高、强度大、危害深，严重威胁着广大民众的生命安全，"5·12"汶川特大地震受伤后的致残率大约在 20%。

（四）导致困境产生的因素

根据调查研究可以发现，造成以上困境的原因有以下四个方面。

1. 健康知识易被忽略

许多研究体育教育的学者认为，当今学生缺乏必要的健康知识，因此存在种种不健康行为。学校普遍追求升学率，对学生的健康教育不够重视；部分体育教师对健康教育的紧迫性和重要性认识不足，敷衍了事；多数家长认为健康知识未纳入升学考试内容，错误地认为健康教育会占用学生的学习时间。研究发现，大约有7%的学生不吃早餐，10%的学生挑食，不懂得科学饮食。辽宁师范大学林华教授研究发现："当今学生体质下降的主要原因是日常体育运动不够，但健康知识恰恰又是体育运动的基础，只有掌握了它，学生才能调节自己的生活规律，更科学地生活、学习、运动。"美国德克萨斯大学邓晓芬教授认为，掌握健康知识是学生主动参加体育锻炼的第一步，只有掌握了这方面的知识，那些不想运动的人才会知道运动的好处，进而激发他们运动的积极性；喜欢运动的人可以为自己选择更有针对性的体育锻炼项目。健康教育不仅可以帮助人们了解自己的身体状况，还能帮助人们了解哪些行为是危害健康的、哪些行为是科学的、对身体健康有利的，并能自觉地选择有益于健康的行为和生活方式。比如现在不少学生长时间坐着学习或者过度使用电脑，如果教师可以改变学生参与运动的方式或用微运动进行调节，部分学生还是能够通过牵拉练习、小肌肉群练习等简便有效的方法，预防近视及颈椎病的发生。

2. 家庭健康教育严重缺失

苏霍姆林斯基曾说过，父母是孩子的第一任老师。父母的健康行为和健康素养对孩子的影响很大。如孩子使用手机的问题，父母在孩子婴幼儿时期就把手机给孩子当作玩具，孩子长时间对着屏幕，怎么会不影响视力？怎么会不产生手机依赖？还没进学校这些坏习惯就已形成，等到入学后再来纠正这些坏习惯，效果可想而知。再比如，家长吸烟、饮酒、不注重锻炼、饮食不规律等都会对孩子造成影响。据有关调查结果显示，家庭中父母或其他家庭成员吸烟的，子女吸烟的比率为7.74%；家庭中无吸烟成员，子女吸烟的比率仅为2.9%。从事健康教育研究多年的黄玉山教授提到，许多家长宁愿让孩子多吃两个鸡腿，也不会敦促他们去锻炼半个小时。也就是说，很多孩子在家庭教育中就没有学习到相关的健康知识。相反，健康教育完全成了学校的事情，无形之中加大了学校健康教育的难度。

3. 部分民众生活方式不健康，导致慢性病患病人数上升

2013—2015 年，汶川县由慢性非传染性疾病导致的发病率和死亡率快速上升。2015 年慢性非传染性疾病（简称慢性病）死亡情况与 2013 年、2014 年相比，慢性病死亡构成由 74.13%上升至 82.16%，慢性病死亡率由 361.44/10 万上升至 451.24/10 万。部分慢性病是受传统习俗影响形成的不健康生活方式引起的，在走访中发现，汶川县部分地区有重盐、重油及过量饮酒等饮食生活习惯，这导致高血压、糖尿病等慢性病患病率升高。

4. 无法形成合力，缺少社会组织参与

通过访谈我们发现，过去在健康事务管理过程中曾出现过部门之间相互推诿、主观能动性不强等现象，制约了"大健康"工作的开展。这归因于部分工作人员认为全民健康只是医疗卫生部门的事，公共卫生管理层面上政府部门之间存在割裂和沟通障碍，且社会组织的关注度不高、参与度低。由此可见，在健康教育中，许多学校、家庭、单位在执行国家相关政策时缺乏统一有效的措施，以致健康教育面临落地难的困境。

（五）汶川县健康教育实施举措

汶川县人民政府坚持"健康促进重在教育先行，贵在全域覆盖"的理念，建立全覆盖教育体系模式，大力推动健康教育事业发展。

在身体健康与思想健康上实现全覆盖。全民健康不仅仅是传统意义上的身体健康，还包括心理健康、社会健康、道德健康，是包括健康身体、健康环境、健康经济、健康社会、健康道德在内的"大健康"。通过"健康五进"和"文明四风"建设，将健康促进融入村规民约，倡导乡风文明，传承民俗文化，引导全社会践行社会主义核心价值观，构建和谐社会。把"淳善家风、和谐民风、良好校风、清廉政风"内容渗透到健康教育宣传中，弘扬子女尽孝传统，引导广大群众树立强烈的家庭责任感。注重从思想上与行为上培养高尚的道德修养和整体平衡、和谐统一。

1. 在宣传教育形式与宣传平台上实现全覆盖

一是政府积极协调各部门，在县城建设健康文化长廊，在城乡主干道设立大

型户外宣传牌、固定宣传栏，刷写宣传标语；在公交车和站牌上设置滚动宣传标语等，全方位宣传健康促进理念和知识，增强宣传力度，扩大社会影响力。二是健康办和卫生部门充分发挥健康促进的主体作用和专业优势，及时制作、发放有关健康素养促进等内容的健康教育宣传资料；长年坚持在县电视台黄金时段开设健康教育栏目；以手机短信的方式，定期向手机用户发送健康素养信息；多次组织县域内各媒体，对健康促进工作开展成效及时进行宣传报道。三是以健康办为平台，多方邀请国家、省、高校、城市医院及社会公益组织的专家、学者来汶川，采取县委中心组学习、理论授课、专题讲座、"健康大讲堂"等多种形式，对全县和村镇干部开展分类培训，进而提升全县整体工作水平。

2. 在全民免费体检和主动医疗上实现全覆盖

一是在全国率先实现了全民免费健康体检和全员慢病管理，建立了全民免费体检中心与资金整合保障机制，制定了《汶川县全民健康体检实施方案》《汶川县全民健康体检筹资方案》，整合了教育、卫计、残联、工会等部门的资金，在不增加本县财政负担的情况下，确定每两年为全县干部群众免费体检一次（第一年普检，第二年查漏补缺）。二是在全国率先建立主动医疗服务模式。建立了国内第一个县级移动诊疗服务中心和连续管理中心，定期开展巡回医疗、疑难杂症远程会诊及远程教学，群众可以在家门口享受到方便、快捷、专业的医疗服务，建成"一小时医疗服务圈"。三是全县各乡镇和贫困村均设立"健康小屋"，依托居民健康档案，同慢性病患者提供健康管理服务；以家庭为单位，推行村医签约服务，实施医疗保健"一对一""点对点"服务。

3. 在健康细胞建设与行业上实现全覆盖

一是重点抓好示范健康单元创建活动并逐步推广，切实将健康促进延伸到每个领域，拓展到每个行业，惠及每一个人。截止到目前，已经成功创建健康促进学校15个、机关20个、医院10家、健康食堂和餐馆20家、健康酒店7家、健康景区6个、健康企业6家、健康村（社区）30个、健康家庭200个。二是健康细胞与全民健身融合，结合汶川县地少山多的实际，全县各乡镇村至少建有一个健康场所，有条件的建设一条健康步道，按规范要求设置锻炼技巧、健康提示、健康知识等健康元素提示牌，并配置相应的锻炼器材和设施。三是将创建健康村、健康家庭与文化旅游、生态旅游、农家乐等观光农业相结合，着力促进农村经济发展，持续提高农民收入，实现经济与健康共赢，政府工作与农民福祉的双提升。

健康教育在汶川县人民政府塑造全民健康行为过程中处于重要地位。汶川县人民政府要求重视健康饮食在慢性病健康管理中的作用，把通过膳食营养改善慢性病患者健康状况和生活质量的技能、知识纳入健康教育和医务人员常规培训；加强限酒健康教育，控制酒精过度饮用，减少酗酒；加强青少年网瘾预防与控制；加强对抑郁症、焦虑症等常见精神障碍和心理行为问题的干预；针对学生、农村妇女和留守儿童、残疾人、老年人、低收入群体等重点人群分别制定宣传教育策略，有针对性地开展心理健康教育和辅导。

（六）汶川县健康教育的显著成效

健康教育是新型医疗服务供给模式的重要组成部分。汶川县人民政府要求以县人民医院为龙头，以医共体为抓手，打造分级诊疗新格局，构建涵盖健康教育、咨询、疾病预防、慢病管理、康复、医养结合的全过程健康服务新体系。立足县域经济社会长远发展需要，汶川以健康教育促进先进县、健康影响评价试点县为契机，以创新健康指数和幸福指数发布工作为切入点，推动大健康事业再开新局。

通过加强健康教育、严抓体育课程和健康指导，映秀小学中近90%的学生体质检测为良好及以上，只有不超过1%的小学生体质检测不合格。健康教育不仅有助于促进该小学学生养成良好的健康习惯，还在无形中形成以学生为中心的链式传播网，引导学生家长养成良好的生活习惯，健康教育成果较为显著。（详见表4-7）

表4-7　四川省汶川县映秀小学学生体质健康检测数据分析

年份	学生人数（人）	优秀（%）	良好（%）	及格（%）	不及格（%）
2011年	198	14.14	56.06	23.74	6.06
2012年	222	43.69	46.85	9.01	0.45

资料来源：汶川县政府

经过汶川县人民政府与全县人民群众的不懈努力，汶川县健康素养水平从13.6%上升到16.8%，健康教育工作成效显著。汶川县人民政府并未满足现状，故步自封。近年来，汶川县人民政府持续深入推进慢病防控，编制健康教育手册，村村设立健康教育宣传专栏，定期开展健康教育讲座，印制各类宣传教育图册10万余册。组织师资力量，开展"三减三建"（减盐、减糖、减油，健康体重、健康骨骼、健康口腔）健康生活方式宣讲。在 2017 年的全国第二届"万步有约"职业人群健走大赛中，全县 24 个单位 379 人参加健走活动，活动历时 100天，万步率为 83.1%，数据上传率达 99.74%，汶川县因此被评为第二届"万步有约"职业人群健走激励大奖赛省内优秀示范区。

三、健康服务

（一）健康服务提出背景

随着中国社会主要矛盾的转变，人民群众对公共服务的需求不断增长，在公共卫生、公共健康等方面的需求不断增长，也意味着对政府的要求更加严格。政府需在原有的基础上强化职责履行，切实保障人民群众基本医疗卫生服务需求。同时要革故鼎新，激发内生动力，充分调动社会力量，协调政府与市场的关系，实现基本卫生服务与非基本卫生服务协调发展。这既满足了人民群众的迫切需要，在更广泛的领域内保障和改善民生，又有效扩大了就业，推动形成新的经济增长点，促进经济转型升级。

习近平总书记于 2017 年在十九大报告中提出实施健康中国战略。推动完善国家国民健康政策与医药卫生体制改革，建立起具有中国特色的基本医疗卫生服务，构筑属于自己的医疗卫生服务体系。2022 年，习近平总书记在二十大报告中结合十九大的理论基础与当今社会现实和疫情形势对健康中国战略有了更为完善的解读，坚持党的群众路线，把人民健康放在优先发展的战略位置；积极应对社会人口老龄化发展的现实，建立生育支持政策体系，助推公共卫生体系的建设与发展。

健康服务是健康中国指数的五个维度之一，是衡量健康中国建设的重要内容。《"健康中国 2030"规划纲要》中明确指出，要优化健康服务，强化覆盖全民的公共卫生服务，提供优质高效的医疗服务，充分发挥中医药独特优势，加强重点人群健康服务。[①] 按照《"健康中国 2030"规划纲要》《"健康四川 2030"规划纲要》要求，结合汶川县卫生与健康发展实际，汶川县人民政府制定了《"健

---

① 鲍勇：《中国健康产业发展机遇和挑战：基于健康中国的思考》，载《中国农村卫生事业管理》，2019（2）。

康汶川 2030"规划纲要》，对汶川县发展健康服务提出了相关要求，为"健康汶川"建设这一宏伟蓝图的实现提供重要指引。

（二）健康服务定义

目前学术界对"健康服务"的研究仍比较片面，大多数研究是围绕健康、公共卫生服务和医疗服务等概念，"健康服务"还没有明确的定义。国家"健康中国"系列文件的出台，吸引了学者们的关注，分析相关举措不难发现，此类文件对健康服务的内容和要求进行了一定的解释说明，同时强调要提升公共卫生服务能力，完善公共卫生服务体系。

因此，结合各类研究结果我们可以得出健康服务的基本定义，那就是以维护和促进人民群众身体、社会、心理健康为目的，由政府主导，结合市场规律，统筹社会多元主体参与并采取一定医疗技术手段而提供的相关服务。

（三）汶川县健康服务现状

经过"5·12"大地震的磨难之后，本来薄弱的医疗体系遭受了直接的毁灭性打击。卫生健康服务事业关乎民生福祉，关乎老百姓切身利益，汶川县经历的毁灭性灾难带来的不是只有伤害，更多的是唤醒了汶川县人民对生命的重视，让人们感受到生命的可贵和健康的难得，也让人们对健康与安定的追求和期许更加强烈。因此，改善公共健康服务是汶川县健康建设的重要工作。

汶川县是少数民族县，曾经也是省级贫困县，在健康服务上存在许多不足：卫生医疗体系服务能力薄弱，卫生技术人才不足；医疗资源配置不合理，现有公共卫生服务体系覆盖不全，特别是农村医疗资源较匮乏，针对重点人群、重点疾病的医疗科室少，诊疗力量不足，尤其是对于妇女儿童、残疾人和罕见疾病、心理咨询等方面涉及较少。专业设备不足，现有医疗服务硬件和软件无法满足群众就医需求，对于疾病的预防、处理不及时。

2010 年，汶川县根据现实发展需要提出了"三好两富"的奋斗目标，即"好房子、好身子、好日子"和"物质富裕、精神富足"的目标。同时，在全国范围内率先开展"全民健康示范县"创建工作。当精准扶贫的号角吹响，针对农村因病、因残致贫现象，汶川县将大健康理念与扶贫工作紧密结合，防止群众因病致贫、因病返贫，实现贫困群众少生病、看得起病、看得好病的凤愿，把健康扶贫的温暖阳光洒向每一个贫困家庭，照进每一位贫困患者的心坎里，解除了贫困群众的后顾之忧，脱贫之路也因此走得更稳、更快、更好。

2014 年，国家标准委员会对汶川县"全民健康示范县公共服务标准"进行验收，汶川县这一创新标准得到了国家的认可。此后，汶川县在原有"全民健康示范县"创建工作的基础上，拓宽发展道路，积极探索当地在规范公共服务、发展健康经济、打造健康环境、创新健康服务、促进健康文化等方面的发展空间，取得了丰硕的实践成果并积累了大量的实践经验。

不论是在经济发展的哪个时期，汶川县始终把人民健康放在重要位置，坚持将大健康融入治县理政全过程，聚焦民生关切，围绕"健康汶川"建设，实施了一系列利当前、惠长远的举措，提高患者救治能力和水平，增强健康服务能力，保护人民群众身体健康和生命安全。"十三五"期间，汶川县在大健康事业中累计投入 29.02 亿元，占地区生产总值比重的 8.6%，不断拓展"五大健康"发展基石，在健康经济、健康环境、健康文化、健康生活和健康服务五大领域的探索落到实处，提高了人民群众的获得感、幸福感和安全感，获得了人民群众的认可。

（四）汶川县健康服务困境

随着社会经济的不断发展，人民群众的需求逐渐多样化，对于公共服务的要求越来越高，为适应和满足这种需求，社会健康服务应运而生且内涵逐渐丰富，发展逐渐完善。不难看出，提供社会健康服务实际上是伴随着居民不断增加的健康需求而逐渐形成的模式，是公共服务之一，因此具备了社会福利性及专业性强等特点。健康服务在中国的发展历经诸多困难，从最初的不受重视、不被知晓，发展到建立覆盖全国的基本健康医疗体系，显著的成效足以证明发展完善健康服务的重要性。从国家总体发展层面上看，健康服务取得了一定的成效，但在具体实践上仍有缺陷。汶川县提出创建全民健康的目标，是为了实现社会环境、经济、道德、民生各个方面的健康，真正实践过后才发现，这个目标在县内居民总体健康水平较好的情况下才有可能实现，而在发展初期的供给健康服务仍面临着一些困境。

一方面，资源配置不合理。中国特色社会主义进入新时代，社会主要矛盾发生了改变，民众对于健康服务的需求进一步扩大。从资源配置角度出发，中国医疗资源总量配比不均，体现在需求与供给之间的不匹配，在医疗资源较丰富的一线城市，居民产生的各类需求与现有的医疗和人力资源仍然脱节，在农村地区则更为严重，甚至出现错过最佳时间而无法救治的情况。另一方面，农村与城市医疗健康资源配置不均衡的问题愈发严重，供需矛盾愈加凸显。汶川县地貌特征独特，少数民族聚居人口多，尤其是藏族和羌族村落，多分布在交通困难、道路崎岖的高半山山区，汶川县内仅有两所县级医疗机构，且受制于较高的交通成本，县内很多高山区居民和生活困难的民众无法负担医疗费用，处于被动医疗状态，基本健康得不到很好的保障。

另一方面，缺乏专业人才。随着当地民众的健康服务需求日益增长，相关专业人才缺乏的问题亟待解决。健康服务不仅包括基本的医疗服务，还包括心理疏导、疾病预防等多方面内容，在病理诊断和先进设备使用上都需要大量的专业技术人才。但是，汶川现有的专业人才素质总体偏低，缺乏对业务能力的针对性培训，而且汶川独特的地理位置和地貌环境难以吸引和留住外来优秀人才，因此在健康服务的人力资源上存在着较大的缺口。基于此，汶川县建设全民健康县的理念不应只局限在保障身体健康，而应放眼整个社会的经济、民生、环境、道德等方面，这需要汶川县政府结合现实情况和长远发展需求对整体健康产业规划进行补充和完善。

（五）汶川县健康服务实践

1. 优化资源服务，满足群众健康需求

汶川县的地貌复杂，居民分散居住在县内各个区域，基层公共卫生服务覆盖不全面，对重点人群、重点疾病的服务水平较低，公共医疗硬件设备和软件系统薄弱。此外，县内居民的就医和体检需要负担较高的交通成本，群众的现实医疗负担较重。为使群众便捷、实惠地享受到诊疗服务，必须探索政府与市场双方的联动模式。对此，汶川县联合社会公益型基金组织展开行动，创建了面向基层的"汶川县移动诊疗服务体系"，进一步成立了汶川县移动诊疗中心，投资全科体检车和专业检查设备；整合全县医学信息，便于在特定场合统一调控移动诊疗服务。在此过程中，汶川县坚持优化现有医疗卫生资源，配置关键要素，推动医疗服务转型升级，尽量满足老百姓的急切需求；受交通条件的限制和疫情的影响，利用线上宣传的优势，开拓线上会诊渠道，通过触手可及的线上平台让老百姓足

不出户就能享受到权威医生的诊疗，体验到一线城市的医疗资源；对于建档立卡贫困户，调动可利用的资金为其提供一年一次的免费体检，做到"未病先防，有病先治"，推动农村地区的健康扶贫工作，助力解决看病难、看病贵的难题，顺应乡村振兴发展趋势。①

2. 探索建立主动医疗服务

2015年7月1日，《关于积极推进"互联网+"行动的指导意见》出台，明确提出了加快发展基于互联网的医疗、健康、养老等新兴服务，推广在线医疗卫生新模式的要求。② 汶川县下辖12个乡镇126个村（社区），总人口10.1万人，乡村少数民族人口占比为40%左右。城镇职工医疗保险及城乡居民医疗保险总参保比例为91.8%，仍有8%居民为脱保状态。医疗保险的报销范围局限于住院治疗，但是老百姓更多的花费用在门诊诊疗上，所以医疗保险对于老百姓来说实际减负效果有限。此前汶川县创建的"汶川县移动诊疗服务体系"可适时发挥作用，定期开展巡回医疗，对罕见疾病进行网络会诊和案例教学，以便百姓在当地医疗机构享受方便、快捷、专业的医疗服务。移动医疗就是通过使用移动通信技术，例如PDA、移动电话和卫星通信来提供医疗服务和信息，具体到移动互联网领域，则以安卓和IOS等移动终端系统的医疗健康类手机软件应用为主。汶川县地貌特征独特，少数民族聚居人口多，尤其是藏族和羌族村落多分布在交通困难、道路崎岖的高半山地区，移动诊疗服务对这些地区尤为重要，针对移动诊疗设施的设备配置、服务规范和科学化管理都需要专业的指导。依托动态的移动诊疗中心和作为中枢的管理中心，自主寻找病人，并积极地探索"5321"（五病先行、三师共管、两套工具、一体化管理）医疗模式。针对慢性病患者开展电话随访服务，为患者提供及时的治疗和科学的管理。探索多方联合治理模式，与商业保险公司合作，为老百姓提供完善的健康服务体验，结合互联网技术发展，依托大数据，为百姓提供咨询和解答服务，一切以群众健康为中心。

---

① 吴颖：《四川省汶川县创建全民健康县案例研究》，成都，电子科技大学，2020。
② 王建宏：《四川率先发力"互联网+健康服务"领域创新创业》，载《当代县域经济》，2015（12）。

3. 实行全覆盖免费体检

健康服务是全民健康创建的重要一环，汶川县在健康服务的实践中坚持探索、创新。结合本地居民被动医疗的情况，推广免费体检制度，整合现有财政资金，以支持移动医疗的发展，把"医院"开到更广阔的农村地区。根据建档立卡的户籍资料让普通群众享受到免费的县级医疗服务。同时将医院医生下沉到各村各户，点对点地进行医疗建设，为居民与县级医院搭建起有效的沟通平台，让山区居民迈出家门就能比较低的成本享受到县级医院医疗资源。体检是医疗健康服务的重要方式，是对健康的投资，是对疾病的预防。汶川县政府利用专业医疗团队为全县居民免费体检，均等配置医疗资源，在一定程度上扩大了基础健康医疗服务的可及性与均等性。

4. 培育健康服务人才

国务院发布的《关于促进健康服务业发展的若干意见》，明确将健康管理与促进服务纳入发展目标。[①] 更好地适应新形势下基层医疗机构的功能定位，切实提高基层服务能力和水平，关键核心在于实施基层人才战略，促进基层卫生人才的持续发展。[②] 汶川县意识到人才是第一资源，对促进经济发展具有重要作用。汶川县拓展多种渠道，采用多种形式，加大公众健康和健康产业的人才培养力度，依托政府和市场两个主体，通过国家高等学府、大中型企业，建立全民健康项目专业人才培养机制，引入专业人才，带动当地村医提高技能。组建专业健康讲师团队，在医疗机构以外建立起县—乡—村三级联动式教育网络，最大限度地实现村（社区）全覆盖，全面提升民众对健康和疾病预防的认知水平。对于民众的健康教育采用"互动式"方法，建立县有健康管理员、乡有健康指导员、户有健康明白人的健康教育体系，结构分明，居民参与度提升，有效提升全民健康素养水平。

（六）汶川县健康服务成效

灾难的考验与重建的艰辛磨灭不了汶川人民的信心与决心，汶川县政府对汶

---

① 吴夏秋、曹维明、杨华、郭清：《中医药健康管理服务人才培养模式探讨》，载《中华健康管理学杂志》，2018（2）。

② 罗鸣：《健康四川背景下医疗服务体系及服务模式发展研究》，成都，成都中医药大学，2018。

川县未来的发展路径做出了明确的部署，那就是以人民群众的利益为重，将百姓对健康幸福的追求作为发展导向，尊重生命、维护健康，创建全民健康幸福汶川。汶川这一开创性的选择注定要经历探索与实践过程，整合政府所有部门职能，寻找政府与健康之间的接口，将健康责任融入政府治理；由健康理念带动县域经济发展，推动社会民生改善，探索传统经济发展模式中的薄弱环节，用健康助力脱贫攻坚，用"大健康"引领"大发展"；在实践中确立了以"发展健康经济、营造健康环境、培育健康文化、倡导健康生活、优化健康服务"为主旨的发展理念，创新性地将"健康"理念融入政府决策，与汶川县群众共同建设健康幸福汶川。[①]

汶川县对于群众需求的关注从未松懈，发展健康服务是以群众真实需求为导向，以政府为主导建立主动医疗健康服务体系的过程。经历艰难险阻，积累经验，不断完善，真正让人民群众享受到实惠、高效、便捷的基本公共服务。从被动接受转为主动出击，将主动医疗中心作为基层根据地，在全国范围内率先实行全民健康免费体检和全员慢病管理，开启了西部民族地区全民免费健康体检和慢病防控、干预的先河。

汶川县在发展健康产业的同时不忘加强和完善公共健康服务标准，此标准是全民健康县创建的重要载体，能够促进相关政策在规划时间内有条理、有限度地在医疗诊治、医疗环境和教育水平等方面落实，从更加专业化、细节化的角度推动基本公共服务网络的完善，使得政府提供的公共健康服务和体系管理实现标准化，更有助于获得人民群众的认可，保证政府公共服务质效。实践的标准化能有力地促进政府自身职能转变，为政府管理社会提供科学的解决思路。

全球资源日渐枯竭，绿色发展势在必行，为顺应全球绿色、健康经济发展的要求，中国将全民健康工程纳入国家发展战略，贯彻落实创新、协调、绿色、开放、共享的发展理念，坚持正确的卫生与健康工作方针；坚持健康优先、科学发展、公平公正、改革创新原则，从国家体制机制改革创新入手，将提高人民健康水平作为工作核心；从广泛的健康影响因素入手，推广健康生活、健康服务、健康保障等概念，助力建设健康环境，发展健康产业；将健康概念与官方政策融合，更广泛、全面地保障人民健康，使社会健康水平得到提高，使县内健康公平

①　贾洪波：《中国基本医疗保险适度缴费率研究》，沈阳，辽宁大学，2007。

得到有效改善；探索威胁健康的源头，在维护健康的全过程中积极干预，探索健康产业发展之路，促进现有产业结构升级，开拓健康领域由"中国制造"到"健康创造"的新健康经济时代；在符合国家战略布局的前提下发展健康产业，注重规划与经济建设的整体匹配性，达到促进经济社会全面、协调、可持续发展的效果，为中国基层政府创建全民健康覆盖提供一些经验和参考。[①]

表 4-8 汶川县居民健康服务各级指标

一级指标	二级指标
健康服务（91.75）	健康教育（95.83）
	预防保健（90.84）
	健康管理（89.66）

资料来源：汶川县政府

健康服务水平主要从居民的健康教育水平、居民预防保健、居民健康管理三个方面进行评价。健康教育得分为 95.83 分，较 2008 年 73.57 分上升 22.26 分，呈逐年上升趋势；预防保健服务总体得分为 90.84 分，比 2017 年（87.55 分）上升 3.29 分；妇幼健康规范管理率逐年上升；老年人健康规范管理率、重大慢性病规范管理率、严重精神障碍患者规范管理率、残疾人健康规范管理率近 10 年都保持在 90.00%（详见表 4-8）。

汶川县作为全国唯一每年定期为居民提供免费体检的县城，其规范化和程序化也具有一定的借鉴意义。2010—2017 年，全县累计体检 21.71 万人次，居民定期体检比例由 20% 上升到 83.55%，建立居民健康档案 9.69 万份，规范化电子建档率达到 93.96% 以上。这项举措不仅使居民直接享受到现实性普惠，还大大提高了汶川县百姓的幸福感和归属感。

家庭医生式服务模式是一种主动服务模式，实现了现有医务人员对群众健康管理的全覆盖，从坐等患者上门转变为深入村庄为群众提供服务。在入户签约过程中对特殊人群（高血压患者、糖尿病患者、65 岁以上老年人）开展血压监测，指导用药，在此过程中潜移默化地进行健康知识教育宣传，这样既满足了群众的就医需求，又提高了群众对医疗健康服务和健康知识的接受度，健康教育、预防

---

① 吴颖：《四川省汶川县创建全民健康县案例研究》，成都，电子科技大学，2020。

保健等服务得到落实，使民众健康意识不断增强，民众满意度不断增加，使得家庭医生签约服务更加深入民心。截至 2018 年，汶川县已组建家庭医生服务团队 62 个，推进"1+N"家庭医生签约服务，共签约 66049 人，签约率达到 72.7%（其中贫困人口的签约率达 100%，重点人群签约率达 92.1%）。

目前，全县共有健康管理员 26 名，健康指导员 152 人，且每个乡镇都创建了 1 个"健康村"。建立了 120 个"健康自助小屋"，实现了 117 个村（社区）全覆盖。此外，县内共建体育健身路径 150 条，居民保持每周 3 次、每次 30 分钟以上运动的比例，在原有基础上提高了 15%～20%，居民经常参加体育锻炼的比例由 30% 上升到 60% 以上，每年有 100 余万人次当地群众和外地游客自发参与健康活动，共同推动"全民运动"。

四、健康保障

（一）健康保障的定义

健康是人全面发展的基础，关系到每一个人的幸福。"人人享有基本医疗卫生服务"和"病有所医"是中国社会福利体系的重要内容。《中国发展报告》第六章中明确指出，健康保障是指全体居民享有的公共卫生、疾病防治、健康保护、健康促进等方面的社会福利，是比医疗保障内涵更宽泛的概念。对于健康保障的定义，不同的学者有自己不同的理解。张妍、张亮认为，健康保障是指在居民面对衰老、伤病或发生健康风险时保障其获得应有的健康服务，以维持或促进居民健康状态。[1] 李玲认为，健康保障是新时代下"医疗保障"的转型升级，是一种对人民健康的更高水平、更综合的保障。全民健康保障要覆盖全生命周期，实现从胎儿到生命终点的全程健康服务和健康保障，全面维护人民健康。[2] 王延中认为，健康保障涵盖医疗保障和医疗服务两方面内容，健康保障不仅重视疾病治疗还关注预防、保健、护理和康复；健康保障的服务对象不仅仅是病人，还包括广大健康人群和亚健康人群，甚至是全体居民；健康保障更加关注基层卫生服

---

[1] 张研、张亮：《健康中国背景下医疗保障制度向健康保障制度转型探索》，载《中国卫生政策研究》，2018，11（1）。
[2] 李玲：《全民健康保障研究》，载《社会保障评论》，2017（1）。

务体系建设和基本医疗保障制度建设，确保卫生服务的效率和人人享有公平的基本卫生服务。①

（二）健康保障的衡量指标

本书在理论上综合健康保障的定义和《关于推进健康四川行动的实施意见》《汶川县居民健康调查结论（2018）》等政策文件，在实践上对汶川地区进行走访调研后，基于数据的可获得性与参照性选取了卫生资源、社会经济和医疗保障作为衡量汶川居民健康保障的指标，以便对目前汶川居民健康保障现状进行客观、真实的了解。

表4-9　汶川县居民健康保障各级指标1②

一级指标	二级指标
健康保障（84.14）	11. 卫生资源（85.76）
	12. 社会经济（89.10）
	13. 医疗保障（79.21）

表4-10　汶川县居民健康保障各级指标2

一级指标	一级指标权重	二级指标	二级指标权重
健康保障	22.38%	卫生资源	34.29%
		社会经济	32.50%
		医疗保障	33.22%

资料来源：汶川县健康委员会《汶川县居民健康调查结论（2018）》

《汶川县居民健康调查结论（2018）》显示，汶川县居民健康保障主要从居民卫生资源、社会经济以及医疗保障三个方面进行评价。

---

① 王延中：《人人享有健康保障》，载《中国卫生政策研究》，2008（1）。
② 根据国家和省、州、县的相关政策与文件及落地情况，通过文献分析、专家咨询等论证研究，建立了4个一级指标、13个二级指标、46个三级指标的汶川县居民健康综合评价指标体系，利用德菲尔法分别各级指标权重，最后计算出组合权重，最终确定综合评价指标体系，对汶川县居民健康状况进行了科学评估。

（三）卫生资源

卫生资源是指在一定社会经济条件下，社会向卫生部门提供人力、物力、财力的总称，包括硬资源及软资源两大类。卫生硬资源指人力、物力等有形资源；卫生软资源指医学科技、医学教育、卫生信息、卫生政策及卫生法规等无形资源。[①]

1. 特点

卫生资源具有有限性、多样性、选择性三个特点。有限性即社会可能提供的卫生资源与人们卫生保健实际需要之间总有一定的差距；多样性即人们的卫生保健需求具有多样性、随机性和差异性，因此卫生资源必须投向诸如医疗、预防、妇幼保健、计划生育、环境保护、医学教育、医药科研、药品器械生产等方面；选择性是由于有限的卫生资源和不同的医疗卫生需求而产生的，所以卫生资源在实际使用过程中总是被有选择地投入某个卫生服务领域，而不是在所有卫生服务领域内平均分配。

2. 主要指标体现

根据卫生资源的定义，依据四川卫生统计年鉴，本书选取卫生机构、卫生人员、卫生设施、卫生经费、医疗服务作为主要指标，体现健康保障的总体情况。

第一，卫生机构。指从卫生行政部门取得"医疗机构执业许可证"，或从民政、工商行政、机构编制管理部门取得法人单位登记证书，为社会提供医疗保健、疾病控制、卫生监督服务或从事医学科学研究和医学在职培训等工作的单位。卫生机构包括医院、疗养院、社区卫生服务中心（站）、卫生院、门诊部、诊所、卫生所等16类。[②]

2009—2013年，卫生机构总量增加。2013年，汶川县卫生机构数145家，比2009年增加16家。其中医院增加3家，诊所、卫生所、医务室共增加7家，村卫生室增加4个，急救中心（站）增加1个，医学在职培训机构增加1个。

2020年年底，汶川县有医疗卫生机构147家，因政府政策的支持和社会需求的增加，比2013年增加2家，其中医院增加1家，基层医疗卫生机构增加3家，

---

① 杨仁聪：《卫生资源配置研究概况》，载《医学文选》，2006（2）。
② 《2013年中国卫生统计年鉴》。

专业公共卫生机构（含计划生育技术服务机构）减少 2 家。随着基层医疗卫生工作的加强，基层医疗卫生服务机构数量增加，功能增强，满足了广大社区居民的需要；乡镇卫生院总量有所减少，但布局更加合理，基础设施大大加强。

第二，卫生人员。指在医院、基层医疗卫生机构、专业公共卫生机构及其他医疗卫生机构工作的职工，包括卫生技术人员、乡村医生和卫生员、其他技术人员、管理人员和工勤技能人员。[①]

2009—2013 年，卫生人员总数呈现增加趋势。2013 年全省卫生人员数达到 59.56 万人，卫生技术人员数达到 42.66 万人，均高于 2009 年，主要以医护人员增加为主；2009—2013 年，汶川县卫生人员总数呈现增加趋势。2013 年，汶川县卫生人员为 833 人，与 2009 年相比增加了 218 人，其中以医护人员为主。

截至 2020 年年末，全省卫生人员 82.70 万人，与上年相比增加 3.27 万人，增长 4.12%。其中，卫生技术人员 63.33 万人（占 76.58%），乡村医生和卫生员 5.84 万人（占 7.06%）。汶川县卫生人员 1126 人，与 2013 年相比增加 293 人，其中卫生技术人员 773 人，与 2013 年相比增加了 274 人。乡村医生和卫生员 204 人。

第三，卫生设施。2009—2013 年，汶川县医疗机构床位持续增加，以医院、卫生院增加为主，2013 年达到 446 张，比 2009 年增加 214 张。2013 年，每千人口医疗机构床位达到 2.26 张，比 2009 年每千人口医疗机构床位多 2.17 张。

2020 年年末，全省医疗卫生机构床位数 64.97 万张，其中医院 48.48 万张（占 74.63%），基层医疗卫生机构 14.96 万张（占 23.03%）。与上年相比，床位增加 1.80 万张。其中医院床位增加 1.50 万张，基层医疗卫生机构床位增加 0.13 万张。汶川县医疗机构床位数 589 张，其中医院 488 张（占 82.85%），基层医疗卫生机构 96 张（占 16.30%）。与 2013 年相比，床位增加 143 张。

第四，卫生经费。卫生总费用逐年增加，2021 年汶川县财政健康卫生支出 16553 万元，比 2013 年增加 8425 万元。但健康卫生支出占财政支出的比例有所降低，2021 年为 4.1%，低于 2013 年的 4.5%。

第五，医疗服务。2013 年，四川省医疗卫生机构总诊疗 4.36 亿人次，其中医院诊疗 1.39 亿人次。汶川县医疗卫生机构门诊服务 33.24 万人次，其中医院

---

① 《2013 年中国卫生统计年鉴》。

门诊服务 14.39 万人次。

2020 年，全省医疗卫生机构总诊疗 5.12 亿人次，其中，医院诊疗 2 亿人次（39.04%），基层医疗卫生机构 2.93 亿人次（占 57.24%），其他医疗机构 0.19 亿人次（占 3.73%）。受疫情影响，与上年相比，总诊疗量下降 8.53%，医院下降 10.07%，基层医疗卫生机构下降 7.11%。2020 年，居民到医疗卫生机构平均就诊 6.12 次，同比减少 0.57 次。2020 年，汶川县医疗卫生机构门诊服务 38.87 万人次，其中医院门诊服务 28.87 万人次。

（四）社会经济

社会经济是以个人为核心，包括经济、社会、教育、科技及生态环境等领域，涉及人类活动的各个方面和生存环境的诸多复杂因素。社会经济系统规模庞大，从个人到国家政府和国际组织，构成了系统的组元，而且因为系统内部耦合度高，各组元之间无穷无尽的相互作用使得社会经济系统成为一个有机的整体。社会经济系统复杂性归根结底是具有高度智能的人在经济活动中起决定性作用。[1]

1. 主要指标体现

根据社会经济的定义可知，人在社会经济活动中起着决定性作用，所以本书将人口指标作为主要指标，以便对目前汶川社会经济状况进行客观总结。

人口数。2009—2013 年，汶川县人口总数呈下降趋势。2013 年，汶川县人口为 10.07 万人，与 2009 年相比减少 0.22 万人。2020 年，汶川县人口为 9.17 万人，与 2013 年相比减少了 0.9 万人。

性别比例。2009—2020 年，男女性别比例呈下降趋势。2009 年，汶川县男女性别比例为 108.30∶100，2013 年为 108.06∶100，2020 年男女性别比例为 106.99∶100。

人口密度。2009—2021 年，人口密度呈下降趋势。2009 年人口密度为 25.82 人/平方千米，2013 年为 24.66 人/平方千米，2021 年为 22.25 人/平方千米。

---

[1] 张大勇、张莲英、姜振寰：《社会经济系统复杂性理论研究》，载《学术交流》，2006（1）。

表 4-11　各县市的地域类型划分

地域类型	数量	范围	行政区域面积（平方千米）	灾前总人口（万人）	灾后总人口（万人）
高原	1	松潘县	8297.12	7.19	7.19
山地	23	北川县、汶川县、汉源县、平武县、理县、茂县、小金县、黑水县、青川县、朝天区、宝兴县、九寨沟县、成县、康县、文县、武都区、舟曲县、芦山县、石棉县、陈仓区、西和县、徽县、两当县	76559.59	439.22	434.86
山前	9	都江堰、彭州、崇州、什邡、绵竹、安县、大邑县、江油市、游仙区	12277.92	537.57	535.15
平原浅丘	4	旌阳区、罗江县、广汉市、培城区	2198.41	165.72	164.00
丘陵	14	中江县、三台县、盐亭县、梓潼县、利州区、元坝区、剑阁县、苍溪县、旺苍县、阆中市、略阳县、宁强县、南江县、勉县	33092.18	884.74	884.71
总计	51		132425.22	2034.44	2025.91

　　由表 4-11 可知，"5·12 汶川特大地震"灾后重建区的 51 个县市区，灾后实际总人口为 2025.91 万人，而从制约区域人口发展的土地资源主导因素来看，整个区域未来可以承受的总人口在 2970 万人左右，因此整个区域的人口容量尚有较大空间。然而，在灾后人口安置政策中跨县、跨区域人口迁移可能会带来一系列的后续难题。为此，解决灾后人口安置问题必须从实际出发，重点解决由大地震引起的部分县市的人口超载问题，估测超载人口的数量并提出现实的解决途径。①

　　2. 其他指标解释

　　其他指标包括行政区划数、国内生产总值（GDP）、财政收支、价格指数、城乡居民家庭收支、就业和工资情况等。据四川省 2008 统计年鉴可知，全省行

---

① 高晓路、陈田、樊杰：《汶川地震灾后重建地区的人口容量分析》，载《地理学报》，2010（2）。

政区划总计 181 个，阿坝州占 13 个；1978—2007 年，国内生产总值逐年增加，呈上升趋势，人均生产总值也逐年增加。根据《四川卫生健康统计年鉴（2020）》可知，汶川县共有 9 个乡镇，75 个村民委员会。

（五）医疗保障

医疗保障是以国家或政府为主体，依据相关法律规定，多渠道筹集医疗保障资金，为社会成员及时提供基本的医疗服务，以保证全体社会成员基本医疗保障的一项社会保障制度。

基本医疗保障体系由城镇职工基本医疗保险、城镇居民基本医疗保险、新型农村合作医疗和城乡医疗救助组成，分别覆盖城镇就业人口、非就业人口、农村人口和城乡困难人群。

1. 新型农村合作医疗实施情况

新型农村合作医疗（简称"新农合"）是指由政府组织、引导、支持，农民自愿参加，个人、集体和政府多方筹资，以大病统筹为主的农民医疗互助共济制度。[①] 我国政府于 2002 年提出建立新型农村合作医疗制度和医疗服务体系，并于 2003 年开始在全国部分县、市、区试点推行，旨在切实解决"三农"问题，促进城市、乡村社会经济协调发展。

新型农村合作医疗（新农合）稳步推进，参合人口数逐年增加。

2009 年，汶川县新型农村合作医疗参合人数达 63848 人，参合率达到 94.8%。2013 年，汶川县新型农村合作医疗参保人数 61658 人，参合率达 99.24%。

2. 城镇职工与居民基本医疗保险情况

城镇职工与居民基本医疗保险不断完善，参保人数逐年增加，覆盖范围逐年扩大。2013 年全省基本医疗保险参保人数达 2490.95 万人，2013 年阿坝州城镇基本医疗保险参保人数为 21.56 万人，其中城镇居民基本医疗保险 7.53 万，城镇职工基本医疗保险 14.03 万人。2013 年年末汶川县全县城镇基本养老保险参保人数 10647 人，城镇基本医疗保险参保人数 15057 人。2020 年全省基本医疗保险参保人数达 8591.68 万人，2020 年阿坝州基本医疗保险参保人数为 85.46 万人，

---

① 种道平：《我国新型农村合作医疗研究述评》，载《河北农业科学》，2009（7）。

其中，城乡居民基本医疗保险参保人数 69.79 万人，城镇职工基本医疗保险参保人数 15.67 万人。2020 年，汶川县基本医疗保险参保人数 69047 人，其中城乡居民基本医疗保险参保 64577 人。基本医疗保险参保人数 88784 人，其中城乡居民医疗保险参保人数 64617 人。失业保险参保人数 13149 人。

3. 积极开展医疗救助工作

医疗救助工作卓有成效，医疗救助人次逐年增加，2013 年达 52.2 万人次，医疗救助支出金额，特别是针对农村居民的医疗救助资金在 2008 年已达 3.3 亿元。

《汶川县居民健康调查结论（2018）》显示，居民卫生资源总体得分为 85.76 分，较 2017 年（78.30 分）增加 7.46 分，由此可以看出汶川县充分重视当地医疗卫生资源配置情况，政府逐年加大卫生人力资源投入，能够满足当地卫生人力资源的需求，已经接近《"健康四川 2030"规划纲要》及全国医疗卫生服务体系规划纲要（2015—2020 年）的指标要求；从人均 GDP 来看，2018 年汶川县人均 GDP 为 62388 元，比上年增加 3414 元，高于四川省人均 GDP 水平，由此表明当地经济状况较好；居民医疗保障程度较高，达 79.21 分；从财政卫生支出占一般性财政支出的比重来看，汶川县医疗卫生支出总费用逐年增加，2018 年汶川县医疗卫生支出是 2010 年的 8 倍。

表 4-12　汶川县与健康四川中健康保障指标对比表

指标	健康四川行动考核评价指标（2030 年）	健康四川行动考核评价指标（2020 年）	汶川县现状（2020 年）
高血压患者规范管理率（%）	≥70	≥56	91.13
糖尿病患者规范管理率（%）	≥70	≥60	89.29
乡镇卫生院、社区卫生服务中心提供中医非药物疗法的比例（%）	100	≥85	40.00
以乡（镇、街道）为单位适龄儿童免疫规划疫苗接种率（%）	>90	>90	96.80

资料来源：四川省人民政府官网、汶川县卫生健康局官方统计资料

由表 4-12 可知，汶川县高血压、糖尿病患者规范管理率，以乡（镇、街道）为单位适龄儿童免疫规划疫苗接种率都远超 2020 年健康四川行动考核评价指标，达到 2030 年健康四川行动考核评价指标。乡镇卫生院、社区卫生服务中

心提供中医非药物疗法的比例还未达到 2020 年健康四川行动考核评价指标，且与 2020 年、2030 年目标值均有较大差距，说明健康保障存在着一定的差距，仍需要进一步完善。

4. 健康保障体系

为贯彻落实阿坝州慢病康复医疗服务体系建设工作电视电话会议精神，全力推进"民族地区全民健康示范州"建设，打造"健康阿坝"，2015 年 8 月 29 日，由汶川县创建全民健康示范县领导小组、汶川县博览事务局和中国移动医疗产业创新发展战略联盟中心共同主办的汶川县健康产业发展研讨会在阿坝师范学院学术中心举行。研讨会上，汶川县委副书记、人民政府县长旺娜介绍了在"5·12"汶川特大地震后的灾后重建中，将医疗基础设施建设和健康服务设施建设相结合，构建攻防兼备的健康保障体系，建设全民创造健康的幸福汶川。[①]

首先，完善医疗服务体系建设，增加医疗健康服务共享资源。挖掘县级医院枢纽作用和乡镇卫生院、村卫生室的功能性潜力，充分发挥其网底作用。

其次，持续深化推进医疗体制改革，提升医疗健康服务共享的活力。加快公立医院体制机制改革，建立和完善现代医院管理制度。

最后，推进公共卫生服务均等化，努力实现医疗健康服务的全民共享。以人民健康为中心，探索建立健康联合体，精准提供基本公共卫生和医疗服务，实现健康保障。

（六）健康保障成效

居民健康保障主要从居民卫生资源、社会经济以及医疗保障三个方面进行评价。居民卫生资源总体得分为 85.76 分，较 2017 年（78.30 分）增加 7.46 分，由此可以看出汶川县足够重视当地医疗卫生资源配置情况，政府逐年加大卫生人力资源的投入，能够满足当地卫生人力资源的需求和管理规范化的要求，已经接近国家"十三五"卫生与健康规划、《"健康中国 2030"规划纲要》《"健康四川2030"规划纲要》及全国医疗卫生服务体系规划纲要（2015—2020 年）的指标要求。

从人均 GDP 来看，2018 年汶川县人均 GDP 为 62388 元，比上年增加 3414

---

① 汶川县人民政府，汶川县新闻中心，2015-08-29。

元，高于四川省人均 GDP 水平，由此可以看出，汶川县经济状况较好，居民医疗保障程度较高。从财政卫生支出占一般性财政支出的比重来看，汶川县医疗卫生支出总费用逐年增加，2018 年汶川县医疗卫生支出是 2010 年的 8 倍，这是因为汶川县为进一步完善大病医疗救助制度，将建档立卡贫困人员纳入重特大疾病医疗救助范围，增加的大部分资金主要用作全县所有建档立卡贫困人口按第一档缴费标准全额代缴医保参保费用。

汶川县通过积极组织开展健康保障工作，截止到 2020 年，高血压患者规范管理率和糖尿病患者规范管理率分别达到 91.13% 和 89.29%，远超健康四川行动考核评价指标；以乡（镇、街道）为单位适龄儿童免疫规划疫苗接种率远超 2030 年健康四川行动考核评价指标，实现预期目标。但由于受到信息闭塞和资源有限等因素制约，汶川县乡镇卫生院、社区卫生服务中心提供中医非药物疗法的比例仍未达标，需要加强专业卫生工作者的技能培训，提高中医非药物疗法的宣传效力，改进为积极主动的治疗方式。

五、健康环境

（一）健康环境的定义

人类生存的空间及其中可以直接或间接影响人类生活和发展的各种自然因素称为环境，环境对人们的身心健康起着至关重要的作用。随着健康中国战略规划的逐步实施，公众对健康环境的关注也逐渐增多。

国家卫生健康委疾控局二级巡视员崔钢在解读"健康中国行动"之健康环境促进行动新闻发布会上表示，健康环境是人民群众健康的重要保障，在健康的影响因素中，环境因素占到 17%。影响健康的环境因素不仅包括物理、化学和生物等自然环境因素，还包括社会环境因素。环境因素对健康的影响已成为不容忽视的重要内容，许多疾病都与环境密切相关，如心血管疾病、呼吸系统疾病和恶性肿瘤等，而且影响程度日益凸显。

健康环境促进行动以全社会公众为关注对象，重点围绕影响健康的空气、水、土壤等自然环境问题，室内污染等家居环境风险，道路交通伤害等社会环境危险因素，倡导政府、社会、家庭和个人共担建设健康环境的责任，给出健康防护和应对建议，并提出应采取的主要举措，呼吁全社会行动起来，全民参与、共担责任、共享成果，充分体现以预防为主、以人的健康为本的理念。健康的环境不仅涉及城乡规划和基础设施建设、环境污染的治理，更紧贴居民生活方式，如日常化学品及消费品的使用、垃圾分类和固体废弃物处置，还包括与环境密切相关的道路交通事故伤害、跌倒、溺水、中毒等内容。健康环境促进行动通过通俗易懂的形式与语言，把健康环境理念和要求融入群众日常生产生活的方方面面。

《"健康中国2030"规划纲要》中对于健康环境领域两大衡量指标，即"地级及以上城市空气质量优良天数比率（%）"和"地表水质量达到或好于Ⅲ类水体比例（%）"，分别是到2020年大于80%、70%，到2030年持续改善。

（二）汶川县健康环境现状及成效

1. 现状

一直以来，四川省三州地区得益于独特的自然地理环境，且高污染企业较少、污染源少等原因，自然生态环境较好，由表4-13可以看出，汶川县所在的阿坝藏族羌族自治州近两年来PM2.5浓度均不高，排名全省第二；空气质量优良天数比率达100%，排名全省并列第一，空气质量较好。

表4-13　四川省三州地区2020—2021年空气质量情况

地区	PM2.5浓度（μg/m³）		优良天数率（%）	
	2020年	2021年	2020年	2021年
阿坝州	16	17	100.0	100.0
甘孜州	9	7.5	100.0	100.0
凉山州	22	21	97.8	100.0

资料来源：四川省生态环境厅官方统计资料

2020年全年汶川县县城空气质量优良天数365天，优良率99.7%。其中二氧化氮平均浓度15μg/m³，二氧化硫平均浓度7μg/m³，一氧化碳平均浓度0.6mg/m³，PM2.5平均浓度18μg/m³，PM10平均浓度29μg/m³，臭氧平均浓度106μg/m³。以上数据远超《四川省巩固污染防治攻坚战成果提升生态环境治理体系和治理能力现代化水平行动计划（2022—2023年）》中提出的"到2023年，全省城市空气质量优良天数比率力争达到90%，全省细颗粒物（PM2.5）年均浓度控制在 32 微克每立方米以内"等目标，说明汶川县近年来环境治理成效显著，空气质量较好。

2. 研究情况

基于汶川县大健康工作实际运行及开展的相关数据，经汶川县居民健康指标体系初建、指标筛选、指标确定、数据更新、评估模型建立等环节，对汶川县居民健康状况进行了科学评估。通过汶川县政府的统一部署和协调，汶川县相关单位的密切配合，收集了关于公共健康环境、医疗、疾控等方面 2008—2018 年度的各类数据 120 余份（种），综合体检人数数据 37000 人（2014 年）、21800 人（2015 年）、62000 人（2016 年）、37000 人（2017 年）。通过野外调查与走访，收集和采集有关健康环境、心理健康、幸福感等意见与建议，做了调查包括城乡居民、相关学校、企事业单位、机关单位等，涉及调研总体为汶川县 117 村 16 岁以上居民，采用分层随机抽样技术，获得问卷调查数据 3300 余份，涉及家庭 3000 多户。共发放问卷 3500 份，收回有效问卷 3310 份，回收率 94.57%。其中男性 1562 人、女性 1748 人、青年 2103 人、中年 735 人、老年 472 人。样本覆盖汶川县各年龄段，并且男女比例比较均衡，能够反映汶川县居民的真实情况。

汶川县居民健康指标体系主要从居民健康水平、健康环境、健康服务水平以及居民健康保障四个维度进行评价分析。由表 4-16 可知，汶川县居民健康综合得分为 91.23 分，其中健康环境得分为 91.75 分，高于综合平均得分，在四个维度中排名第二，健康环境处于较好水平。

表 4-14 汶川县居民健康环境各级指标

一级指标	二级指标
健康环境（95.12）	1. 自然环境（95.87）
	2. 文化环境（94.78）
	3. 公共健康环境建设（98.10）
	4. 公共安全（91.07）

资料来源：汶健康委办发〔2019〕36 号

健康环境主要从自然环境、文化环境、公共健康环境建设以及公共安全四个方面进行评价。从自然环境来看，汶川县的自然环境状况优良，饮用水源地水质达标（100%），森林（草原）覆盖率比 2008 年提高 18.75 个百分点。全县空气质量优良天数常年保持在 90%以上，高于同期的全省和全国平均水平，并大幅超越《"健康四川 2030"规划纲要》和《"健康中国 2030"规划纲要》的目标水平。从文化环境看，文化站、图书室、活动室基础建设情况良好，实现全县各乡镇、村文化站、图书室和活动室全覆盖。接受高中及以上教育的人口比例达到 27.22%，超过全国接受高中及以上教育人口的平均比例。接受大学以上文化教育人数由 2000 年的 479 人上升为 2010 年的 1364 人，具有高中文化程度的人口由 1191 人上升为 1358 人。农村安全饮用水在 2013 年就已经实现全覆盖。生活污水集中处理率逐年提升，城区已达 100%，各乡镇达到 80%。城镇生活垃圾无害化处理工作推进顺利，已达到 90%。从公共安全环境方面来看，防灾减灾体系建设及社会治安状况良好，主要食品质量安全抽查合格率达到 100%，2018 年民众对当地的公共安全满意度达 93%，公共安全状况优良。

3. 成效

据了解，汶川县近年来借势借力抓结合，坚持协调发展，建设健康环境。紧抓全省首批农村人居环境整治重点县建设契机，大力实施全域无垃圾攻坚行动，统筹开展国省干线公路路域环境和全域旅游环境整治。农村污水、垃圾、厕所"三大革命"有序推进，汶川县农村卫生厕所比例从 2019 的 88.5%提高到 2020 年的 95.6%，远超《四川省推进"厕所革命"三年行动方案（2018—2020 年）》中 2020 年农村卫生厕所普及率达到 85%的标准，顺利通过国家卫生县城复审，创建省级卫生镇 2 个、省级卫生村 10 个。积极推进县城夜景观提升，实施县城入口景观、绿道、公厕改造项目，着力提升城市品质，美丽汶川正日益蝶变。

（三）汶川县打造健康环境的措施

汶川县在"全民健康"理念的指导下，近年来健康环境建设成效显著，这得益于汶川县打造健康环境体系，保护全民健康之源，主要有以下措施。

1. 具体措施

第一，注重推进产业结构调整，打造宜居宜业的健康环境。汶川县围绕"好房子"的目标，加速生态系统恢复和建设，加强居住环境重建和改善，推进产业结构调整，从根本上治污减排。汶川县曾是阿坝州的工业县、高载能工业基地，自创建开始推进产业结构调整，以前所未有的决心和力度推进生态环境治理，努力让人民群众享有更多蓝天白云、绿水青山。由原来以高载能工业为主转变为重点发展旅游业、种植业和新型工业。以节能、降耗、减排为切入点，推进工业经济向低碳环保效益型转变。采取强制措施，使高载能工业企业迁走、转型、提升，达到减少污染物排放的效果，从根本上提高环境质量。

第二，大力实施地灾治理，生态环境持续改善。汶川县大力实施生态修复和治理工程，扎实推进生态治理，投入上亿元资金推进岷江流域水生态保护，持续巩固干旱河谷生态综合治理成果。做好野生动植物保护，林业无公害防治率达到90%以上。有序推进大熊猫国家公园建设，新建"生态文明之光"展厅，水磨镇荣获"省级森林小镇""熊猫生态小镇"称号。

第三，实施标准化考评，城乡治理全面升级。汶川县实施村容村貌、生态能源、入户文明路建设和"五改三建三清"工程，引入标准化的考评方式，城乡人居生活环境改善显著。绿化和环卫公共服务标准化项目试点区域内的标准体系覆盖率达100%，社会公众对其满意度从标准实施前的88.9%提高到96.8%，公众对城区环境的满意率已达85%以上。

第四，立足国家重点生态功能区，统筹山水林田湖草系统治理。汶川县坚持以"一江四区"为重点，全力打好污染防治"八大战役"，公众生态环境综合满意度达到92.8%，生态优势不断彰显。自然生态保护地建设成效明显，森林覆盖率保持在56.85%，高出全省平均值18个百分点，高出全国平均值33个百分点。岷江流域出境断面水质常年保持Ⅱ类标准，通过国家重点生态功能区县域生态环境质量考核，全省排名第八。

第五，高效优质整合全县医疗资源，坚实保障健康环境。一是汶川县确立了"1212+N"医共体建设模式：一个医共体、两个中心、12个乡镇卫生院、N个县级医疗机构，构建起小病在基层、大病到医院、康复回基层的就医秩序。二是组建家庭医生服务团队62个，推进"1+N"家庭医生签约服务。目前，已签约66049人，签约率已达到72.7%（其中贫困人口的签约率达100%，重点人群签约率达92.1%）。三是实施康养基础设施建设项目，建立起以"生态旅游+慢病养生保健"为模式的汶川鹞子山生态康养基地、高血压及糖尿病患者俱乐部、健康步道等慢性病防控亮点工程。2013年，汶川被评为全国慢性病综合防控示范区。

第六，补齐生态短板，助推脱贫攻坚。汶川县立足岷江上游重要生态屏障地位，围绕建设国家生态文明示范县，以解决环境突出问题为导向，坚持"源头强绿化"，积极构建绿色通道、绿色水系、绿色乡村、绿色城镇，建设山清水秀的生态空间，奠定了脱贫攻坚的生态基础。以提高环境承载能力为目标，坚持"河道重治理""产业大提升"，纵深推进岷江流域水生态综合治理，稳步推进河道疏浚、地质防治、环境整治。推广节约型生产方式、低碳型生活方式和绿色消费模式，营造集约高效的生产空间，奠定了脱贫攻坚的生产基础。以保障环境安全健康为抓手，坚持"环境优质量"，通过智慧汶川、卫生县城、生态乡镇和幸福美丽新村建设，创造良好的生态环境，提升群众生活质量，构建宜居宜业的生活空间，奠定了脱贫攻坚的生活基础。成功创建省级可持续发展试验区，8个乡镇被命名为省级生态乡镇。

2. 特色措施

汶川县在全国率先建立公共服务标准化。以标准化的思路和措施，确定了包括医疗卫生、公共教育、健康文体、健康环境、健康就业、食药安全六大领域为标准化重点领域的13项试点项目。

以环综局"公共绿化服务与公共环卫服务标准体系"为例，环综局将在此标准的指导下，主要负责以下在绿化和环境卫生公共服务标准化建设方面的工作。

一是履行服务职能，加快健康环境建设进程。通过绿化和环境卫生公共服务标准体系运行实施，进一步创新服务理念、增强服务意识、规范服务要求、提高服务质量。促进绿化和环境卫生公共服务由制度化向标准化的转变，有效履行绿化和环境卫生管理职能部门的社会管理和公共服务职能，为加快汶川县健康环境建设进程发挥积极作用。

二是不断完善标准体系，实现服务持续改进。通过标准体系的实施和效果评价，在实践中查找问题、总结经验，修订标准条款，制定新的标准，促进标准体系不断完善。再使用新的标准体系进一步指导服务，循环往复，促进绿化和环境卫生公共服务品质不断提升。

三是树立典范，促进各领域全面发展。通过标准体系的实施，积极吸收绿化和环境卫生公共服务领域先进的服务理念和服务模式，提升服务水平，满足人民群众日益增长的健康环境需求，提高公众对绿化和环境卫生共服务的满意度，树立汶川典范。同时，积极促进现有标准上升为地方、行业、国家标准，使标准的影响力进一步扩大，在一定范围内成为绿化和环境卫生公共服务领域共同遵守的规范，促进绿化和环境卫生公共服务的健康发展。

健康是促进人的全面发展的必然要求，是经济社会发展的基础条件。实现国民健康长寿，是国家富强、民族振兴的重要标志，也是全国各族人民的共同愿望。汶川县多年来在健康环境方面做出的有益探索、取得的卓越成效，无不体现出将保障人民健康放在优先发展的战略位置。追求健康环境的道路永无止境，汶川县未来将继续立足于大环境、大健康、大卫生理念，结合当前卫生健康重点工作，细化、实化政策和具体措施，积极探索建立健康环境体系，协同打好污染防治攻坚战和生态文明建设持久战，助力美丽中国和健康中国建设，为中华民族伟大复兴打下坚实健康基础。

六、健康产业

（一）健康产业的定义

随着社会经济发展、人民生活水平提高以及人类生活方式的转变，近年来，健康产品的总需求急剧增加，"健康中国"思想逐渐深入人心。在《"健康中国2030"规划纲要》的大力推动下，以生物技术和生命科学为先导，涵盖医疗卫生、营养保健、健身休闲等健康服务功能的健康产业成为21世纪引导全球经济发展和社会进步的重要产业，越发成为国民经济的主要产业力量。

根据国家统计局2019年发布的《健康产业统计分类（2019）》（国家统计局令第27号）可知，健康产业是指以医疗卫生和生物技术、生命科学为基础，以维护、改善和促进人民群众健康为目的，为社会公众提供与健康直接或密切相关的产品（货物和服务）的生产活动集合。

此分类将健康产业范围确定为医疗卫生服务，健康事务、健康环境管理与科研技术服务，健康人才教育与健康知识普及，健康促进服务，健康保障与金融服务，智慧健康技术服务，药品及其他健康产品流通服务，其他与健康相关服务，医药制造，医疗仪器设备及器械制造，健康用品、器材与智能设备制造，医疗卫生机构设施建设，中药材种植、养殖和采集13个大类。

此分类是为了加快推动健康产业发展，科学界定健康产业的统计范围，准确反映健康产业发展状况，依据《"健康中国 2030"规划纲要》等有关健康产业发展要求，以《国民经济行业分类》（GB/T4754-2017）为基础所制定的，较为全面地概括了我国目前的健康产业状况。充分说明了健康产业辐射面广、吸纳就业人数多、拉动消费作用大，有利于拉动内需增长和保障改善民生。本章将以此为标准，对汶川县的健康产业进行分析。

《"健康中国 2030"规划纲要》中提出，到 2030 年健康产业要具体实现以下目标：健康产业规模显著扩大；建立起体系完整、结构优化的健康产业体系，形成一批具有较强创新能力和国际竞争力的大型企业，成为国民经济支柱性产业；且有一个衡量指标"健康服务业总规模"，2020 年目标值大于 8 万亿元，2030 年达到 16 万亿元。

（二）汶川县健康产业现状及发展措施

1. 现状

表 4-15　2019 年四川健康产业分五大经济区增加值情况

类别	增加值（亿元）	增速（%）	占比（%）	贡献率（%）
全省	2980.8	12.8	100.0	100.0
成都平原经济区	2023.6	13.7	67.9	70.1
川东北经济区	463.6	11.1	15.6	13.8
川南经济区	366.2	13.2	12.3	12.7
攀西经济区	95.5	8.9	3.2	2.5
川西北生态示范区	31.9	11.2	1.1	0.9

资料来源：根据相关文献整理

由表 4-15 可以看出，四川省健康产业发展不均衡。包含阿坝藏族羌族自治州和甘孜藏族自治州两个民族自治州在内的川西北生态示范区，2019 年在五大经济区中健康产业增加值、占比、贡献率等均排名倒数第一。总的来说，四川民族地区健康产业起步较晚，目前发展水平较低，相较于四川省及全国存在较大差距，仍面临发展困境。

位于阿坝藏族羌族自治州的汶川县健康产业发展状况在四川省民族地区乃至

四川省位居前列。《"健康汶川 2030"规划纲要》提出：到 2025 年，健康产业规模和质量跃升；到 2030 年，健康产业发展的社会环境更加优质公平，建成总规模 10 亿元的健康服务业。

2. 发展措施

汶川县人民政府在 2019 年下发《"健康汶川 2030"规划纲要》《健康细胞建设方案》后，及时完善健康产业顶层设计和强化责任落实，编制了《汶川主动健康产业规划纲要》，为汶川健康产业建设穿针引线。初步起草了主动健康发展规划纲要、主动健康产业发展目录、主动健康产业支撑项目，邀请汶川县主动创造健康产业投资有限公司拟定了创建汶川主动健康产业金融平台。2019 年，先后组织召开全民健康推进会议、健康产业工作安排部署会、水磨主动健康小镇作战部会等重要会议，列出责任清单、任务清单、问题清单，对健康产业工作进行任务分解并促进落实。

创新是引领发展的第一动力。汶川县坚持创新发展，提高发展质量。一是深入实施科技和服务创新，激发健康产业创新活力，在健康创新行动实施"互联网+"的健康行动计划；二是创新发展电子商务，促进线上线下互动，促进电子商务与一、二、三产业融合发展。

在短短几年内，汶川县攻克一批全民健康建设的短板问题，推进健康产业落地。积极布局健康经济，在水磨主动健康小镇建设中，在精准产业链招商、积蓄创新动力的基础上，与中国普天集团、中川华宇等公司合作并寻找更多合作契合点。继续加快推进慢病舒悦治疗医院、郭家坝医养结合基地和中医药健康旅游示范基地建设；继续推进主动健康大数据中心和健康护照建设项目，支持数据驱动的全人群健康管理和主动医疗服务，利用循证医学方法、智能决策、互联网等支持技术，帮助医疗健康机构提升服务能力和服务质量；继续加强养老产业链的延伸和拓展，借助市场化手段，引进专业养老机构，优化医养结合布局、养老产品开发，实现文化产业、康养业态、主动健康"三者"深度融合。

（三）成效显著——打造水磨镇康养小镇

水磨镇按照汶川县委"南林北果·绿色工业+全域旅游（康养）"总体思路，以大健康理念统领特色小镇建设工作布局。全面融入川西北阿坝生态示范区，立足区位条件、资源禀赋、产业沉淀和地域特征，以主动健康产业培育为核心，兼顾特色文化、特色功能和特色建筑，着力推进生产、生活、生态空间"三生融合"。促进产城融合发展，营造宜居宜业环境，提升集聚人口的能力和人民群众获得感。

水磨镇从实际情况出发，综合考虑各方面发展的制约因素，全力推进康养项目储备。

一是集装集成省级创建工作项目。有效统筹好民族团结进步示范镇、竹林小镇、森林小镇、天府旅游名县、乡村振兴示范镇、文旅小镇等创建工作，集装集成各类创建项目。做到一锅水煮几锅面，确保项目综合规划、整体推进。

二是集装集成茶马古道健康森林绿道项目。以运动康养为主线，打造环水磨、漩口、三江长约200千米茶马古道文化走廊。将茶马文化古道、森林运动、健康绿道、农事体验、乡村民宿等要素资源有效盘活，形成大旅游、大交通、大环境格局。

三是集装集成道教养生业态项目。以养生文化为主线，规划黄龙道观及周边集道家文化、道家养生等为一体的道教养生文化综合体验项目，规划黄龙道观恢复第三期项目；规划集道医、道茶、道餐等内容的道家业态配套项目；规划集商业、教育、居住等为一体的茅坪子片区综合利用开发项目。

四是集装集成温泉和高山冬季项目。以度假、运动为主题，充分利用温泉、高山景观等资源，发挥康体疗养价值与避暑等休闲整合效应，规划高峰、陈家山等村的高山旅游资源综合开发利用项目。着力发展冬季旅游，规划花谷旅游区旅游业态提升和冬季花谷旅游项目。

五是集装集成水生态文明项目。以水生态文明为主题，规划涵盖二村沟、寿西河范围的二村沟茶文化体验项目、二村沟溪流景观整治项目、二村沟环境整治项目、寿西河休闲观光长廊建设项目。

六是集装集成爱国主义教育基地项目。以爱国主义教育为主题，充分展示灾后重建成果、乡村振兴、历史沿革等多方面成果。规划西羌汇爱国主义教育示范基地项目，集镇灾后重建成果提升项目。

七是集装集成社会治理体系项目。以两联一进和"文明四风"为抓手，谋划大数据平台库建设和村民自治量化考核体系建设。规划水磨镇诚信体系项目、水磨镇社会善治大数据评价体系项目、水磨"户户人、人户户"数据平台和评价体系项目。

八是集装集成现代农业产业园区项目。充分盘活现有零散农业农村资源存量，挖掘乡土人文、田园乡村、青山绿水、森林林盘等资源，因地制宜推动园区农业与旅游、文化、康养等产业深度融合。规划编制了"茶+中药材"现代农业园区、"猕猴桃+中药材"现代农业园区、竹产业现代农业园区三个现代农业园区项目，有效整理、整合全镇的农业项目。

同时，水磨镇全力推进在建康养项目。

一是加快推进青鸡坪康养社区开工建设。该项目占地约70亩，总投资约1.2亿元，由社会资本全额投入，采用社会资本与村集体合作，创新综合利用农村集体经营性建设用地。目前编制方案已通过县规委会审批，正在进行施工设计等前期工作，下一步将抓紧推动项目开工。

二是加快推进黑土坡智慧农业项目建设。该项目总投资350万，主要与阿坝师院农业技术团队和专业运营公司合作，建设现代智慧设施农业。施工设计方案将于下周完成，下一步将按程序推进相关工作。

三是抓紧推动拾云露营基地运营。该项目投资约2000万元，占地约1000亩，是"农业+林业+旅游"的综合健康体验项目，包含500亩林上林下中药材基地、500亩花卉基地和森林拓展运动基地。目前已完成施工，计划4月1日投入试运行，已签约客户20000人次。

四是积极推动基础设施配套项目落地。全力争取集镇污水管网配套项目，积极争取白石水厂生活用水取水口项目、老街低压线路改造项目及市政电力设施和灯光维修改造项目。

（四）汶川县健康产业的成效

汶川县近年来积极发展健康产业，着重推进产业项目建设，建立健康产业项目库，取得了很大成就，县域经济不断壮大。

做优康养旅游，推进"全域旅游"和"康养+"，全力打造川西北特色生态康养目的地，独具魅力的特色生态康养产业成为县域经济发展的新引擎。以赵公福地、仁吉喜目谷、鹞子山养生堂、大禹农庄、芤山枣园、巴布纳庄园、樱桃庄园、达拉布庄园、彭家沟农庄为代表的生态经济庄园连点成线、连线成面。康养民宿蓬勃发展，加快推进龙溪阿尔沟冰雪度假、水磨主动健康小镇等旅游项目开发，水磨镇荣获全省首批文化旅游特色小镇和"四川十大避暑旅游目的地"称号。成功举办汶川国际马拉松赛和甜樱桃采摘节、汶川大熊猫综合格斗赛、大禹文化旅游节、"礼赞新中国·奋进新汶川"等大型活动。烟雨三江、丹青水磨、天地映秀、熊猫家园、大禹故里、古韵羌山凸显汶川魅力。"阳光谷地·熊猫家园·康养汶川"旅游品牌影响力不断提升，成功创建全国休闲农业与乡村旅游示范县、国家5A级汶川特别旅游区，被省委、省政府命名为全省首批"天府旅游名县"，荣获"全省县域经济发展先进县""全省藏区工作先进县"称号。

汶川的健康产业并不是突发奇想，也不是为了实现短期发展而提出的权宜之计。在经历了资源消耗型增长方式之后的汶川，不能只靠GDP来衡量经济发展水平，必须围绕群众幸福指数来评价。只有全民幸福健康，才能保证健康产业的持续发展，才能加快建设康养汶川，加速转型发展。健康产业作为汶川县一项亮点工作，虽然取得了一定的成绩，但由于多种因素的影响，存在大健康产业招商引资困难，健康产业发展缺乏项目、产业支撑、智库支撑，工作创新性不足、方向性需加强等问题。因此，汶川县未来发展健康产业必须长期坚持并一以贯之，必须从制度上对健康产业进行设计和完善，让发展健康产业成为全县人民的共同意志并成为法定制度。

七、健康文化

（一）健康文化的定义

《"健康中国2030"规划纲要》作为推进健康中国建设的行动纲领，提出通过发展健康文化、普及健康生活，提升全民健康素养水平，以达到提高全民健康水平的根本目标。除此之外，全国爱国卫生运动委员会发布的《全国健康城市评价指标体系（2018年版）》中关于健康文化设定了以下三个二级指标、五个三级指标（见表4-16），即健康素养（居民健康素养水平），健康行为（15岁以上人群吸烟率、经常参加体育锻炼人口比例），健康氛围（媒体健康科普水平、注册志愿者比例）。

表 4-16　全国健康城市评价体系健康文化各级指标

一级指标	二级指标	三级指标
健康文化	健康素养	居民健康素养水平
	健康行为	15 岁以上人群吸烟率
		经常参加体育锻炼人口比例
	健康氛围	媒体健康科普水平
		注册志愿者比例

资料来源：全爱卫发〔2018〕3 号

　　由于"健康文化"这一概念提出得较晚，目前在国内尚处于研究阶段，目前学术界对"健康文化"尚未形成统一的定义。

　　学者郝宗山认为，以《黄帝内经》《伤寒杂病论》《金匮要略》《神农本草经》等为代表的医学典籍，以扁鹊、张仲景、孙思邈等为代表的历代名医大家，以麻黄汤、小柴胡汤、六味地黄丸、逍遥散等为代表的中医经典方，以膏、丹、丸、散为代表的中药剂型，以针灸、推拿、刮痧、贴敷等为代表的中医外治法，以及涉及衣食住行、天地四时的中医养生保健的理论体系和方法，共同汇聚成优秀的中国传统健康文化体系。王中灿、程雪莲等学者认为，健康文化是整个文化的一部分，是社会义化的子文化，义称业文化。健康文化指以协调人与自然、人与疾病斗争为核心，在防治疾病、维护和增进健康的实践过程中形成的精神成果与物质成果的总和。健康文化是全社会成员在协调人与自然以及同疾病斗争的过程中积淀形成的，包括物质层面（自然环境和人文环境建设）、制度层面（各种规章制度）、精神层面（价值观念）和行为层面（行为举止），其核心是精神层面中的健康意识、健康素养与行为层面的健康行为。张沁兰等学者认为，健康文化是人们对健康的认知、观念、知识、制度等意识形态及与之相适应的行为方式，是人们在增进健康的实践过程中形成的精神成果与物质成果的总和。李伟等学者认为，健康文化建设是社会主义文化建设体系中重要的组成部分，它既包括物质层面的健康和谐，比如自然环境的健康和谐、社会环境的健康和谐等，也包括精神层面的健康和谐，比如规章制度的健康和谐、社会意识形态的健康和谐等；同时，它还包括行为层面的健康和谐，比如言行举止的礼貌文明和生活方式的健康，也包括价值观层面的健康和谐，比如健康意识、道德教育、艺术审美教育等。

上述各学者观点有从中国传统养生文化出发，也有基于大健康视角出发的研究。虽然目前学术界对健康文化尚未形成统一定义，但不难看出，健康文化在维护和促进人的健康方面起到了积极作用，有利于倡导健康行为、促进健康生活方式的养成、培植崇尚健康的文化，对健康中国建设至关重要。

（二）汶川县传统健康文化

汶川县作为全国四个羌族聚居县之一，是藏、羌、回、汉等各民族群众交汇融合的地带。截至 2021 年年末，汶川县藏族、羌族占总人口的比例分别为17.3%、42.3%。长期以来，各族人民在这片土地上共居共学、共建共享、共事共乐，创造了许多优秀的传统健康文化。

比如藏医药浴法，这是藏族人民以土、水、火、风、空"五源"生命观和隆、赤巴、培根"三因"健康观及疾病观为指导，通过沐浴天然温泉或药物煮熬的水汁或蒸汽，调节身心平衡，实现生命健康和疾病防治的传统知识和实践。作为藏医学的重要组成部分，藏医药浴法时至今日还广泛流布于西藏、青海、四川等地区，既在保障民众的生命健康和防治疾病中发挥着重要作用，又丰富着中华传统健康知识与实践。

汶川羌医文化历史悠久、独具特色。羌医是羌族人民在复杂的自然环境中与各种疾病长期斗争形成的特色医学，是中国民族医学宝库中的重要组成部分。羌医药与羌族宗教、释比文化等有着不可分割的关系。羌医药作为一种文化，在羌族人民几千年来的世代相承中，已成为与羌族人民生命健康密切相关的传统医药文化财富，推动着中华传统健康文化的不断发展。

（三）汶川县健康文化存在的问题及对策

1. 存在问题

据了解，汶川县由于地理位置偏僻、自然环境较为恶劣，部分群众有重盐重油的饮食生活习惯或是受传统习俗影响下形成的不健康生活方式，导致高血压、糖尿病等慢性病患病率较高。2013—2015 年，汶川县由慢性非传染性疾病导致的发病和死亡快速上升。2015 年慢性非传染性疾病死亡情况与 2013 年、2014 年相比，慢性病死亡构成由 74.13%上升至 82.16%，慢性病死亡率由 361.44/10 万上升至 451.24/10 万。

总的来说，过去汶川县民众健康意识较弱、对健康价值理解不足、健康素养水平低、不注重健康饮食，不健康的饮食习惯潜移默化地危害着身体健康，也没有在全县形成良好的健康文化，从而导致政策上热下冷，群众在推动健康战略上参与度低，主体作用发挥不足，全民健康工作难以深入开展。

2. 发展规划

《"健康汶川 2030"规划纲要》对健康文化的具体规划为：普及健康知识，发展健康文化，着力提高基本医疗素养、慢性病防治素养、传染病防治素养，全面提升城乡居民健康素养水平。开展社区健康教育活动，倡导健康文化，推进以良好的身体素质、精神风貌、生活环境和社会氛围为主要特征的健康文化建设。培育健康文化、体育户外品牌。将大健康理念贯穿于映秀爱国主义教育基地建设，加强基地健康文化建设，连片打造水磨、三江康养基地建设，开发中医药特色旅游产品，建设中医药健康旅游示范区。

2010 年，汶川县在全国率先形成了全民健康的行动纲领，制定完善了《汶川县创建全民健康示范县总体规划》，明确了让人民群众住上好房子、拥有好身子、过上好日子，物质富裕、精神富足的"三好两富"小康汶川奋斗目标。谋定了包含"培育健康文化"在内的五大体系现实路径，为全民健康建设制定了路线图。

3. 具体对策

在"培育健康文化"等五大体系等指引下，汶川县有以下七大具体做法。

（1）坚持开放发展，深入推进健康教育与促进

汶川县以建立健康的文化体系为目标，弘扬传承民族文化、大爱文化、康养文化等特色文化，满足群众日益增长的精神文化需求。民族文化灿烂悠久。羌族释比文化、羌寨登山会、藏羌歌舞文化等民俗文化异彩纷呈。融入民族元素的羌族健身操、藏羌锅庄更是备受群众喜爱，每晚县城锅庄广场均有上百余人参加锻炼。大爱文化内涵丰富。挖掘抗震救灾精神、铭恩奋进文化等资源，突出展示中华民族一方有难八方支援的传统美德和抗震救灾过程中展现的大爱文化。康养文化多元融合。以生态康养基地建设为载体，建设养生医疗服务中心，发挥养生旅游资源优势，融合中医文化、道教文化、登高健身、修身养性等多种康养元素，逐步形成了汶川特有的康养文化和康养路径。

（2）传播传导抓引领，倡导健康文化

汶川县以传播社会主义核心价值观、传导正能量为引领，在乡镇和村社区大力传播健康理念、弘扬健康文化。结合"运动康养、生态颐养、老年文养"三大主题，举办了"武林笼中对"2019"ABA汶川大熊猫综合格斗国际挑战赛"，全力打造能够代表汶川精神、人文风貌和资源特色的品牌活动。扎实开展"不忘初心、牢记使命"主题教育和感恩党、感恩祖国、感恩手足之情的"三恩"教育活动。以家国情怀为灵魂引领映秀爱国主义教育基地，新开设"无忧·时间银行"，搭建爱心服务新平台，探寻社会主义核心价值观在汶川落地落实的新路径，汶川健康文化日趋浓郁。

（3）深化移风易俗活动，培育健康文化的担当

汶川县深入开展"文明四风"建设，进一步完善村规民约、规范红白喜事，增强文明意识、节约意识，引导贫困群众养成好习惯、形成好风气。活动开展前，农村年收入仅8000余元的农户，参加一场婚礼至少得送600元。加之老百姓送礼往来不断攀比，结婚、生子、升学、乔迁等花样百出，送礼由头越来越多、礼金越送越多，百姓苦不堪言，负担不断加重。活动开展后，各类礼金最高不超过200元，减轻了群众负担，深受群众的拥护。同时，实施文化素质提升、文化资源共享工程，免费开放博物馆、图书馆、文化馆、体育馆等公共设施，不断满足群众业余文化生活需求的同时，进一步构建"我为汶川、汶川为我、身为汶川人、乐在汶川中"汶川人民共同的精神家园。

（4）创新宣传教育形式，提高健康文化素养

汶川县人民政府积极协调各部门，在县城区建设健康文化长廊，在城乡主干道设立大型户外宣传牌、固定宣传栏及刷写固定宣传标语，在公交车和站牌上设置滚动宣传标语等。全方位宣传健康促进理念和知识，极大提高了社会影响力。健康办和卫生部门充分发挥健康促进的主体作用和专业优势，及时制作、发放健康素养促进等内容的健康教育宣传资料；长年坚持在县电视台黄金时段开设健康教育栏目；以手机短信的方式，定期向手机用户发送健康素养信息；多次组织县域内各媒体，对健康促进工作开展成效进行及时宣传报道。以健康办为平台多方邀请国家、省、高校、城市医院及社会公益组织的专家、学者来汶川，采取县委中心组学习、理论授课、专题讲座、"健康大讲堂"等多种形式，对全县和村镇干部开展分类培训，进而提升全县整体工作水平。

（5）打造健康文化体系，强化全民健康理念

在强化汶川文化的传承、保护和挖掘中，力求将其融入健康汶川建设全过程，让健康理念深入人心。依托健康促进示范县建设，以健康社区家庭创建等为重点，大力实施健康"细胞"工程。深入推进全民健康生活方式行动，推进全民健身工程，激发群众参与健康的主动性。全县现有健康管理员 26 名、健康指导员 152 人。每个乡镇创建 1 个"健康村"。建立"健康自助小屋" 120 个，实现 117 个村（社区）全覆盖。体育健身路径 150 条，居民保持每周 3 次、每次 30 分钟以上运动的比例在原有基础上提高了 15%～20%，居民经常参加体育锻炼的比例由 30% 上升到 60% 以上，每年有 100 余万人次群众和游客自发参与健康活动。

（6）补齐精神建设短板，助推脱贫攻坚

汶川县大力开展群众喜闻乐见的文艺活动，举办了"颂歌献给党·同圆中国梦"、第三届"体彩杯"中国象棋赛、"映像汶川·大记忆"摄影大赛、"重走长征路"及"家乡文化家乡美"书画展等系列文化惠民活动；免费开放博物馆、图书馆；县数字电影院成功签约太平洋电影院线并正式运营。不断满足群众精神文化需求，有效提升了全民文化水平。着力引导贫困群众强化自力更生意识，用勤劳的双手改变落后面貌、创造美好生活，全面发挥群众主体作用。把"文明四风"建设融入脱贫攻坚工作，加强道德舆论的评议、规范作用，不断提高群众自我教育、自我管理、自我服务能力，形成公平正义、诚信知理、崇德友善的好家风、好民风。让贫困群众在生活上好起来，在精神上站起来。全力推进区域教育中心建设，全面实行十五年义务教育。建立贫困学生数据库并实行动态管理，各类减免补助教育优惠政策有效落实，有效阻断贫困代际传递，入学（园）率稳步提升，高考上省本科线人数连续五年居全州第一。

（7）补齐行为短板，健全健康文化体系

汶川县开展健康典型引领进机关、健康生活进农村社区、健康行为养成进学校、健康宣传教育进家庭等行动，培养群众健康生活方式；持续深入推进全民健身工程，积极倡导"日行一万步、吃动两平衡"，激发群众参与健康生活的主动性；利用广播、电视、微信等媒介，宣传健康生活知识，开展健康饮食宣传，倡导平衡膳食，全民健康生活习惯基本养成，为巩固脱贫致富成果奠定坚实基础。同时，良好的汶川健康文化环境也逐步形成，健康文化体系逐步健全。

健康文化对实现健康中国目标有着重大意义，培育健康文化、建设健康文化

体系，对推动健康文化研究，描绘"健康中国"的蓝图也有着积极的现实意义。但健康文化的形成绝不是一朝一夕的事情，目前不管是汶川县还是四川省乃至全国范围内，健康文化发展仍存在诸多问题。只有认识到健康文化的重要性，把健康文化融入健康中国发展的每一个环节中，才能不断提升公众健康素养，促进国家综合健康水平提升，助力早日实现健康中国梦！

第五章　健康汶川的成绩

　　健康是人类发展的基本要素，也是促进经济社会发展的必然要求。实现健康长寿，是国家富强、民族振兴的重要体现，是广大人民群众的共同愿望，也是汶川新时期发展的内在要求。

　　汶川县委、县政府高度重视人民群众的健康状况，特别是"5·12"汶川特大地震灾后重建以来，汶川县大力开展全民健康示范县建设，围绕"发展健康经济、营造健康环境、培育健康文化、倡导健康生活、优化健康服务"五大体系，探索走出了一条"大健康"引领"大发展"的实践之路，并取得可喜佳绩。覆盖全民的健康体检和健康档案基本实现，广泛开展全民健康教育活动，大力普及群众体育运动，健康生活方式深入人心，城乡环境明显改善，医保体系加快健全，医疗卫生服务供给能力不断增强，基本公共卫生服务均等化水平大幅提升，城乡居民健康水平和身体素质持续提高，为其他城市的健康事业提供借鉴经验，也为建设人类卫生健康共同体做出了重大贡献。

　　除了以上提到的显著成就，汶川县在公共服务标准化和主动医疗等方面的成就也很突出，"汶川解法"先后被各级各单位选为优秀案例进行传播、学习。

表 5-1　汶川县部分成就汇总表

时间	取得成就
2010 年	汶川县率先在全国提出了创建"全民健康示范县"，将"大健康"理念融入治县理政全过程，探索出破解健康中国推动落实的"汶川解法"
	水磨古镇被全球人居环境论坛理事会和联合国人居署《全球最佳范例》杂志评为"全球灾后重建最佳范例"，被第三届世界文化旅游论坛组委会授予"中国精品文化旅游景区"称号

时间	取得成就
2011 年	国家标准化管理委员会将汶川全民健康公共服务标准化试点列入国家级试点项目
	被住房和城乡建设部、国家旅游局评为"全国特色景观旅游名镇"
2012 年	汶川县正式启动全民健康示范县创建，开始推行全民免费健康体检
	汶川县被农业部、国家旅游局认定为 2011 年"全国休闲农业与乡村旅游示范县"（全国仅 38 个）
2013 年	汶川县被评为"全国慢性病综合防控示范区"
	汶川县被国家旅游局评为"国家 AAAAA 级旅游区汶川特别旅游区"
	汶川县被四川省人民政府评为"四川省第五批历史文化名镇"
2014 年	汶川县被水利部评为"国家水利风景区"
	汶川县在 51 个少数民族地区县级经济综合评价排位中位居第三，荣获全省"少数民族地区类区先进县"称号
2016 年	汶川县全民健康建设被美国约翰霍普金斯大学入选教学案例
	汶川县作为全国唯一受邀县参加全球健康促进大会并做优秀案例介绍
	汶川县成功申报为全国第三批电子商务进农村综合示范县
2017 年	汶川县作为《2017 年健康素养促进行动项目总结启动会》唯一受邀县在大会做交流发言
	汶川县城、水磨镇成功创建国家卫生县城（乡镇）
	汶川县被住房城乡建设部评为全国特色小镇
2018 年	国家发展改革委选入《全国红色旅游经典景区名录》
	汶川县获评全省脱贫摘帽工作先进县，先后荣获"全省藏区工作先进县""三农工作先进县"等称号，成功申报四川省首批乡村振兴规划试点县
	汶川县荣获"四川省 2017 年重大农村改革任务年度推进示范县"称号
	汶川县成功创建省级环保模范县，8 个乡镇被命名为省级生态乡镇
	在成都举办的中国（成都）旅游风云榜活动中，汶川县荣获"2017 年度最佳康养休闲旅游目的地"称号
2019 年	地区生产总值由 2015 年的 55.67 亿元增加到 2019 年的 62.76 亿元，年增长 6%，地方一般公共预算收入 3.76 亿元、增长 10%，人均 GDP 达 61165 元，高于全省平均水平

时间	取得成就
2019 年	汶川县在全省 183 个县中脱颖而出，近三年连续两次获得全省"县域经济发展先进县"称号
	汶川县被四川省委、省政府命名为全省首批"天府旅游名县"
	汶川县映秀镇获得"第五届全国文明村镇"光荣称号
2021 年	根据《中国旅游报》发布的 2021 年度中国旅游产业影响力案例名单，汶川县获评 2021 年度全国文化和旅游新媒体传播力优秀案例（县级）
	汶川县被命名为 2021 年度州级民族团结进步示范和先进单位

汶川县在各级领导的关怀和群众的支持下，逐渐走上大健康之路，并逐步实现在经济、政治、文化等多重领域的发展，在健康水平、健康人群、健康服务、健康保障、健康环境及产业等方面取得了重大成就。（见表 5-2）这既是向"健康中国 2030"交付的最好答卷，也为其他城市的健康建设提供了可借鉴的思路。

表 5-2　"健康汶川 2030"建设指标表

一级指标	二级指标	2016 年	2020 年	2030 年
健康水平	人均预期寿命（岁）	78.60	79.00	81.00
	婴儿死亡率（‰）	5.70	5.00	5.00
	5 岁以下儿童死亡率（‰）	6.84	6.00	6.00
	孕产妇死亡率（1/10 万）	0.00	1.00	1.00
	城乡居民达到《国民体质测定标准》合格以上的人数比例（%）	76.50	87.20	92.00
健康生活	居民健康素养水平（%）	8.00	20.00	30.00
	经常参加体育锻炼人数（万人）	6.20	6.50	7.00
	人均体育场地面积（㎡）	1.22	1.80	2.00
	中小学健康教育课开课率（%）	100.00	100.00	100.00
	15 岁以上人群吸烟率（%）	23.60	20.00	15.00

一级指标	二级指标	2016 年	2020 年	2030 年
健康服务和保障	重大慢性病过早死亡率（%）		比 2015 年降低 10%	比 2016 年降低 30%
	每千常住人口执业（助理）医师数（人）	2.12	2.20	3.00
	万人口全科医师数（人）	1.40	2.00	3.00
	个人卫生支出占卫生总费用的比重（%）	小于 30%	小于 30%	小于 30%
重点疾病控制	符合治疗条件的艾滋病病毒感染者和病人接受抗病毒治疗比（%）	87.00	90.00	93.00
	高血压患者管理率（%）	29.00	50.00	85.00
	糖尿病患者管理率（%）	13.00	40.00	75.00
健康环境	（地级及以上）城市空气质量优良天数比率（%）	98.36	98.50	99.00
	细颗粒物（PM2.5）年均浓度（μg/m3）	34.70	34.00	32.00
	地表水质量达到或好于Ⅲ类水体比例（%）	100.00	100.00	100.00
	县级以上集中式饮用水水源水质达到或优于Ⅲ类比例（%）	100.00	100.00	100.00
健康产业	健康服务业总规模（亿元）	5.40	6.00	10.00

资料来源：《"健康汶川 2030"规划纲要》

表 5-3　2016—2020 年汶川县健康建设指标数据变化记录表 1

指标	人均预期寿命（岁）	婴儿死亡率（‰）	孕产妇死亡率（1/10 万）	符合要求的中小学体育与健康课程开课率（%）	中小学生每天校内体育活动时间（小时）	寄宿制中小学校或 600 名学生以上的非寄宿制中小学校配备专职卫生专业技术人员、600 名学生以下的非寄宿制中小学校配备专兼职保健教师或卫生专业技术人员的比例（%）
2016 年	78.68	5.7	0	100	2	小学 600 人以上的三所配比为 1：600，中学 600 人以上的学校三所，配比为 2：600

指标	人均预期寿命（岁）	婴儿死亡率（‰）	孕产妇死亡率（1/10万）	符合要求的中小学体育与健康课程开课率（%）	中小学生每天校内体育活动时间（小时）	寄宿制中小学校或600名学生以上的非寄宿制中小学校配备专职卫生专业技术人员、600名学生以下的非寄宿制中小学校配备专兼职保健教师或卫生专业技术人员的比例（%）
2017年	78.68	5.7	0	100	2	小学600人以上的三所配比为1：600，中学600人以上的学校3所，配比为2：600
2018年	78.68	5.7	0	100	2	小学600人以上的三所配比为1：600，中学600人以上的学校三所，配比为2：600
2019年	78.68	5.7	0	100	2	小学600人以上的三所配比为1：600，中学600人以上的学校3所，配比为2：600
2020年	78.68	5.7	0	100	2	小学600人以上的三所配比为1：600，中学600人以上的学校3所，配比为2：600

表5-4　2016—2020年汶川县健康建设指标数据变化记录表2

指标	配备专兼职心理健康工作人员的中小学校比例（%）	卫生总支出（元）	新生儿遗传代谢性疾病筛查率（%）	农村适龄妇女宫颈癌和乳腺癌筛查覆盖率（%）	接尘工龄不足5年的劳动者新发尘肺病报告例数占年度报告总例数比例（%）	高血压患者规范管理率（%）
2016年	95	84383609.20	100	宫颈癌：23.44	0/1	29.00

指标	配备专兼职心理健康工作人员的中小学校比例（%）	卫生总支出（元）	新生儿遗传代谢性疾病筛查率（%）	农村适龄妇女宫颈癌和乳腺癌筛查覆盖率（%）	接尘工龄不足5年的劳动者新发尘肺病报告例数占年度报告总例数比例（%）	高血压患者规范管理率（%）
2017年	95	84383609.20	100	乳腺癌：7.48	0/2	97.72
2018年	95	84383609.20	100	乳腺癌：10.89	0/3	96.00
2019年	95	84383609.20	100	乳腺癌：45.54	1/2	92.00
2020年	95	84383609.20	100	宫颈癌：23.44	1/5	91.13

表5-5　2016—2020汶川县健康建设指标数据变化记录表3

指标	糖尿病患者规范管理率（%）	乡镇卫生院、社区卫生服务中心提供中医非药物疗法的比例（%）	以乡（镇、街道）为单位适龄儿童免疫规划疫苗接种率（%）	卫生厕所普及率（%）	汶川县居民人均收入（元）	健康素养水平（%）
2016年	95	0	95.20	—	18163	6.9
2017年	97.03	84	95.60	—	19777	—
2018年	96	30	95.50	—	21886	16.8
2019年	96	36	96	88.5	24018	—
2020年	89.29	40	96.8	95.6	25589	20.4

一、标准化试点项目成效

（一）汶川县标准化试点项目成果概述

一是以标准化手段创新社会管理模式，创建具有汶川特色的全民健康公共服务体系。汶川县以标准化的原理和方法规范健康公共服务体系建设，加快推进规范化建设试点，构建了服务标准体系，制定符合工作实际、操作性强的服务基础标准、服务提供标准以及服务保障标准，形成对公共服务的有力支撑；建立标准化的服务运作模式和项目管理体系；采取试点先行、点面结合的方法，逐步加强标准化工作对健康服务的支撑作用，各服务标准实现全覆盖。

二是依托科研院所的支持与合作，推动标准化理论与实践的融合。受汶川县委托，中国标准化研究院作为研究机构进行全民健康公共服务标准化理论研究，北京市红十字基金会全民健康烽火行动基金作为咨询管理机构提供保障支撑。结合国内外理论与实践，联合编著了《汶川县全民健康公共服务体系研究》，是国内最早形成的较为系统的全民健康公共服务标准化理论体系，为各地政府开展全民健康公共服务建设提供了理论指导。

三是加强宣传和培训，树立标准化意识。通过召开动员大会、专场培训、展板、集中学习、发放宣传手册、媒体宣传、现场操作指导等方式宣传标准化基础知识、公共服务标准化基础理论，增进各部门业务人员对标准化知识的理解，明白什么是标准，什么是公共服务标准，什么是全民健康公共服务标准以及如何参与汶川全民健康公共服务标准化试点项目，提高服务标准化意识，使全员了解、熟悉并掌握标准要求，增强执行标准的自觉性，推动标准化行为养成工作，达到用标准管人、用标准管事、用标准规范行为的目的，用好习惯优化健康服务行为，充分实现全县公共服务标准化、均等化和规范化。

四是扩大开放与合作，提高健康汶川影响力。以创建全民健康公共服务标准化试点为载体，积极向国务院发展研究中心、国家卫生部、科技部国际红十字会等部门或国际组织汇报，成功创建全国慢病防控示范区、创新医疗器械产品应用示范工程示范县、省级爱国卫生城市、省级免费孕前优生健康检查试点县、全省人口计生综合改革示范县和首批阳光计生示范县、国家级汶川全民健康基本医疗卫生服务科技惠民试点县等；积极参加北京中美健康峰会和健康城市建设工作经验交流会、大型公益电视系列节目《健康中国》新闻发布会。通过新华网、健康频道等多家主流媒体的采访报道，开展对外交流活动20余批次，多渠道积极宣传汶川创建全民健康公共服务标准化试点工作，得到了中央有关部委局领导和专家的高度关注和充分肯定，不断展新创建成果，逐步扩大"健康汶川"的影响力。

(二) 汶川县人力资源和社会保障局标准化数据分析

表 5-6 2014 年汶川县人力资源和社会保障局试点工作开展数据统计表

开展项目	试点工作开展前 (2012 年度)	试点工作开展后 (2013 年度)	增长率
新增就业	839 人	850 人	1.3%
农村劳动力技能培训	270 人	324 人	20.0%
在岗培训	400 人	470 人	17.5%
失业保险参保人数	9097 人	9421 人	3.6%
实现劳务收入	19300 万元	20255 万元	4.9%
群众满意度调查	72%	95%	23.0%

资料来源：汶川县人力资源和社会保障局

汶川县人力资源和社会保障局的试点项目工作在短时间内显现出良好的效果。当地一年新增就业人数 11 人；累计组织农村劳动力技能培训共 594 人次，组织在岗培训共 870 人次；失业保险参保人数增长 3.6%；劳务收入增长 4.9%；群众满意度由 72% 提升至 95%。

(三) 汶川县卫生局标准化数据分析

1. 标准化试点工作成果总述

实施标准化试点工作后，人民群众健康意识明显增强，体检率明显提高。

一是居民健康档案管理逐渐成熟。截至目前，汶川县居民健康档案共 92933 份，电子档案 91907 份；开展公众咨询活动 183 次，参与咨询群众 18453 人；开展知识讲座 187 次，参与人数 8650 人；接种 I 类疫苗 44956 针次，II 类疫苗 2839 针次。老年人管理 8526 人，管理高血压、糖尿病、重型精神病患者分别为 3084 人、965 人、35 人，开展卫生监督协管 419 次。开展全县儿童、孕产妇系统管理，0~6 岁儿童管理 7539 人，孕产妇保健 3664 人次，孕产妇健康管理 1716 人。

二是居民健康体检率明显上升。汶川县按照"全面覆盖、免费提供、自愿参检、城乡均等、方便群众"的原则，在全县扎实开展全民健康体检和慢性病、妇女病普查工作。移动诊疗中心开展慢病目标人群普查全县应体检89561人，实际体检82090人（其中体检项目齐全的59144人、已体检但部分项目不齐全的22946人），体检率为91.66%；农村妇女妇女病普查13236人，普查率达94.59%。共查出患病人数7698名，体检人群患病率58.16%。

三是慢性病管理逐渐规范。通过映秀镇试点单位慢性病标准化试点，映秀镇建立居民健康档案6591份，规范管理6500人，管理率达98.6%。65岁以上老年人680人，管理612人，管理率90%；高血压病人370人，管理351人，管理率94.9%；糖尿病病人94人，管理76人，管理率80.6%；重型精神病5人，管理5人，管理率100%；肿瘤5人，管理4人，管理率80%。

四是居民健康教育明显增强。映秀镇辖区7个行政村开展了每季度一次的健康知识讲座，目前已开展健康知识讲座21次，覆盖人口1200余人，个体化健康教育229人次，播放影像资料6种400余次；发放健康教育宣传资料4000余份，主题日健康宣传7次，使1600余人接受了健康教育，卫生院及村卫生室有健康教育宣传栏10个，到目前为止更新了健康教育栏30期。有效提高群众健康意识的同时，还在一定程度上影响了群众的健康行为。

2. 群众满意度调查明显提升

实施标准化试点以来，通过对群众的满意度测评，汶川县人民群众对全民健康体检、移动诊疗、慢病服务、健康教育服务满意度明显提升。（详见表5-7、表5-8）

表5-7　汶川县群众满意度测评表1

发放数量（份）	2013年3月			2013年10月		
	回收数量（份）	满意度（%）	发放数量（份）	回收数量（份）	满意度（%）	发放数量（份）
全民体检	25	20	94	25	20	99.5
移动诊疗	25	20	95	25	21	99

资料来源：汶川县卫生局

表 5-8　汶川县群众满意度测评表 2

	调查表数量（份）	满意数量（份）	占比（%）	非常满意数量（份）	占比（%）	不满意数量（份）	占比（%）
慢病服务	495	434	87.7	59	11.9	2	0.04
健康教育规范	687	666	96.9	19	0.28	2	0.03

资料来源：汶川县卫生局

3. 人民群众广泛受惠

汶川县通过对居民实行免费体检，发现疾病并有效地进行归口管理。同时，汶川县还对所有慢性病患者开展相关问卷调查，了解发病、生活方式等相关情况，将发现的高血压、糖尿病、重症精神病等患者纳入基本公共卫生服务均等化管理。（详见表 5-9）

表 5-9　汶川县慢性病病例及患病率

	高血压	糖尿病	重症精神病	冠心病	脑卒中	恶性肿瘤	口腔龋齿
病例（个）	3186	980	36	98	20	44	1656
患病率（%）	5.11	1.57	0.04	0.12	0.02	0.05	2.02

资料来源：汶川县卫生局

农村妇女"两癌"筛查，累计完成宫颈癌初筛 1500 人、乳腺癌筛查 500 人；免费艾滋病、梅毒、乙肝分别检测 1262 人次、1210 人次、1155 人次，咨询 1557 人次；农村孕产妇住院分娩补助 585 人；农村妇女增补叶酸预防神经管缺陷 9 月新增服用 153 人，目标人群服用依从率达 90%。

4. 社会效益和经济效益明显改善

移动诊疗开展全县免费体检工作，通过牧区巡回医疗，县外到县医院就医的病人增长了 50%~60%；门诊人次增长 78.8%；住院人次增长 21.38%；住院手术（外科、妇产科）增长 18.96%；医疗业务收入增长 48%。县中医医院、水磨镇中心卫生院新农合参合农民在县外就医人员减少了 13.6%，门诊人次增长 60.33%；住院人次增长 29.49%；住院手术（外科、妇产科）增长 394.9%；医疗业务收入增长 44%。医疗设备和仪器利用率显著提升，CT 检查增长 100%；DR 及 X 光检查增长 22%；B 超、心电图检查增长 60%；检验检查增长 70%。

5. 标准体系有效实施更加有效

各试点单位按照标准化规范组织实施，对照标准体系框架内容进行查漏补缺，对实施过程中发现的问题及时提出修改建议，在不断完善标准中改进和提升服务质量，有效地提高了工作效率。建立标准实施情况的检查、考核机制，定期组织人员检查和自我评价，对标准化工作中存在的问题及时反馈至县标准化试点办公室，确保纳入标准体系的标准实施时间不少于半年，实施率达到90%，满意度达90%。

（四）汶川县住建局标准化数据分析

表5-10　汶川县住建局创建全民健康标准化试点实施前后情况

项目	正式实施前	正式实施后	备注
标准使用	日常工作涉及法律法规和有关标准不明确	建立健全公共服务标准体系（健康住宅环境和保障性住房经办服务）：标准明细153项，其中国家标准86项、行业标准33项、自制标准34项，在全局范围内发布实施	
服务水平	办理建设工程用地规划许可证需15个工作日	办理建设工程用地规划许可证缩减到10个工作日，在办理审批过程中实际从收件到发证只需5个工作日	服务效率提升50%的基础上又提升20%
管理规范	采用建设质量安全技术规范，未将工地食堂管理和工地卫生纳入安全文明施工，房屋竣工管理没有加入室内空气污染物检测	采用《汶川健康社区健康住宅建筑基本要求》在建5个工地的工地食堂管理和工地卫生纳入安全文明施工，房屋竣工管理加入室内空气污染物检测	
住房经办	2012年进行一次廉租房分配服务，共138户	2013年进行两次廉租房分配服务，共118户	住房经办服务在标准化试点后更完善
品牌创建	漩映片区为4A级国家旅游景区	漩映片区为4A级国家旅游景区	
试点建设	阳光社区无正式办公场所，租用房屋办公	完成350平方米社区办公用房和活动中心建设，设立了党员活动室、综合教室、图书室、办公室、警务室等设施	
试点健康档案	未建立社区居民健康档案信息	为社区1930户3059人建立居民《健康档案》	

资料来源：汶川县住建局

（五）汶川县生态环境局标准化数据分析

绿化公共服务标准实施前，绿地保存率85%以下，乔、灌、草等保存率85%以下，大乔木保存率90%以下；标准实施后，绿地保存率100%，乔、灌、草等保存率大于95%，大乔木保存率大于98%。

此外，汶川县通过公共服务标准化的实施，让老百姓享受到优质高效的健康资源。编制了垃圾清运、道路保洁、公厕管理、园林绿化、市政道路等相关标准，形成了覆盖行业各个领域的标准体系，明确了各部门管理、服务、监督的职责，统一市政市容服务、管理标准，提升了城市管理运行的科学化、精细化水平。试点建设以来，以建设"洁、净、美"县城，实现"净、畅、宁、丽"为目标，汶川县市政道路管理水平、市容卫生质量、园林绿化效果进一步提高，县城新建成区绿地率达35.2%，建成区绿地率达41.8%，人均公园绿地面积达13.34平方米。加强"四害"杀灭监测，重点开展占道经营整治，城区广告牌匾、门店牌匾整治、灭鼠达标行动，有力地解决了城市"脏、乱、差"问题，社区环境整洁、绿化、美化，车辆摆放合理，营造汶川文明健康的城市新形象。

（六）汶川县文体局标准化数据分析

通过健康教育各项工作的正常开展，汶川县七一映秀中学师生的健康教育能力得到增强，学生的健康得到有力保障，在学业方面取得了可喜可贺的佳绩。（详见表5-11）

表5-11　汶川县七一映秀中学健康教育标准化数据

序号	详情
1	组织6次培训班，培训标准化工作人员200人次
2	标准平均覆盖率达到98.23%，营养保障覆盖率达到100%
3	完成心理咨询342人，集体心理辅导（如高考前的心理减压等）4次
4	学生的违纪违规现象由每周5起减少到现在的每周不到2起
5	县营养保障检查评比，学校获得上级多次肯定和表彰。通过省A级食堂评估，学生满意度达到90%以上
6	学生健康教育与营养保障标准化试点满意度调查均在59%以上

序号	详情
7	在中、高考中取得好成绩（中考综合排位居全县前列，高考居全州第三）

资料来源：汶川县文体局

二、居民幸福感与获得感成效

开展 2018 年汶川居民幸福感调查分析是为了厘清 2008 年以来汶川县居民幸福感整体状况，探究影响居民幸福感的主要因素，为提高居民幸福感提供数据支撑。

（一）问卷设计与情况

本次调查通过文献分析、专家咨询、政府部门意见反馈以及项目组论证研究，确立汶川县居民幸福感测评的具体内容，根据测评内容设计了两份问卷："2018 年汶川县居民社会幸福感研究调查问卷""2018 年汶川县居民个体幸福感量表"。其中，"2018 年汶川县居民社会幸福感研究调查问卷"由经济生活、就业状况、文化教育、政务服务、生态环境、社会保障、社会文明、健康状况 8 个部分内容、51 个题目组成。"2018 年汶川县居民个体幸福感量表"主要从"对生活的满足和兴趣""对健康的担心""精力""忧郁或愉快的心境""对情感和行为的控制""松弛和紧张"6 个分量表、18 个项目进行测评。本次调查以汶川县居民为调查总体，采用分层随机抽样方法抽取样本（被调查居民）1600 个，调查样本涵盖威州镇、绵虒镇、映秀镇、卧龙镇、水磨镇、漩口镇、耿达镇、三江镇、龙溪乡、克枯乡、雁门乡、银杏乡 12 个镇（乡），包括不同年龄、民族、职业、婚姻状况、文化程度等各类人群。

（二）幸福感计分办法

汶川县居民幸福感得分由两份问卷得分进行简单算术平均得出。首先，对社会幸福感问卷的五等级问题赋值，并采用简单算术平均法分别计算每一维度（共 8 个维度）的平均值，加总得到汶川县居民社会幸福感得分（满分 100 分）。其次，对汶川县居民个体幸福感量表按正向和反向计分标准，计算每一因子（分量表）得分，汶川县居民个体幸福感等于各部分得分之和，满分为120分，通过折算系数5/6折算为百分制（满分100分）。最后，将汶川县居民社会幸福感得分和个体幸福感得分进行简单算术平均，计算汶川县居民总体幸福感得分。

（三）调查结果

测算结果显示，2018年汶川县居民总体幸福感平均得分为73.39分，比上年提高2.90分。其中居民个体幸福感平均得分71.69分，比去年提高2.89分，在个体幸福感的6个维度的18个问题得分总和高于全国整体水平。居民社会幸福感平均得分75.08分，比上年提高2.70分，在社会幸福感的8个方面的调查结果中，中值以上回答占比高于90%，满意及满意以上回答占比高于70%，表明汶川县居民整体幸福感较高。汶川县灾后重建工作和灾后心理抚慰工作成效显著，居民对于当前的社会经济生活总体认同度高，居民的心理健康状态良好。

1. 汶川县居民总体幸福感

2018年汶川县居民总体幸福感平均得分73.39分，比上一年提高2.90分，其中居民个体幸福感平均得分71.69分，比上年提高2.89分，居民社会幸福感平均得分75.08分，比上年提高2.70分。与"2018年四川民生满意度指数报告"中幸福感调查结果一致，且高于四川省居民幸福感的平均水平，表明汶川县民生工作成绩显著，居民对自身的生活满意度和当前的社会经济生活总体认同度较高。（详见图5-1）

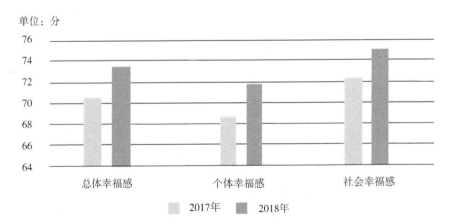

图5-1　汶川县居民总体幸福感情况

2. 汶川县居民个体幸福感

为了深入对比分析汶川县居民个体幸福感 6 个不同构成维度的情况，我们将每一个维度指标的理论最高得分换算为 100 分，通过计算得到汶川县居民在每一个分量表的平均得分。测算结果显示，汶川县居民在 5 个分量表的平均得分均明显高于中值水平，汶川县居民在心情、精力与自我控制上体现的个体幸福感较高，其中"忧郁或愉快的心境""对情感和行为的控制""精力" 3 个分量表的平均得分超过 75 分，表明汶川县居民在个体幸福感上的得分整体表现较好。

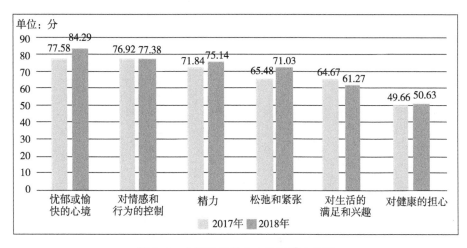

图 5-2　汶川县居民个人幸福感分量表

3. 汶川县居民社会幸福感

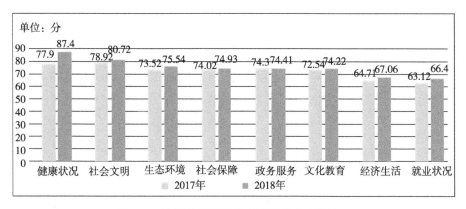

图 5-3　汶川县居民社会幸福感八个方面情况

根据各维度的得分，社会幸福感维度分为三类。第一类分别为健康状况（87.4分）、社会文明（80.72分）和生态环境（75.54分），第二类分别为社会保障（74.93分）、政务服务（74.41分）和文化教育（74.22分），第三类分别为经济生活（67.06分）和就业状况（66.4分）。

4. 汶川县镇（乡）居民幸福感

整体而言，汶川县12个镇（乡）居民幸福感较高。居民总体幸福感排名前三位的分别为银杏乡（84.45分）、克枯乡（76.95分）、三江镇（75.38分）。

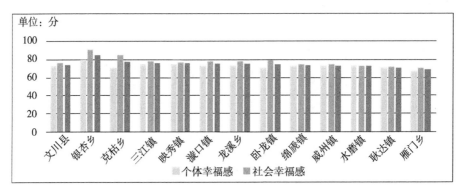

资料来源：汶健康委办发〔2019〕36号

图5-4 汶川县居民幸福感各乡镇情况

三、主动医疗服务模式成效

通过探索、实践移动医疗、主动医疗，汶川县建立了全国第一个县级移动诊疗服务中心，并进一步发展形成了以"二级预防"早诊、早治为核心的中国特色"主动医疗服务模式"，成功创建了国家级慢性非传染性疾病防控示范区和国家级全民健康公共服务标准化示范县。全县整体医疗服务能力明显提高，全县群众的幸福感、获得感不断提升，为"幸福汶川""康养汶川"建设奠定了坚实的基础。

（一）群众满意度提升

根据北京协和公共卫生院2016年7月调研及医院抽样调查，汶川群众饮酒率、吸烟率低于邻县，严格按医嘱服药比例高于邻县。

国家统计局联合清华大学、北京大学等参与整理、分析的数据显示：汶川县居民健康综合指数为91.76分，汶川县居民总体幸福感平均得分为89.87分，群众的幸福感、获得感提升，为"幸福汶川"建设奠定了坚实的基础。

表5-12　北京协和公共卫生院2016年7月调研及医院抽样调查数据

汶川群众参检率（%）	92.20
健康体检满意率（%）	86.03
规范化电子建档率（%）	98.00
通过健康体检发现慢性病患者比例（%）	72.93
慢性病患者对随访服务满意率（%）	98.58

（二）政府公信力增强

汶川县委、县政府站在维护健康为首要责任的高度，在对汶川经济社会发展模式进行整体设计的过程中，把健康作为重要发展目标，将"大健康"理念有机融入全县经济发展、社会进步、民生改善、扶贫攻坚等工作中[1]，得到全县群众的广泛认同。

经过对汶川县政府探索与实践大健康之路的论证可以发现，汶川县政府高度重视健康事业，将健康理念融入各项政策的执行过程中，推动公共服务标准化，落实主动医疗模式，全心全意为人民服务，为人民谋幸福，群众对政府的满意度上升，政府公信力增强。

（三）医疗水平提高

移动医疗能引导优质医疗资源向下沉、医疗服务困难往上走，实现全县医疗资源共享，既为基层医院留住了病患，又能够保证卫生服务的质量和连续性，从而为人民健康提供城乡无差别化的优质服务。

汶川通过对移动医疗和主动医疗服务模式的不断探索与实践，被动服务转变为主动服务，服务不可及转变服务个性化，个体服务转变协同服务，汶川县整体

---

[1]　《汶川县健康委员会办公室关于汶川县"健康五进"工作总结》。

医疗服务能力明显提高,① 医院学科建设更科学，优质医疗服务辐射更广区域，品牌区域影响力更凸显。

（四）健康革新化

通过探索主动医疗服务模式，基本实现了健康的四大革新，即从治疗转向预防、从医疗转向健康、从点的服务转向连续性服务、把保险保障融入健康和医疗服务。②

汶川县在全国建立了第一个县级移动诊疗服务中心和连续管理中心，定期开展巡回医疗、疑难杂症远程会诊和远程教学，群众可以在家门口享受方便、快捷、专业的医疗服务，切实构建了"1小时医疗服务圈"。做到早期干预、视点前移。利用移动诊疗主动把病人"找出来"，并积极探索"5321"（五病先行、三师共管、两套工具、一体化管理）主动医疗模式，把"找出来"的病人"管起来"，变"等患者来院"为"主动送医上门"，从而落实全程医疗服务，实现全过程管理和监控。

（五）看病便利化

移动医疗具有良好的机动性、环境适应性、配套性等优点，可以突破时间的限制，及时救治、扩大诊治、扩大服务范围，主动医疗服务、送医上门、送健康到家，最终让老百姓就医省时省力更省钱，从而实现"时间可及、成本可及、位置可及、优质可靠"。在缓解汶川县偏远地区群众因卫生资源不足、交通不便等造成的看病难、看病贵等问题方面发挥了重要作用。

四、较之于成都，健康汶川建设存在的差距与不足

在健康中国战略实施的大背景下，不同地区之间的健康建设实践成为研究的重要对象。成都作为西部地区的中心城市，其健康建设实践具有代表性和引领性。基于此，我们选择成都与汶川进行对比分析。一方面，通过对比两地健康水平、健康保障以及健康环境等方面的差异，更加有利于发现健康汶川建设中存在

---

① 旺娜：《打造五大健康体系托起汶川全面小康》，2018。
② 旺娜：《打造五大健康体系托起汶川全面小康》，2018。

的问题。另一方面，通过对比两地健康建设的异同，发现其中的成功经验和不足之处，从而相互借鉴、取长补短，推动两地乃至更广泛区域的健康建设事业不断向前发展。

在对比汶川和成都健康事业发展差异时，考虑到健康中国战略的规划内容、两地不同的发展背景及健康建设实践中的关键要素等因素，主要选取了三个方面的指标。

首先，健康水平是衡量一个地区健康建设成效的基础指标。人均预期寿命和婴儿死亡率是反映一个地区居民整体健康状况和医疗卫生服务水平的重要参数。这些指标能够直观展示两地居民在生命长度和生命质量上的差异，有助于揭示健康建设中的成效与不足。

其次，健康保障是健康建设的重要组成部分，它涵盖了卫生资源、社会经济和医疗保障等多个方面。卫生资源是保障居民健康的基础，包括卫生机构、卫生人员和卫生设施等。通过对比两地的卫生资源配置情况，可以评估其在提供基本医疗服务方面的能力。社会经济因素是影响居民健康的重要因素，通过对比人口指标和国内生产总值等数据，可以分析两地社会经济状况对居民健康的影响。医疗保障是减轻居民医疗负担、提高医疗服务可及性的重要手段，基本医疗保险参保人数是衡量医疗保障水平的重要指标之一。

最后，健康环境是影响居民健康的重要因素，包括自然环境和文化环境两个方面。自然环境对居民的身心健康有着直接的影响，如空气质量等环境因素与居民的健康状况密切相关。文化环境则包括健康文化宣传教育方式和生活、饮食方式等，这些因素对居民的健康素养和自我保健能力有着重要影响。通过对比两地的健康环境，可以揭示其在促进居民健康方面的优势与不足。

除了采用汶川的数据和成都的数据进行微观层面的对比之外，在深入探究部分维度的差异和不足时，鉴于数据的可获取性和代表性，我们将部分采用汶川县所在的阿坝州与成都的相关数据进行对比分析。通过这种方式，从宏观层面揭示两地在健康水平、健康保障和健康环境的发展不均衡之处，进而全面、客观地评价两地在健康建设上的差异提供有力支撑。

（一）健康水平

健康水平是衡量一个地区居民健康状况的重要指标。在本研究中，我们选取了人均预期寿命和婴幼儿死亡率这两项关键指标，来深入剖析健康汶川与健康成都在这方面的具体表现。人均预期寿命的长短直接反映了居民的整体健康水平和医疗卫生服务的质量，婴幼儿死亡率的高低则体现了地区在妇幼保健和儿童健康保护方面的成效。

1. 人均预期寿命

人均预期寿命作为反映健康水平的核心数据，其变化不仅体现了医疗技术的进步，也反映了生活质量的提升。2016—2020 年，成都市和汶川县在人均预期寿命方面均有所增长，但两者之间仍存在一定的差异。

表 5-13　2016—2020 年成都市与汶川县的人均预期寿命对比统计表　　单位：岁

年份　地区	成都市	汶川县
2016 年	79.33	78.68
2017 年	79.89	79.05
2018 年	80.54	79.63
2019 年	81.01	78.50
2020 年	81.52	77.88

数据来源：四川省卫健委、汶川健康办

近年来，随着"健康成都"建设的不断推进，成都市的医疗卫生服务体系日益完善，人民群众的健康意识也逐渐增强。数据显示，成都市的人均预期寿命从 2016 年的 79.33 岁逐年增长到 2020 年的 81.52 岁，这一增长趋势不仅体现了成都市在医疗卫生方面的投入和成效，也反映了成都市居民生活质量的稳步提升。

与成都市相比，汶川县的人均预期寿命增长幅度相对较小。由表 5-13 可知，汶川县的人均预期寿命在 2016 年为 78.68 岁，2020 年为 77.88 岁，期间出现了波动和下降的情况。虽然近年来汶川县在灾后重建、医疗卫生等方面取得了显著成就，但由于地理位置偏远、经济基础薄弱等因素，其人均预期寿命仍然低于成都市。

2. 婴儿死亡率

婴儿死亡率是衡量一个地区医疗卫生水平和健康水平的重要指标之一。通过对比成都市与汶川县近五年来的婴儿死亡率数据，我们可以更深入地了解两地在医疗卫生事业发展和健康水平等方面的差异。

表 5-14　2016—2020 年成都市与汶川县的婴儿死亡率对比统计表　　单位:‰

年份 地区	成都市	汶川县
2016 年	3.49	5.7
2017 年	2.83	3.79
2018 年	2.77	5.92
2019 年	2.39	1.16
2020 年	2.27	1.29

数据来源：四川省卫健委、汶川健康办

从整体趋势来看，成都市的婴儿死亡率呈现逐年下降的态势。从 2016 年的 3.49‰降至 2020 年的 2.27‰，这一趋势表明成都市在医疗卫生服务、孕期保健和儿童健康管理等方面取得了显著的成绩。相比之下，汶川县的婴儿死亡率变化则呈现一定的波动。在 2016 年和 2018 年，汶川县的婴儿死亡率相对较高，分别达到 5.7‰和 5.92‰。而在 2019 年和 2020 年，该县的婴儿死亡率则呈现明显下降，分别降至 1.16‰和 1.29‰。然而，与成都市相比，汶川县的婴儿死亡率仍然处于较高水平，这提示我们仍需要继续加大对汶川县等偏远地区的医疗卫生投入和支持力度。

通过对比分析我们可以清楚地看到，健康汶川在健康水平建设上取得了一定成绩。无论是人均预期寿命的稳步提升，还是婴幼儿死亡率的持续下降，都充分证明健康汶川建设在提升居民健康水平方面的积极作用。与此同时，我们也发现，与健康成都相比，健康汶川在某些方面仍存在一定的差距。这也为我们后续的研究和实践指明了方向，即在巩固现有成果的基础上，继续加强医疗卫生服务体系建设，提高居民健康素养，推动健康汶川建设向更高水平迈进。

（二）健康保障

在中国发展报告中指出，健康保障是指全体居民享有的公共卫生、疾病防治、健康保护、健康促进等方面的社会福利。结合相关政策，本部分选取卫生资源、社会经济和医疗保障作为二级指标，对成都市和汶川县的健康建设现状进行对比，由此来分析两地在健康保障建设上存在的差异，进而寻找推动两地健康保障事业发展的可实现路径。

1. 卫生资源

首先，卫生机构数量和卫生人员人数的对比。

一方面，从卫生机构数量进行分析。一是医院数量。成都市拥有630所医院，而阿坝州仅有40所医院。这反映了成都市作为四川省的省会城市，其医疗资源更为丰富，医疗体系更为完善。相比之下，阿坝州由于地理位置、经济发展等因素，医院的数量相对较少，导致当地居民在寻求医疗服务时面临一定的困难。二是社区卫生服务中心的数量。社区卫生服务中心在提供基本医疗服务和健康管理方面发挥着重要作用，成都市有139个社医卫生服务中心，而阿坝州仅有8个。三是卫生院的数量。阿坝州卫生院的数量（214个）比成都市（264个）略少，但考虑到阿坝州地域广阔、人口分散的特点，这一数量的差异并不那么显著。此外，疾病预防控制中心和妇幼保健院的数量也呈现出成都市多于阿坝州的情况。这反映出成都市在预防保健方面的投入更大，而阿坝州在这方面仍有待加强。

另一方面，从卫生机构的人员数量进行分析。一是医院人员数量差异。成都市拥有163977人，而阿坝藏族羌族自治州仅有4695人。这一巨大的差距表明，成都市在医疗服务的人力资源方面相对丰富，能够支撑起更为庞大和复杂的医疗服务体系。而阿坝州，特别是汶川县，医院人员数量不足制约了其医疗服务的覆盖面和深度。二是社区卫生服务中心的人员配置差异。成都市的社区卫生服务中心拥有11500人，而阿坝州仅有118人。社区卫生服务中心在提供基层医疗服务、健康教育和疾病预防等方面发挥着重要作用，因此，阿坝州在这方面的人力资源匮乏可能会影响到基层健康保障工作的有效实施。

表5-15　2020年成都市与阿坝州的卫生机构数和卫生机构人员数对比统计表

机构 地区	卫生机构数（个）		卫生机构人员数（人）	
	成都市	阿坝州	成都市	阿坝州
医院	630	40	163977	4695
社区卫生服务中心	139	8	11500	118

机构 地区	卫生机构数（个）		卫生机构人员数（人）	
	成都市	阿坝州	成都市	阿坝州
卫生院	264	214	14380	2078
疾病预防控制中心	25	14	2955	573
妇幼保健院（所、站）	21	14	7786	505

数据来源：四川省统计局

其次，卫生设施的对比。

一是床位数总量。成都市的卫生机构床位数远超过阿坝州。由表5-16可知，2020年成都市的床位数达到153663张，而阿坝州仅有5381张。成都市在卫生设施建设方面具有显著优势，能够提供更多的医疗服务资源，满足市民的就医需求。

二是增长趋势。成都市和阿坝州的卫生机构床位数均呈现出逐年增长的趋势。这表明两地都在不断加强卫生设施建设，提升医疗服务能力。然而，成都市的增长速度明显快于阿坝州，这主要与成都市的经济社会发展水平、人口规模以及政策支持等因素有关。此外，阿坝州虽然床位数总量较小，但也在稳步增加。阿坝州地处偏远山区，人口分布较为分散，卫生设施建设面临着诸多挑战。因此，能够在有限的资源条件下实现床位数量的逐年增长，也反映了阿坝州在健康保障建设方面的努力和成效。

表5-16　2016—2020年成都市与阿坝州的卫生机构床位数对比统计表　单位：张

年份 地区	成都市	阿坝州
2016年	128058	4447
2017年	134507	4551
2018年	143248	4899
2019年	148941	5121
2020年	153663	5381

数据来源：四川省统计局

最后，卫生经费对比。

从卫生经费的投入来看，成都市的卫生健康支出为1708188万元，远超阿坝州的278547万元。成都市在健康保障事业上的投入力度大，能够为民众提供更全面、更优质的医疗服务。阿坝州在卫生经费方面的投入相对较低。阿坝州努力提升民众的健康保障水平，但受限于财政实力和医疗资源，其健康保障事业的发展仍面临诸多挑战。

此外，社会经济因素对两地的健康保障建设也会产生深远影响。成都市作为四川省的经济中心，具有更为完善的医疗设施和服务体系，能够吸引更多的医疗资源向该地区聚集。而汶川县所在的阿坝州，由于经济发展相对滞后，医疗资源配置不够均衡，医疗服务水平有待进一步提升。

表 5-17　2020 年成都市与阿坝州的卫生经费对比统计表　　　单位：万元

支出类型 地区	成都市	阿坝州
卫生健康支出	1708188	278547
总支出金额	21594765	3679485

数据来源：四川省统计局

通过上述对成都市与汶川县所在的阿坝州在卫生资源、卫生人员、卫生设施和卫生经费等卫生资源方面的对比可以看出，两地在健康保障建设上存在显著差异。成都市作为省会城市，拥有更为丰富和完善的医疗资源，而阿坝州的医疗资源则相对匮乏，尤其在人员配置和设施建设方面。这种差异可能导致阿坝州居民在获取医疗服务时面临诸多困难。因此，推动两地健康保障事业的平衡发展至关重要。

2. 社会经济

社会经济作为衡量居民健康保障水平的重要标准，涉及人口指标、经济指标等多个维度。成都市与阿坝州，特别是汶川县作为四川省内经济发展差异明显的两个地区，其社会经济状况对居民健康保障水平的影响值得深入探讨。人口指标能够直观地反映出地区的人口数量、结构以及分布情况，而地区生产总值能够体现一个地区的经济发展水平，从而直接或间接地反映出其在健康保障方面的投入能力和实际效果。

（1）人口指标

从常住人口数量的变化来看，成都市在 2016—2020 年期间，常住人口数呈现稳步增长态势，由 2016 年的 1591.76 万人增加至 2020 年的 2093.80 万人，增长率达到 31.5%。这一显著的人口增长态势反映了成都市的经济吸引力和人口集聚效应，同时意味着健康保障需求随之增加。相比之下，阿坝州和汶川县的常住人口数在五年内呈现出不同的变化趋势。阿坝州的常住人口数在 2016—2019 年期间保持相对稳定，但在 2020 年呈现较为明显的下降，从 94.60 万人减少至 82.30 万人，下降了 13%。而汶川县的常住人口数虽然总体保持增长，但增长速度相对缓慢，且 2020 年也出现了小幅下降。

表 5-18　成都市、阿坝州和汶川县 2016-2020 年常住人口数统计表　单位：万人

年份　　地区	成都	阿坝州	汶川县
2016 年	1591.76	93.46	10.02
2017 年	1604.47	94.01	10.23
2018 年	1633.00	94.40	10.30
2019 年	1658.10	94.60	10.20
2020 年	2093.80	82.30	8.50

数据来源：四川省卫健委

（2）国内生产总值

从地区生产总值（GDP）来看，成都市作为四川省的经济中心，其 GDP 呈现出持续增长的态势。从 2016 年的 11874.07 亿元增长至 2020 年的 17716.67 亿元，增长率达到近 50%。相比之下，阿坝州的 GDP 虽然也有所增长，但绝对值较小，且增速相对缓慢。这种经济总量的差异直接反映了两个地区在经济发展水平上的差距，进而可能影响到居民健康保障的投入和效果。

表 5-19　成都市和阿坝州 2016—2020 年地区生产总值统计表　　单位：亿元

地区 ＼ 年份	成都	阿坝州
2016 年	11874.07	291.53
2017 年	13931.39	318.13
2018 年	15698.94	368.66
2019 年	17010.66	390.03
2020 年	17716.67	411.75

数据来源：四川省统计局

其次，从人均生产总值来看，成都市的人均 GDP 从 2016 年的 65067 元增长至 2020 年的 85679 元，同样呈现出稳步上升的趋势。而阿坝州的人均 GDP 虽然也在增长，但相较于成都市，其增长幅度和绝对值均较低。人均 GDP 的差异反映了两个地区居民平均经济水平的不同，这也会间接影响到居民在健康保障方面的支付能力和需求。

表 5-20　成都市和阿坝州 2016-2020 年人均生产总值统计表　　单位：元

地区 ＼ 年份	成都	阿坝州
2016 年	65067	33432
2017 年	73770	36864
2018 年	80503	43220
2019 年	84584	46376
2020 年	85679	49668

数据来源：四川省统计局

3. 医疗保障

在探讨居民健康保障水平时，医疗保障无疑是一个核心议题。其中，基本医疗保险作为社会保障体系的重要组成部分，其参保人数和覆盖率直接反映了地区居民的健康保障状况。成都市与阿坝州作为四川省内经济发展水平差异较大的两个地区，在基本医疗保险方面呈现出不同的特点。

表5-21 成都市和阿坝州2016—2020年基本医疗保险参保人数统计统计表 单位：万人

年份 地区	成都		阿坝州	
	城乡居民基本 医疗保险	城镇职工基本 医疗保险	城乡居民基本 医疗保险	城镇职工基本 医疗保险
2016 年	712.13	663.31	6.96	15.21
2017 年	820.59	743.92	72.41	15.34
2018 年	831.44	850.78	72.22	15.50
2019 年	824.54	923.63	70.97	15.73
2020 年	836.75	995.98	69.79	15.67

数据来源：四川省卫健委

从参保人数来看，成都市的城乡居民基本医疗保险和城镇职工基本医疗保险参保人数均呈现出稳步增长的趋势。特别是城镇职工基本医疗保险，从2016年的663.31万人增长到2020年的995.98万人，增长率超过50%。这表明成都市在推进医疗保障体系建设方面取得了显著成效，越来越多的居民和职工享受到了基本医疗保险的保障。

相比之下，阿坝州的参保人数虽然也有所增长，但绝对值和增速均较低。尤其是城乡居民基本医疗保险，参保人数在2017年达到峰值后，开始出现小幅波动。这可能与阿坝州地广人稀、经济发展相对滞后等因素有关。同时，阿坝州的城镇职工基本医疗保险参保人数虽然保持稳定增长，但总量相对较小，反映出该地区职工医疗保障的覆盖面还有待进一步扩大。

在成都市与阿坝藏族羌族自治州（包括汶川县）的健康保障对比中，我们观察到两地存在显著的差异。成都市凭借丰富的卫生资源、人力资源、设施建设和经费投入，展现出较强的医疗服务能力。然而，阿坝州受限于地理位置、经济发展等因素，其健康保障建设面临诸多挑战。尽管如此，阿坝州在卫生设施增长、人员配置等方面仍表现出积极的进步。为缩小两地健康保障差距，我们需要进一步关注阿坝州的特殊需求，加强政策支持和资源倾斜，推动其健康保障事业的持续发展。

（三）健康环境

健康环境作为衡量一个地区居民生活质量的重要指标，涵盖了自然环境、文化环境、公共健康环境建设以及公共安全等多个方面。在这些维度中，自然环境和文化环境对于居民健康的影响尤为显著。本部分将从健康环境的角度，对成都市与阿坝州的自然和文化环境进行对比。

1. 自然环境

成都市作为一座平原城市，其独特的地理位置和气候条件为居民提供了优越的生活环境。这里的气候宜人，四季分明，为居民提供了稳定的生活节奏和舒适的生活体验。同时，成都市高度重视城市绿化工作，不断提升城市绿化覆盖率。这种绿色环境不仅美化了城市景观，更有助于改善空气质量，减少空气污染对居民健康的影响。同时，无论是宽窄巷子的青砖黛瓦，还是锦里古街的流水人家，都透露出一种悠闲与和谐的自然气息。这种自然气息与城市的繁华景象相互融合，使得在这里生活的居民更容易保持愉悦的心情和健康的体魄。

相比之下，阿坝州汶川县的自然环境显得更为独特和壮观。这里地处青藏高原东缘，重峦叠嶂，峡谷纵横，自然风光壮丽无比。然而，这种自然环境也对居民的健康提出了更高的要求。由于地势高峻、气候多变，居民需要具备较强的身体素质和适应能力才能应对各种自然环境带来的挑战。

以 2020 年的环境空气质量数据为例，我们可以更加清晰地看到两地自然环境之间的差异。成都市城区在当年共有 102 天空气质量为优，178 天为良，但同时也存在 74 天的轻度污染、10 天的中度污染和 2 天的重度污染。这反映出成都市在环境保护方面仍面临一定的挑战。而汶川县县城在同年则实现了空气质量优良天数达到惊人的 365 天，优良率高达 99.7%。这一数据不仅凸显了汶川县在环境保护方面的卓越成就，也为居民提供了一个清新、健康的生活环境。

2. 文化环境

成都市作为四川省的经济、文化中心，其健康文化教育与宣传体系发展相对成熟。成都市依托其完善的宣传网络，不仅通过传统媒体如电视、广播等广泛传播健康知识，还积极运用新媒体平台，以短视频、微信公众号等形式，实现健康信息的快速传播与互动。值得一提的是，成都市卫健委推出的健康成都 APP，作为面向广大市民的健康医疗服务官方平台，整合了成都市丰富的医疗卫生行业资源，精心设置了"即时预诊""预约挂号""中医堂"等 15 个子栏目，旨在为市民提供一站式、便捷化的医疗就诊信息与服务。这一举措不仅彰显了成都市在健康教育与宣传领域的专业性与前瞻性，也为市民的健康生活提供了强有力的技术支撑与信息服务。此外，成都市政府和社会组织经常举办各类健康讲座和义诊活动，有效提升了市民的健康素养和自我保健能力。以华西医院为例，通过线上线下相结合的方式，为社会提供了大量的义诊服务，进一步展现了成都市在健康文化教育和健康文化环境等方面的积极成果。

相较之下，汶川县地处四川盆地西北部，其健康文化教育与宣传工作受到地理位置和经济发展水平的限制，发展相对滞后。具体表现为汶川县的健康宣传教育形式较为单一，缺乏与民众的互动与沟通，难以引起居民的兴趣和共鸣；传统的宣传手段如悬挂横幅、发放宣传册等虽有一定效果，但难以深入触达每个家庭和个人。此外，汶川县的传统饮食习惯和节日饮酒文化也对健康宣传教育工作提出了一定的挑战。烟熏食物和节日饮酒作为当地饮食文化的重要组成部分，虽然具有一定的文化价值，但长期食用和过量饮用可能对居民的健康造成不利影响。因此，在推广健康饮食和饮酒文化的同时，也需要尊重当地的文化传统，引导居民形成健康的生活方式。

在控烟与合理饮酒方面，成都市展现出较强的政策执行力和社会影响力。成都市在公共场所严格实施禁烟措施，加强烟草销售的监管力度，同时通过健康知识宣传，提高市民对吸烟危害的认识。在合理饮酒方面，成都市积极推广健康饮酒的理念，倡导适量饮酒、文明饮酒，有效降低了过量饮酒对市民健康的危害。然而，在汶川县，控烟与合理饮酒的宣传力度相对不足。一些地区仍存在吸烟和过量饮酒的现象，这不仅影响了居民的生活质量，也对当地的社会经济发展造成了潜在威胁。因此，加强汶川县的健康宣传教育工作，提高居民的健康意识和自我保健能力，显得尤为重要。

综上所述，成都市在健康文化教育与宣传方面取得了显著成效，而汶川县则需要在多个方面加强工作力度。未来应进一步加强两地在健康宣传教育工作上的交流与合作，共同推动健康事业的发展，提升居民的健康水平。

第六章 "健康汶川"的经验启示与对策建议

一、"健康汶川"的经验启示

汶川县自经历特大地震后，走上从站起来到富起来再到强起来的浴火重生之路，其间耗费十几年的时间。在十几年中，汶川县政府工作人员以大健康理念、健康治理为依据，扎根基层，强化政府的引导和规划作用，联动公共组织、社会公众等力量，共同努力修复家园，制定并完善了能让全体人民共享改革发展成果的政策。此外，汶川县政府借此深入探究本地政策的执行效力，关注解决民生问题。

近年来，在"健康中国"战略和《"健康中国2030"规划纲要》的指导下，汶川县各级领导干部始终把汶川人民的安居乐业、安危冷暖放在心上，带领群众团结一心，将发展蓝图与汶川实情相结合，着重强调汶川县健康事业的建设。推进城乡环境整治，完善公共卫生设施，大力开展健康知识普及，提倡文明健康、绿色环保的生活方式，并坚持用心、用情、用力解决群众关心、与群众健康直接挂钩的实际问题。通过一件一件抓落实，一年接着一年干，努力让汶川人民看到变化，得到实惠，全力以赴响应建设健康中国的号召，维护公众健康利益。

汶川县在健康建设的道路上困难重重，这亦是建设"健康中国"道路上许多地方面临的困境，因此，健康汶川的建设经验的研究意义和现实价值。本章将在相关理论基础与实地调研的基础上，总结概括"健康汶川"的相关经验与做法，为其他地区推进落实"健康中国"战略提供思路，促进现代化强国的目标早日实现。

(一) 优化顶层设计，编制总体规划

"健康中国"战略的核心是健康优先，实施"健康中国"战略就是要将健康

的理念融入公共政策，体现以人为本的伦理诉求。汶川县结合本地实际，采取一系列措施，形成了行之有效的经验做法。

2010年11月，灾后的汶川率先提出创建全民健康示范县的目标，并邀请哈佛大学、清华大学、北京协和公共卫生学院以及国家发改委专家编制了《汶川县创建全民健康示范县总体规划》，在全国率先形成全民健康的行动纲领。这是贯彻落实党的十八届五中全会精神、保障人民健康的重大举措，对于全面建设小康社会、加快推进社会主义现代化具有重大意义。同时，这也是我国积极参与全球健康治理、履行我国对联合国"2030可持续发展议程"承诺的重要举措。

《"健康汶川2030"规划纲要》是按照《"健康中国2030"规划纲要》和《"健康四川2030"规划纲要》的要求，结合汶川县卫生与健康发展的现实状况和发展目标而制定的。汶川县为加快推进"健康汶川"的建设，将此纲要作为2017—2030年"健康汶川"建设的宏伟蓝图和行动纲领，从涉及健康的各个领域入手，将发展目标进行明确的指标量化，为政策的制定、实施及结果考核指明了方向。

（二）率先建立规范标准，推动公共服务标准化

健康治理是国家治理在健康领域的实践，治理的本质在于多元化的治理主体、协商性的治理性质、来源于非国家强制契约的治理权威、平行运行的治理权力，以及以公共领域为边界的治理范围。[①] 汶川根据跨部门的协调工作，建立公共服务规范标准，形成了具体的经验做法。

根据国家级服务标准化试点项目建设任务和要求，汶川县在国家标准化委员会、省、州质监局的指导和支持下，设立了全民健康公共服务标准化试点项目。成立了汶川县全民健康公共服务标准化领导小组，设立主任1名、副主任2名、成员9名。设立了汶川县全民健康公共服务标准化委员会，设立主任委员1名、成员15名。此外，汶川县还组建了健康汶川专家咨询组，聘请国内外著名研究机构学者，提供智力支持。根据需要，汶川从全县各单位抽调精干力量，实现了人员的有效利用，破解了因人才匮乏而难以高效推动落实的难题。

经专家顾问组反复论证和多次会议讨论和研究，明确了公共服务标准化领导

---

① 俞可平：《推进国家治理与社会治理现代化》，3~4页，北京，当代中国出版社，2014。

小组和委员会的相关职责和权力，并对汶川全民健康公共服务标准的审查、发布制定了一整套详细且科学合理的流程，研究制定了《汶川县全民健康公共服务标准化试点项目实施方案》，并由县人民政府常务委员会审议通过。同时在试点项目实施方法上大胆创新，引进第三方实施管理。委托北京市红十字基金会全民健康烽火行动基金对该试点工作中所涉及的研究工作、试点运行工作的技术指导等进行日常项目管理、质量控制、技术评估和咨询指导，信息收集与报告、监督试点工作进度、沟通与协调及组织推广，组建了项目管理办公室和专家咨询组，制定了项目管理方案、项目年度计划、专家组管理办法。委托中国标准化研究院开展技术合作，签订了技术服务协议，成立了以中国标准化研究院牵头，清华大学、北京大学、华中科技大学、成都标准化研究院为成员单位的课题研究组，积极开展试点项目课题研究。各试点项目单位也成立了领导小组，拟订工作方案，由专人负责项目实施，全面落实各项工作任务，为标准化试点工作提供了组织保障。

2011 年，国家标准化委员会将该项目列入国家级试点项目，确定了包括医疗卫生、公共教育、健康文体、健康环境、健康就业、食药安全六大领域为标准化重点领域的 13 项试点项目，共制定 580 个全民健康服务标准，其中采用国家标准 109 个、行业标准 110 个、地方标准 78 个、自制标准 355 个，标准平均覆盖率达到 90% 以上。通过标准化的实施，群众对公共服务的满意率也由试点前的 74.4% 上升到试点后的 95.34%，成效显著。

根据汶川县公共服务标准的运行及建设后的成效，选出以下三个具有代表性和较高学习价值的例子为广大读者提供参考。

1. 环综局实施公共服务标准

表 6-1　绿化公共服务标准实施前后对比表

	绿地保存率（%）	乔、灌、草等保存率（%）	大乔木保存率（%）
绿化公共服务标准实施前	<85	<85	<90
绿化公共服务标准实施后	100	>95	>98

环卫公共服务标准实施前：果皮、纸屑、烟蒂、痰迹等废弃物每千平方米超出 8 片（处/个）以上；标准实施后，环综局按照标准要求，实行定岗定员，三

班倒，清扫保洁次数由 2 次增加到 3~4 次，做到日清日运。目前果皮、纸屑、烟蒂、痰迹等废弃物每千平方米低于 5 片（处/个）。

此外，通过公共服务标准化试点建设，汶川县绿化和环卫公共服务由制度化向标准化转变，创建了能够展示西羌文化街整体效果的公共服务标准化示范区域。试点区域内的标准体系覆盖率达到 100%，相关标准实施率达到 100%；培育了 2 个全民健康公共服务标准化试点窗口单位（四川兰芝园林公司、四川雪蓉花公司），服务意识和服务质量得到明显改善。社会公众满意度从标准实施前的 88.9%提高到 96.8%，提高了 7.9 个百分点，充分发挥了标准化手段的引领作用，促进了公共绿化和环卫服务健康发展，为市民和游客提供了更加洁、净、美的人居环境。目前西羌文化街已入选四川最美街道，它融汇了汶川市民心目中的标准之路、文明之路、健康之路、幸福之路。

2. 文体局实施公共服务标准

在创建全民健康公共服务标准化试点窗口工作中，汶川县紧紧围绕免费开放体育馆，提升综合服务能力的工作任务，将全民健身公共服务的各项标准运用到体育馆的日常工作中。自 4 月体育馆免费开放以来，接待人数最初为 2300 人次，截至 11 月累计达到 15.5 万余人次，群众满意度从最初的 77.6%提升到 96.8%。全民健身公共服务标准化试点创建工作为汶川县体育馆在日常工作中找到了好方法，推动了全民健身活动的开展，为人民群众办了实事。

3. 卫生局实施公共服务标准

实施标准化试点工作以来，汶川县卫生局本着"精准监管"的工作作风，严格信息统计管理，做到"系统信息录入精准，各类报表精准，档案管理精准"。汶川县人民群众的健康意识、体检意识明显增强，体检率明显提高。居民健康档案管理取得成效，截至目前，汶川县共建立居民健康档案 92933 份，电子档案 91907 份；开展公众咨询活动 183 次，受益 18453 人；定期对妇女、老年人、慢性病人、青少年、儿童等重点人群开展义诊、咨询、讲座等形式多样、内容丰富的健康教育知识讲座共计 187 次，受益 8650 人。此外，慢性病管理逐渐规范，通过试点单位——映秀镇慢性病标准化试点，映秀镇建立居民健康档案 6591 份，规范管理 6500 人，管理率达 98%。按照"公平、公开、公正"的原则，对救助对象采取 30%比例抽查方式，对医疗救助对象的基本情况、身份类别、救助金额到账情况进行监管，确保医疗救助工作公开透明、阳光运行。

汶川县各试点单位按照标准化规范组织实施，对照标准体系框架内容进行查漏补缺，对实施过程中发现的问题及时提出修改建议，在不断完善标准的过程中改进和提升服务质量，有效提高了工作效率。建立标准实施情况的检查、考核机制，定期组织人员检查和自我评价，将标准化工作中存在的问题及时反馈到县标准化试点办公室，确保纳入标准体系的标准实施时间不少于半年，实施率和满意度都达到90%。

通过积极建立科学、完善的医疗质量评价体系，汶川县强化了医院管理评价制度，完善了评价体系，改进了评价方法，提高了医疗服务质量。此外，汶川县依托专业机构团队，通过实地调研、问卷等多种形式对本地居民进行调查。了解居民对当地标准化试点项目满意度，有针对性地收集居民的看法、建议，及时根据居民的合理需求做出相应的整改与优化。通过两年建设，汶川在医疗卫生、公共教育、健康文体、健康环境、健康就业、食药安全等重点试点领域，明确了教育局、卫生局、住建局、环综局、食药局、人社局、文体广新局7个试点单位率先试点。探索建立汶川县全民健康公共服务标准体系，引导全社会和政府积极转变观念，增强开展标准化建设的责任感和行动力，以实践升华理论，达到辐射和示范效果，形成汶川县全民健康公共服务品牌。

(三) 创新健康管理机制，成立健康委员会

健康治理是以健康为中心的政府与社会协同合作的治理。汶川县结合本地实情综合考量，通过成立健康委员会总领汶川健康事业的发展，形成了具体的经验做法。2012年，汶川建立了全国首个健康委员会，以县委书记任主任、县长任执行主任，下设专家咨询、统筹保障、经济促进、环境营造、文化倡导、服务推进6个工作组，形成县委统揽、政府主导、群众主体、社会参与的浓厚氛围。县政府将"大健康"融入各项政策，建立县、乡、村三级联动网络，形成了横向到边、纵向到底的工作格局，打破了以往条块分割的局面，破解了形不成合力的痛点。此外，汶川县全民健康委员会紧紧围绕"运动康养、生态颐养、医疗康养"主题，全面提升医疗机构、道路设施、养老设施等康养基础设施水平。按照"南林北果·绿色工业+全域旅游（康养）"的总体思路，北部以特色水果及独特的羌民族文化为重点，建设北部运动康养区，南部依托国家5A级汶川特别旅游区，夯实生态和医养结合的康养经济。通过健康经济的建设，汶川县GDP由

2008 年的 14.7 亿元增加到 2017 年的 57.66 亿元。

（四）制定资金保障制度，推进全民免费体检

公共服务均等化理论是指当全民享受公共卫生服务时，每个人都能够坚持相同的原则，面临同等的机会，享受同样的结果，享有平等的自由选择权。汶川县通过制定资金保障制度，为全县人民提供无偿体检，有效推动疾病预防和控制工作的进行，推动公共服务均等化纵深发展，形成了汶川经验。

汶川县通过建立资金整合保障机制、调整优化财政支出结构来加大健康投入力度。科学合理地界定各级政府投入职责，履行政府保障基本健康服务需求的责任。制定《汶川县全民健康体检实施方案》《汶川县全民健康体检筹资方案》，整合教育、卫计、工会等各部门资金，在不增加财政负担的情况下，每年投入800 万元用于全民免费体检，每年为全县人民免费体检一次。

农村妇女妇女病普查 13236 人，普查率达 94.59%，居民健康体检意愿和体检率明显上升。除此之外，县卫生局还对所有慢性病患者开展相关问卷信息调查，了解发病、生活方式等相关情况，将高血压、糖尿病、重症精神病等疾病患者纳入卫生院基本公共卫生服务均等化管理，为这类病人提供专门的健康服务。

2010 年至今，全县累计体检 21.7 万人次，居民定期体检比例由 20% 上升到83.55%，建立居民健康档案 9.69 万份。对 1.6 万人次高血压患者、6419 人次糖尿病患者、1321 人次疑似乙肝患者提供了确诊、复诊和预防服务。全民免费体检服务，为汶川县居民的健康保驾护航，也为其他城市做出示范，将"以人为本"的发展思路和"大健康"发展理念贯彻到各项工作之中。

（五）因地制宜设立熊猫指数，共同建设提高幸福程度

习近平总书记在全国卫生与健康大会上的讲话中阐明了大健康的内涵，要把以治病为中心转变为以人民健康为中心。汶川县围绕"发展健康经济、营造健康环境、培育健康文化、倡导健康生活、优化健康服务"五大体系，探索一条"大健康"引领"大发展"的实践之路。结合全民健康示范县建设，坚持在发展中保障和改善民生，把建设幸福汶川作为"十三五"发展的根本出发点和落脚点。力争全域居民在共建共享中有更多的获得感和幸福感，以促进居民生活质量得到进一步提高。

近年来，汶川县委、县人民政府厚植大健康理念，在全国率先发布"熊猫指数"，通过科学合理的指标体系，客观反映汶川县在大健康领域的总体发展成效，凸显汶川县民生发展的卓越成效。汶川县委、县人民政府委托阿坝师范学院开展汶川县"熊猫指数"指标体系的构建工作，（详情见表6-2）希望以客观真实的数据和科学严谨的方法构建相关指数，直观反映汶川县居民健康状况及幸福感状况，为县委、县政府提供决策依据，以进一步提高县内居民的获得感和幸福感。

表6-2　熊猫指数（2018年）

汶川县居民健康 （91.23）	健康水平（90.78）	总体幸福感（73.39）	个体幸福感（71.69）
	健康服务（95.12）		
	健康环境（91.75）		社会幸福感（75.08）
	健康保障（84.14）		

资料来源：汶川县政府

1. 构建居民健康指标体系

课题组根据国家和省、州、县相关政策和文件的精神及文件落地情况，通过文献分析、专家咨询、政府部门意见反馈以及项目组论证研究，在"科学性、系统性、可量化、数据可采集"的原则指导下，经过汶川县居民健康综合评价指标体系初建、指标筛选、指标确定等环节，建立了4个一级指标、13个二级指标、46个三级指标的汶川县居民健康综合评价指标体系；利用德菲尔法分别各级指标权重，最后计算出组合权重；再经过汶川县居民健康状况预评估、指标调整、数据更新等环节，最终确定综合评价指标体系，对汶川县居民健康状况进行了科学评估。汶川县居民健康指标体系主要从居民健康水平、健康环境、健康服务水平以及居民健康保障四个维度进行评价分析，综合得分为91.23分。

2. 调查分析汶川居民幸福感

为了厘清2008年以来汶川县居民幸福感整体发展态势，探究影响居民幸福感的主要因素，为提高居民幸福感提供数据支撑，此次调查组织了相关领域的专家、相关政府部门人员多次会议研讨幸福感调查内容，结合深入地方实地考察，确定了幸福感调查内容。

本次调查从个体幸福感、社会幸福感两大维度着手，重点考察居民社会幸福感所包含的八个维度，共设计了两份问卷，即"2018年汶川县居民社会幸福感研究调查问卷"和"2018 年汶川县居民个体幸福感量表"。其中,"2018 年汶川县居民社会幸福感研究调查问卷"由经济生活、就业状况、文化教育、政务服务、生态环境、社会保障、社会文明、健康状况 8 部分内容、51 个题目组成;"2018 年汶川县居民个体幸福感量表"主要从"对生活的满足和兴趣""对健康的担心""精力""忧郁或愉快的心境""对情感和行为的控制""松弛和紧张"6 个分量表、18 个项目进行测评,对汶川县居民幸福感进行了较为详尽的考察分析。

测算结果显示,2018 年汶川县居民总体幸福感平均得分 73.39 分,比上年提高 2.90 分。这表明汶川县民生工作成绩显著,居民对于自身的生活满意度和当前的社会经济生活总体认同度较高,对政府工作给予较大的认同与肯定。

目前,阿坝师范学院正在开展熊猫指数 2021—2025 年的研究,完成了 2021 年度指数的主要研究工作,取得了关键成果。重新建立了汶川县居民健康指标评价体系与主观幸福感评价体系,添加了"中小学健康促进行动""健康产业"等二级指标以及"居民文明健康素养水平""15 岁以上人群吸烟率""基本医疗保险参保率""传染病免疫接种率""全民健康档案建设覆盖率"等三级指标,形成了相应的指标研究报告与分析报告。同时,邀请全国二十余所高校和研究所的专家进行指导、调研与论证。通过汶川县委、县政府的统一部署与各级单位的密切配合以及国内相关卫生健康行业和经济、统计学等领域的知名专家的咨询、论证,发布了 2021 年度汶川县熊猫指数。

2021 年度,汶川县居民健康综合得分为 91.07 分,居民健康状况优良,绝大部分指标得分高于四川省平均水平和全国平均水平。其中居民的健康环境和健康服务水平整体较高,集中饮用水水源地水质达标率 100%,空气质量优良天数占比和森林覆盖率逐年提高,灾后自然环境得到持续改善。健康保障进一步提升,康养经济蓬勃发展,健康促进工作及政策落实情况较好。2021 年,居民总体幸福感得分 86.17 分,居民总体幸福感持续保持较高水平,居民对于当前的社会经济生活总体认同度高,居民的心理健康状态良好。[1]

---

[1] 《新时代·新汶川·新指数! 汶川县熊猫指数》(微汶川,中国共产党汶川县委员会宣传部),2022。

（六）建立法定工作保障，促进健康治理稳定运行

兰迎春、王敏、王德国认为，公共卫生服务均等化是指政府应以公平、公正为首要原则采取干预措施，使不同地区、不同阶层的群体能够协调发展，保证不同区域的居民，尤其是城乡居民都能享受到同等的生存权和发展权，让全体人民共享改革发展的成果，逐渐缩小贫富差距，使贫富差距处于合理范围。[①] 汶川县正是通过立法，使健康治理得到法律保障，形成汶川做法。

汶川以县委出台决定、县人大做出决议的形式，将全民健康建设施政纲领上升到法定程序，固化施政方略，将政府的政治主张变为全县人民的共同意志和历届县委、政府最大的民生工程，破解了政策延续性不强的痛点，推动"六稳""六保"政策落实。2018年7月、2020年4月中央分别提出了"六稳"和"六保"方针政策。"保基本民生中的保基础性公共卫生"强调要切实做好民生保障工作，由政府出钱为城乡居民提供公共卫生服务，是我国一项长期的基础性制度安排，以确保兜住民生底线。汶川政府办在2021年12月29日发布了汶川县"四精准"，推动医疗救助兜底线、暖人心。

1. 精准识别

建立村（社区）、镇两级识别，多部门联动核查机制，严格申报、审核、公示程序，确保"阳光救助"。加强医保、民政等部门信息共享、网络互通、无缝对接，搭建社会救助信息共享平台，动态维护参保人员属性，切实织密筑牢困难群众医疗保障安全网。截至目前，救助一般救助对象540人，兑现救助资金89.83万元。

2. 精准服务

将特困供养人员、建档立卡贫困户等重点人群纳入"一单制"结算，直接在出院时同步进行救助，让群众少跑路，少垫付资金。医疗机构同步救助重点人群1579人次，垫付救助资金207.88万元。

3. 精准救助

严格规范操作程序，在控费上坚持"用药以目录为主、耗材以国产为主、就

① 兰迎春、王敏、王德国：《基本卫生服务均等化的伦理思考》，载《中国医学伦理学》，2009（1）。

医以定点医疗机构为主"。全面落实资助参保缴费，对五保户、低保户等 1176 人实施参保资助，解决救助资金 25.31 万元。全县救助城乡居民 3295 人次，拨付救助资金 323.02 万元。

（七）创新改革治理思路，组建全民健康智库

新公共管理理论中的要点之一就是管理者对社会的掌控力在于帮助公民表达和实现他们的共同利益。基于该理论，汶川县政府结合本地实际创造出吸引人才的软环境，并制定政策打造人才聚焦高地，以健康建设为共同目标，既实现了人才的个人价值，又维护了相关群体的共同利益，形成可借鉴的汶川做法。

1. 营造吸引人才的软环境

汶川县通过营造有利于激发人才活力的政策、有利于人才创新创业的人文、有利于人才安居乐业的生活三个"软环境"，全面营造拴心留人氛围。如制定《汶川县"无忧英才卡"制度实施办法》《汶川县关心关爱援汶挂职干部人才十条措施》《千名大学生留汶支持计划（试行）》等各项制度，着力营造良好的政策环境、人文环境和生活环境，努力打造人才向往之地、荟萃之地和价值实现之地，吸引更多英年荟萃进入本地。

2. 创建人才工作先行区

汶川县在创建人才工作先行区工作中，设立"人才发展专项资金"，重点培养"六类"人才，通过实施创业扶持、就业见习、评选激励、赋能提能、学子回引、安居保障、暖心关怀"七大行动"，为全县各行各业积蓄人才智力。同时，全县还将创建工作纳入年度考核目标，成立人才工作领导小组，配备人才工作专职人员。通过梳理人才工作先行区创建重点任务清单，明确时间节点，建立推进台账，对标对表抓落实，确保创建工作顺利进行。

汶川县青年大学生（返乡农民工）创新创业孵化园是适应大众创业、万众创新时代要求和经济社会发展的迫切需要，是培养青年大学生、返乡农民工等各类创业群体创新创业能力的重要举措，是引领创业促进就业的重大民生工程。为此，汶川县通过制定《汶川县青年大学生（返乡农民工）创新创业孵化园运营管理服务实施方案》来规范创新创业孵化园的建设和运营管理，解决初创企业场地、注册登记、专利转化、优秀人才培养等问题，帮助创业者自身成长，企业发展步入正轨。

近年来，汶川县以创业孵化园为载体，积极宣传落实创业扶持政策，不断促进创新创业人才健康成长。目前，通过引进评审入园孵化创业项目共 65 个，带动近 900 人就业，年收入达 2000 余万元。在做好创业孵化的同时，汶川县还制定了《汶川县柔性引才暂行办法》《汶川县人才引进激励和培养管理办法》，推动"硕博进阿坝行动"。围绕产业发展和紧缺专业，结合编制空缺情况，加大硕博人才引进力度，通过公招与考核招聘相结合的方式，每年引进优秀硕博人才或副高及以上职称专业人才。

全县上下坚持以创建全省人才工作先行区为契机，健全人才工作领导和推进机制，人才工作格局进一步完善，人才队伍规模进一步壮大，人才支撑作用进一步增强，人才工作环境进一步改善，全县人才工作取得显著成效。

3. 打造人才聚集高地

近年来，汶川县针对引人难、育人难、留人难等问题，坚持"补齐短板、做强优势、增强亮点"的工作思路，以创新人才引进机制、强化人才培育理念、搭建干事创业平台为着力点，全力打造人才聚集高地。

汶川县聚力引才聚才，制定柔性引才引智工作实施意见，建立人才 ABCD 分类认定机制，制定"无忧城英才卡"制度实施办法。提升人才发展专项资金至每年 300 万元，针对引进人才给予最高 46 万元津贴补助，近五年引进硕士 36 人，招录公务员（参公人员）、选调生、专技人才 277 人。

汶川县聚力育才养才，用好东西部协作、对口帮扶、校地合作等平台，建立"1+N"帮带机制，实施执政骨干递进培养计划。培养"一把手"74 人、专业化领导干部 202 人、年轻干部 101 人，选派 33 名选调生到村任职、91 名党政专技骨干县外跟岗锻炼，推荐 2 名行业人才入选"天府青城人才计划"。

汶川县聚力用才留才，制定人才引进、激励和培养管理办法，畅通特殊人才评用"绿色通道"。"双定向"评定副高级职称 47 名，提拔使用一线干部 26 名，公开招募农技员 82 名，建立 100 万元创新创业种子资金，引进入园孵化创业项目 62 个，建成科技企业技术中心 2 处、院士（专家）工作站 2 个，培育国家高新技术企业 5 家。

4. 完善人才选拔与激励机制

首先，汶川县根据职位需求建立了完善的人才任用选拔长效机制，针对冷门，技术难度不高的职位，适当放宽招聘条件。而针对高层技术类高素质人才，则是简化审查程序，建立人才选拔的绿色通道。汶川县人才工作领导小组关于印发《汶川县人才引进激励和培养管理办法（试行）》的通知中涉及柔性引才，突出"不求所有、但求所用"原则，采取一事一议方式，鼓励用人单位以项目合作、兼职兼薪等方式引进急需紧缺人才，并报主管部门和县人才工作领导小组备案。

其次，汶川县通过建立健全激励约束考评机制，以公平、公正、公开的择优考试制度选拔人才，对现有的人事制度和绩效制度进行改革，建立内部完善的人才竞争机制。在吸引外来人才的同时，留住本地人才。通过加强对现有医务人员的培养力度，盘活现有人才资源，积极组织其进修，促使医务人员知识的迭代，提高其工作服务水平。同时，政府通过加大财政补贴力度，增加基层医务人员工资薪水福利。

此外，汶川县聚力"三优化"中提升基层医疗服务能力中的"优队伍"，助推资源下沉。扩大卫生专业技术招聘自主权，新增基层医疗卫生机构人员编制数55名，定期派出县级医疗机构专家到基层卫生院开展指导，有序派送乡村医生参加州级定向委培学习，逐步推进基层村医到卫生院合署办公制度。

（八）创新改革治理机制，推进慢病防控与全民健康互促共进

1. 创新"5321"模式

从2013年开始，汶川积极探索并建立"五病先行、三师共管、两套工具、一体化管理"的"5321"慢病管理模式。选择高血压、糖尿病、乙肝、肺结核、口腔疾病为管理试点对象，由健康管理师、全科医师、专科医师以及"医患共同决策系统"和"智能随访系统"两套系统，对患者最终实现"县医院—乡镇卫生院—村医生"的一体化管理，变"等患者来院"为"主动送医上门"。2012年以来，汶川县共建立10691份慢性病患者健康管理档案，规范化管理率提高到90%。

2. 探索"医共体"模式

汶川县通过确立"1212+N"建设模式，1个"医共体"、2个中心、12个乡镇卫生院、N个县级医疗机构，强化了以县医院为北部医疗中心、以县中医院为南部医疗中心的凝聚带动作用，促进优质医疗资源高效整合、下沉，提升基层医疗服务能力。基本实现群众小病不出镇村，大病不出县的既定目标，通过全民健

康体检、全面筛查，达到主动发现患者的目的，变"等患者来院"为"主动送医上门"。

3. 优化管理服务模式

根据大健康理论的分级分层分类管理说，汶川县开展了多样化的服务模式，形成了具体的经验做法。

汶川县政府通过完善家庭医生签约服务，满足居民日益多样化、差异化、个性化的需求。在此背景下，当地医院、政府部门根据年龄、健康状况回应不同居民的需求，制定差异化签约服务，提升对签约居民的异质性服务，增强签约服务的吸引力。比如针对行动不便、符合条件且有需求的签约居民，家庭医生团队可在服务对象居住场所按规范提供可及的治疗、康复、护理、安宁疗护、健康指导及家庭病床等服务。与居民建立相对稳定的服务关系，为居民提供主动、连续、综合的健康责任制管理服务。汶川县聚力"三优化"提升基层医疗服务能力中优机制，助推医疗服务。截至目前，汶川县共组建家庭医生服务团队65个，家庭医生签约率达75%，进一步提升了家庭医生签约服务质效。

此外，汶川县建立了县、乡、村三级健康教育覆盖网络，做到县有健康教育专家团队、乡镇有健康指导员、家庭有健康明白人。健康教育网络覆盖率社区达到95%以上，农村达到90%以上，人民群众的健康意识明显增强。居民的身体素质得到了提高，居民平均寿命达到76岁以上，全民体检满意度从94%上升到99.5%。

为强化自我管理，汶川县相关单位还组织建立高血压、糖尿病等自我管理小组59个，开展"糖友会""高友会"俱乐部43期，建立"健康自助小屋"120个，帮助众多病友掌握基础的保健知识和具有针对性的急救性措施。

4. 充分凝聚各方力量

健康治理强调"以消除健康不平等"为目标的多元主体协同合作。汶川省通过跨部门、跨地区的援助方式凝聚各方力量，采取各种措施，形成汶川经验。

在外部援助方面，汶川县通过充分有效利用对口援助制度，以"传帮带"促进汶川县基层医务人员业务水平的提高，推动汶川"健康促进示范县"、区域医疗分中心的建设。例如，通过南充市中医医院（三级甲等）的对口援助，汶川县中医医院成立了院感科、骨伤科。

在内部援助方面，汶川县政府广泛凝聚合力，在公共卫生建设、人才支援、医疗投资等方面与社会各方展开合作。汶川县政府统一指挥协调，在推动医疗事业日趋完善、专业化的同时培养良好的社会风尚。民政部关于加强医疗救助与慈善事业衔接的指导意见指出，各地要通过政府委托、协商、奖励、补贴等方式，引导慈善组织开展灵活多样的慈善医疗援助项目。对于工作中表现突出的单位和个人，要给予适当的激励和表彰。对在医疗援助领域做出突出贡献的慈善组织，被列为"中华慈善奖"评选表彰候选对象。

（九）创新改革发展模式，推动健康产业可持续发展

1. 发展健康经济

大健康产业是"以优美生态环境为基础，以健康产品制造业为支撑，以健康服务业为核心，通过产业融合发展满足社会健康需求的全产业链动"[①]。汶川县以此为理论依据，按照"南林北果·绿色工业+全域康养旅游"的总体思路，加快生态农业发展，并实施工业"南上北下"战略，搬迁企业63家，重点引进绿色环保企业入驻汶川，逐步壮大可持续发展的健康经济。

2. 保护健康环境

根据健康中国理论，健康环境是指为顺应协调、绿色的发展理念，以卫生健康工作为依托，以空气质量、食品安全等为基本因素，建设符合人群健康发展的环境。汶川县结合本地实际，筹集约7亿元资金实施"三治岷江"系统工程项目180余个、地灾治理项目66个，完成人工造林7.66万亩，森林覆盖率由38.1%升至56.85%。

3. 建设健康小镇

以水磨镇为例，该镇以大健康理念为统领，以生态环保、可持续发展作为重建新标杆，围绕"运动康养、生态颐养、医疗康养"三大特色，确立了"一纵五横、全镇协同"的发展思路。2017年7月，水磨镇被评为国家特色小镇。

4. 创新康养基地

汶川县聚力"三优化"提升基层医疗服务能力"优基础"，助推医疗均衡。优化整合全县乡镇卫生院9个，设置行政村达标卫生室72个，实现镇卫生院、村卫生室纵横全覆盖，将映秀镇中心卫生院打造为县域医疗卫生次中心。积极盘

---

① 张车伟、赵文、程杰：《中国大健康产业：属性、范围与规模测算》，载《中国人口科学》，2018(5)。

活全县闲置资产，整合创新建成集医疗服务、老年病医养结合康养、疾病防控后备应急于一体的新型现代医养结合康养基地。

（十）借助现代技术手段，加强信息保护与共享

大健康是数据化的健康管理模式，汶川县结合本地实际，充分利用现代信息技术，形成了具体的经验做法。

健康体检数据作为重要的医疗数据，在患者就医时具有重要的参考价值。汶川县通过技术手段逐步完善体检信息系统与其他健康系统的衔接，实现居民体检信息与其他健康信息的互通共享。当健康体检数据的生产、抽取、上传、整理、存储、利用涉及体检机构、公共卫生机构以及卫生行政主管部门时，相关部门需加强监管，保证健康体检数据的合理共享、利用，同时需要卫生行政主管部门做好健康体检数据共享与利用的顶层设计。[①]

市民健康档案作为卫生信息化管理的核心内容，受到汶川县政府有关单位的重视。居民在社区卫生服务中心建立健康档案后，相关医疗卫生服务的全部信息就会收集到个人的健康档案中，并由卫生行政部门把单纯的个性化服务向综合服务转化，达到融预防、基本医疗、保健、康复、健康教育和计划生育技术指导等信息为一体的个人健康信息集，为信息化建设提供重要平台和支撑。[②] 这样既能提高基层医务人员对于信息系统、诊疗技术的掌握程度，还能采取多种方式完善培训，有针对性地加强对乡镇卫生院公共卫生人员的医学培训，提高当地卫生人员专业技术水平和整体素质，推动当地卫生事业健康、持续发展，在提高办事效率的同时积极引导当地人民群众的健康意识。

（十一）完善设备检测机制，做好事先预防工作

医院通过定期联系第三方机构，派遣专业人员或者建立网络平台，定期对医院设备进行监测、保养、维护，同时由专业人士不定期排查设备故障问题，延长医疗设备的使用寿命。医院还设置了热线电话，便于工作人员或病人及时反映问

---

① 顾东兴、盛军、曾斐：《健康体检机构与区域全民健康信息平台互联互通项目实践》，载《中国卫生信息管理杂志》，2021（6）。

② 顾东兴、盛军、曾斐：《健康体检机构与区域全民健康信息平台互联互通项目实践》，载《中国卫生信息管理杂志》，2021（6）。

题，避免影响正常医疗工作的开展。

医疗设备维修保养具有预算可控、核算便捷的特点，[①] 汶川县医院通过对医疗设备进行托管，在设备出现故障的初期，及时进行维修和保养，防止问题进一步扩大，将维修成本控制在最低程度。[②] 同时便于核算成本，节约总体开支。

除此之外，汶川县创新了监管模式，对县人民医院、中医院等 6 家医疗机构的 645 台在用医疗设备执行第三方服务机构维保，实现统一台账、统一维护、统一保养、统一维修、统一记录、统一管理和定期检查，确保医疗机构在用医疗设备安全、有效，切实保障群众健康和生命安全。

二、进一步促进民族地区"健康中国"战略目标实现的对策建议

依据前文提到"人民至上，生命至上"的理论内涵，基于大健康理念注重防御、关口前移，将健康产业纳入国家战略，明确建设"健康中国"的路线图，汶川结合本地实际，采取多方协同机制，积极树立健康第一的教育理念，形成以下具体对策。

（一）探索民族地区健康中国多方协同管理机制，构建健康智库

健康中国策略的实施既需要依靠政府的力量，也需要广大民众和社会团体的积极参与。在民族地区应当搭建多元主体共同参与的平台，健全多元市场主体之间公平协商制度，以此激发民族地区经济活力，提升民族地区人民的健康水平。通过健康共治促进卫生部门、非卫生部门、企事业单位和广大民众为提升全民健康水平而共同行动。坚持以人民为中心的发展思路，将大健康理念融入各项政策，优先发展公共卫生事业。根据国家标准设立公共服务试点项目，并根据工作需求从各单位抽调精干力量，助力项目实施。建立健康党委，健全内设机构，贯彻"县委统揽、人民政府领导、群众利益主体、社区积极参与"的工作方法，形成社会合力。聘请健康治理领域的高校和研究院的专家学者，组建全民健康专家咨询团，因地制宜地制定发展规划。

---

① 刘小方、鲁桂根、张伟东、吴欢云、庄金贤、梁耕实：《基层医疗机构医疗设备维护维修管理模式的实践探讨》，载《中国医疗设备》，2020（3）。

② 程媛：《采用精细化管理提高医疗设备维修效率》，载《中国设备工程》，2021（3）。

（二）加大财政投入，调整支出结构

加大对少数民族地方的财政投入，调整公共卫生服务项目的地方财政支出构成，加大对公共卫生领域的投资。通过多方面联动调度机制，完善资金保障制度，将各部门资金用于公共卫生服务，探索实施全民免费体检的可行性。此外，成立专门小组对财政支出进行严格审查和检查，鼓励社会团体、民营企业等各方面力量参与民族地区经济建设，落实外省帮扶民族地区工作，协调帮扶资金和项目向基层倾斜。

（三）完善激励机制，加强人才培养

鼓励医学类高校设立急需、紧缺医学专业，支持本地卫校保留民族医药类专业，加强重点专科人才队伍建设和省级及以上重点民族医药学科建设。鼓励高校招收本地生源就地培养，对学生给予政策支持。

落实《若干意见》的规定，通过"特设岗位"方式，引进急需、紧缺的医疗高层次卫生人才，实施医疗卫生对口支援"传帮带"工程，设立省级民族地区基层卫生优秀人才奖励资金，多渠道统筹推进"百千万"人才培养工程，积极培育民族医学领军人才，提高其待遇，包括周转房等政策优惠。长期在民族地区工作且业绩优秀的卫生专业技术人员，在表彰项目、职称评审中予以倾斜。

强化基层医疗卫生工作者和监督执法人员的培训，每年定期考核，提高整体素质。合理核定医疗卫生机构绩效工资和水平，缩小城乡医疗卫生人员的工资差距。

加强人才队伍建设。降低民族地区基层医疗卫生机构卫生技术人员的准入门槛和医护人员晋升条件，解决家庭医生编制问题。适当提高民族地区基层医疗卫生服务人员的工资待遇。大力引进紧缺型人才和全科医生，努力解决其落户、子女入学升学和住房问题。增加三级医院、高校人才对口支援。改善卫校教育基础设施，提高教学水平，大力培养藏医、彝医、中医人才。

（四）坚持"党建+"，健全健康管理体制，坚持党建引领、多元参与机制，形成共建共享、协同发展的格局

以卫生健康水平为政府评价指标，建立健全医疗卫生公共服务体系机制，推

进公共服务标准化。发挥共产党员、领导干部的战斗堡垒作用，贯彻"补短、补强弱项目、调整结构、提升质量"的原则，利用相关法律法规明确各级组织的管理职能和协调机制，进一步完善民族地区内部门间联动机制。

推进"紧密型"医联体和医共体建设，进一步建立健全分类治疗制度。城镇三级公立医院向县级医院派出专家，通过业务指导、手术示教、教学查房等形式支持县级医院机构专业建设，提升基层医疗水平。通过医联体、医共体和城乡一体工程建设，在医联体实现病历、人员信息等互联互通，进而构建以县公立医院为中枢的"上联三甲、下通农村"医疗结构，进一步推进城镇医疗卫生资源下沉优化。坚持建立集移动治疗、体检和慢性病信息管理于一身的卫生管理中心。以县医院为平台，以移动诊疗车为载体，以信息化为手段，利用移动诊疗车将部分医疗资源送到偏远地区，现场发放卫生宣教资料，开展卫生知识讲座。通过巡回医疗服务，提高偏远地区基本医疗服务的覆盖范围。

（五）推进网络医疗，以预防为主

以全员人数信息体系、电子健康档案等大数据分析为核心内容，建立全国医疗卫生基本信息资源库，积极推动卫生医疗大数据处理和运用。在民族区域建立地区级的医疗保健信息网络服务体系，积极运用信息化手段扩大诊疗服务空间，促进形成了覆盖诊前、诊中、诊后的线上线下一体诊疗服务结构。推进建立全国远程诊疗服务协作信息管理网络平台，积极建设省市县乡联合的远程诊疗服务信息网络结构，注重发展面向基层和边远地区的远程诊疗协作信息网。

1. 构建特色医疗服务模式

以健康服务为驱动，以需求和项目为重点，以信息化建设为基础，以县人民医院为平台，集慢性病防控管理于一体，通过全民体检及早发现患者。针对重点人群启动随访服务，动态更新患者病历。与保险公司合作，为老百姓提供相关疾病保障，降低患者医疗负担，形成"主动医疗服务模式"。利用互联网、大数据等技术成果，深入挖掘和支持民族地区特色农产品加工、乡村旅游、中药种植等"大健康"产业，培育完善的电子商务服务链。加快基础设施和配套设施建设，建立健全管理长效机制，改善群众生产生活条件。促进镇、健康城区建设和慢性病示范区创建，促进城区居住环境质量整体改善。支持卫生城乡建设试点区域，深入开展卫生社区、健康家庭等建设，进一步加强社区参与度，提高民族地区人民群众自身卫生责任意识，促进"健康共识"的形成。继续深化医药卫生体制改革，积极推进基础医疗卫生服务设施建设、家庭医生服务签订。特别要切实做好以农村贫困、严重慢性病患者、妇女儿童为对象的全科医生服务签订，注重慢性病防控，逐步落实分类治疗模式。成立"医联体"，四川省三级公立医院与少数民族地方医疗机构形成长期的定点支持关系。采用人才交流、履职培训、技术培训、远程指导、视频会议等方法，进行地方医院资源共享，推动优秀医疗卫生资源沉淀，进一步增强基础医生的业务实力。要适应少数民族地方民众的医疗需求，推进医疗卫生服务科技创新。鼓励医院、大学、生物制药企业、社会科学机构等利用生物技术、医学技术、信息技术，研究慢性病、民族地区地方病的发病机制、预防干预方法和医疗救治方法，开发新型疫苗、药品和诊疗治疗仪器。利用互联网、大数据新兴技术，发展慢性病和地方病预测分析、人工智能健康管理等工作方式。

2. 大力发展民族医药

推进现代民族医院建设，促进各州、县区中医药（民族医）医院达标升级。加强民族医药信息化、重点专科（专病）、社区卫生服务中心和乡镇卫生院中医药（民族医）科建设。继续开展基层中医药业务能力提升工作，重点实施中医药全科医师、临床技术骨干和住院医师标准化培养，促进西医人才掌握中医药专业知识。

3. 积极推进中医药科研和创新

做好守正创新、传承发展工作，积极推进中医药科研创新。注重运用现代科学解读中医药原理，推动传统中医药与现代科学的结合，推动中西医药互补、协调发展，为人民群众提供更优质的健康服务。

中医药学是中国古代科学的至宝，也是开启中华文明宝库的钥匙。广大中医药工作者要增强民族自信，勇于攀登医学高峰。深入挖掘中医药宝库中的精华，充分发挥中医药的独特优势，推进中医药现代化，推动中医药走向世界。发挥中医药在治疗未病、治疗重大疾病、恢复疾病中的重要作用。建立健全中医药法规，建立健全适合中医药发展的政策措施和中医药管理体系，建立适合中医药发展的评价体系、标准体系。保护中医古籍、传统知识和诊疗技术，加强急救、清理。推进中医药科技创新，加强中医药对外交流合作，努力在重大疾病防治方面取得突破。遵循中医药发展规律，传承精华，坚持守正创新，加快推进中医药现代化、产业化。推动中西医药互补、协调发展，推动中医药事业和产业高质量发展，推动中医药走向世界，充分发挥中医药防病治病的独特优势和作用。

加强研究论证，总结中医药防治疫病的理论和诊疗规律。组织科技攻关，加强古典医学精华的梳理和挖掘，建设若干科研支撑平台。改革完善中药审批机制，推动新型中药研发和产业发展。加强中医服务体系建设，提高中医院急救能力，加强中医药特色人才建设，建设高水平国家中医药疫病防控队伍，深入研究中医药管理体制机制。加强对中医药工作的组织指导，促进中医药互补和协调发展，推进中医药传承创新发展。坚持中医药并重、优势互补，建立符合中医药特色的服务体系、服务模式、人才培养模式，充分发挥中医药独特优势。发展中医药事业，科学总结和评价中西医结合在传染病治疗过程中的疗效。

（六）加强健康教育，转变发展理念，落实教育优先发展战略

将健康教育纳入民族地区教育体系，完善学校相关健康课程体系。继续开展"千人干部人才扶持行动"和"千人支教十年计划"，着力实施省属免费师范生定向和"特岗计划"，培养双语教师健全教育督导体系，配备督导人员；针对民族地区疾病谱和群众健康需求，创新丰富的健康教育形式，构建健康教育合作平台，提供多种健康教育服务；鼓励当地社会组织参与公益性健康知识普及，对重点人群和重点疾病开展入驻指导，营造健康的社会氛围。支持少数民族地方构建以网络为载体的远程开放教育和服务平台，引导各类投资主体进入少数民族地区。建立老年教师、农民工文化教育培训组织，提高农民青壮年文化素质，使健康知识深入人心，纠正不良习惯带来的影响。细化和完善现有健康产业促进政策，创新融资方式，加大对健康产业的金融支持力度。鼓励、引导和支持社会力量兴办健康产业，采取向政府购买服务的方式，鼓励商业保险组织、社会组织公平竞争。配合医疗机构为民族地区居民提供健康保险、健康护理、慢性病防治等服务。引导社区卫生服务站、农村卫生所、村级卫生室等基层医疗卫生组织，为少数民族地区老年家庭、贫困家庭建立家庭医生服务，提供上门治疗、体检等基本公共卫生服务项目。

以发展健康经济、保护健康环境、建设健康产业为目标，重新规划本地产业结构，深化农村供给侧结构性改革。提高农产品质量，改造三高产业，重点引进绿色环保型产业，实施地质灾害治理工程，推进人工造林工程，提高森林覆盖

率，深入挖掘本地康养资源，逐步完善健康产业链，促进人与自然和谐发展。

（七）把人民健康保障放在优先发展的战略位置

维护民众健康，健全健康政策是促进社会发展的必然要求和基础条件，是民族繁荣和国家富强的重要标志，也是广大人民群众的共同追求。医疗卫生服务直接关系人民健康，要推进医疗卫生工作重心下降、医疗卫生资源下沉。推进城乡基本公共服务均等化，为群众提供安全、有效、价廉的公共卫生和基本医疗服务，真正解决基层群众看病难、看病贵的问题。

以普及健康生活、优化健康服务、完善健康保障、建设健康环境、发展健康产业为重点，加快推进健康中国建设，努力全方位、全周期保障人民健康。在重大疫情面前，把人民生命安全和身体健康放在第一位，汇集全国范围内最优秀的医生、最先进的设备、最紧要的资源，全力投入疫病防治，治疗费用全部由国家承担。加快提高卫生健康供给质量和服务水平，是适应我国社会主要矛盾变化，满足人民美好生活需要的要求，也是实现经济社会更高质量、更高效、更公平、更可持续、更安全发展的基础。努力全方位、全周期保障人民健康，加快制度体系建设，保障公共卫生安全，加快形成有利于健康的生活方式、生产方式、经济社会发展模式和治理模式，实现健康与经济社会良性和谐发展。坚持基本医疗卫生事业的公益性，聚焦影响人民健康的重大疾病和主要问题。加快实施健康中国行动，织就国家公共卫生防护网，推动公立医院高质量发展，为人民提供全方位的全周期健康服务。

拥有健康的人民意味着拥有更强大的综合国力和可持续发展能力。要重视重大疾病防控，优化防治策略，最大限度地减少人群疾病。要重视少年儿童健康，全面加强幼儿园、中小学卫生与健康工作，加强健康知识宣传力度，提高学生主动防病意识；有针对性地实施贫困地区学生的营养餐或营养包行动，保障其生长发育。健全公共卫生服务体系，优化医疗卫生资源投入结构。加强农村、社区等基层防控能力建设，守护好第一道防线。

加强公共卫生队伍建设，健全执业人员培训、准入、使用、待遇保障、考核评价和激励机制。要持续加强全科医师培训、分级诊疗等制度建设，推进公共卫生服务与医疗服务高效协同、无缝衔接，健全防治结合、联合防控、集体防治工作机制。强化风险意识，完善公共卫生重大风险研究判断、评价、决策、预防控制的协同机制。坚持预防为主的卫生和健康工作方针,大力开展爱国卫生运动,加强公共卫生队伍建设和基层防控能力建设,推进医防结合。创新爱国卫生运动方式方法,推进城乡环境整治。完善公共卫生设施,大力普及健康知识,倡导文明、健康、绿色、环保的生活方式。

在民族地区设置自然灾害监测点,实时监测和录入各项数据,全面推进无缝智能网格预报工作,为应急管理部门提供准确信息。积极推广四川省应急管理厅编辑的防灾口诀歌,以简洁易记的防灾技术,最大限度地减少生命财产损失。优化、完善疾病预防控制机构功能设置,创新医防协同机制。强化各级医疗机构疾病预防控制职责,督促落实传染病疫情和突发公共卫生事件报告责任,健全疾病控制机构与城乡社区联动工作机制,加强乡镇卫生院和社区卫生服务中心的疾病预防控制职责,夯实联防联合控制的基层基础。

(八)提高医疗卫生服务质量和水平,深化医药卫生体制改革,保障人民健康是一项系统工程,需要长期持续努力

随着经济社会发展水平和人民生活水平的不断提高,人民群众更加注重生命质量和健康安全,健康需要呈现多样化、差异化的特点。基本医疗卫生服务是指医疗卫生服务中最基础和最核心的部分,主要是政府负责保障,从顶层设计提升公共卫生体系在国家管理体系中的地位,完善中央、省、市、县四级公共卫生机构,加强专业人才培养和队伍建设,提高履职能力。

要改善城乡公共卫生环境,加强农村、社区等基层预防控制和公共卫生服务。全面加强公立医院传染病治疗能力建设,完善综合医院传染病防治设施建设标准,提高应急医疗治疗储备能力。坚持基本医疗卫生事业公益性,坚持政府主导,强化政府对卫生健康的领导责任、投入保障责任、管理责任、监督责任。加大公立医疗卫生机构建设力度,加强国家医学中心、区域医疗中心、县级医院建设,加快扩大优质医疗资源和区域均衡配置,推动广大人民群众就近、公平、可达、系统、连续防治、恢复等健康服务。推进县域医疗共同体建设,改善基层基础设施条件,落实乡村医生待遇,提高基层防病、健康管理能力。推进健康中国建设,必须深化医药卫生体制改革,探索医疗改革这一全球性难题的中国式解决方案。

要加快落实党的十八届三中全会确定的医药卫生体制改革任务。着力建设基本医疗卫生制度，努力在分级诊疗制度、现代医院管理制度、全民医保制度、药品供应保障制度、综合监管制度五项基本医疗卫生制度建设上取得突破。加强基层医疗卫生服务体系和全科医师队伍建设，全面取消以药养医，健全药品供应保障制度。加强公共卫生法治保障，改革、完善疾病防控体系，改革、完善重大疫病防控救治体系，健全重大疾病医保和救助制度，健全应急物资保障体系。着力弥补漏洞、增强弱势项目，提高应对突发重大公共卫生事件的能力和水平。

坚持总体规划、体系重构、全面提升，改革疾病预防控制体系。提高疫情监测预警和应急响应能力，健全重大疾病救援体系，完善公共卫生应急法律法规。深入开展爱国卫生运动，从体制、机制层面理顺关系，着力加强责任落实和监督。

深化医疗卫生体制改革，加快健全分级诊疗制度、现代医院管理制度、全民医保制度、药品供应保障制度、综合监管制度。合理制定和执行公立医疗卫生机构人员编制标准，建立动态核增长机制，加大医保改革力度，常态化、制度化开展药品集中带量采购。健全重特大疾病医保和救助制度，深化医保基金监管制度改革。

（九）科技是人类与疾病抗争的锐利武器

人类与疾病抗争的最有力武器是科技，人类战胜大灾大瘟疫离不开科学发展和技术创新。综合多学科力量开展科研攻关，加强感染源、传播发病机制等理论研究，加大药品和疫苗研发力度。结合临床、防控实践，注重调动科研院所、高校、企业等积极性，在确保安全性和有效性的基础上推广有效的临床应用经验。加大卫生健康领域科技投入，加快完善平战结合的疫病防控和公共卫生科研攻关体系。持续增加重大疫病防治经费投入，推动我国生命科学、生物技术、医药卫生发展，加快弥补医疗设备等领域的短处。深化科研人才发展体制机制改革，完善战略科学家和创新型科技人才发现、培养、激励机制，吸引更多优秀人才加入科研队伍。集中力量开展关键核心技术攻关，解决一些药品、医疗器械、疫苗等领域的"堵头"问题。高度重视新一代信息技术的应用，加快发展"互联网+"医疗健康。

（十）构建人类卫生健康共同体

1. 体育健身与人民健康相结合的体育是社会发展和人类进步的重要标志，是综合国力和社会文明程度的重要体现

实现中华民族伟大复兴的中国梦，与中国体育强国梦息息相关。全民健身是增强全体人民身体和精神、健康生活的基础和保障。人民身体健康是全面建成小康社会的重要内涵，是实现每个人成长幸福生活的重要基础。我们要广泛开展全民健身运动，促进群众体育和竞技体育的全面发展。各级党委和政府应高度重视体育工作，把体育工作摆在重要位置，牢固树立健康第一的教育理念，开齐体育课，帮助学生通过体育锻炼增强体质、健全人格、锻炼意志。妥善应对传染性疾病带来的影响，发挥我国竞技体育举国体制优势，牢固树立国家整体观。

2. 切实解决影响人民群众健康的突出问题，良好的生态环境是人类生存和健康的基础

按照绿色发展理念，实行最严格的生态环境保护制度，建立健全环境与健康监测、调查、风险评价制度，重点抓好空气、土壤、水污染防治，加快推进国土绿化，切实解决影响人民群众健康的突出环境问题。

继承和发扬爱国卫生运动的优良传统，持续开展城乡环境卫生整治行动，加大农村人居环境整治力度，建设健康宜居的美丽家园。贯彻食品安全法，完善食品安全体系，加强食品安全监管，严守农田到餐桌的所有防线。牢固树立安全发展理念，健全公共安全体系，努力减少公共安全事件对人民生命健康的威胁。坚持预防为主，深入开展爱国卫生运动，倡导健康文明的生活方式，预防和遏制重大疾病。坚持开展爱国卫生运动，从改善居住环境、饮食习惯、社会心理健康、公共卫生设施等方面开展工作，倡导文明健康、绿色环保的生活方式。将全生命周期管理理念贯穿于城市规划、建设、管理全过程的各个环节，加快建设适应城市化快速发展、城市人口密集的公共卫生体系，深入、长期地开展农村人居环境建设。

丰富爱国卫生工作内涵，创新方式方法，推动环境卫生管理向全社会健康管理转变，解决关系人民健康的大局、长远问题。推动人与自然和谐共生的现代化，必须把保护城市生态环境放在更加突出的位置，科学、合理地规划城市生产空间、生活空间、生态空间，处理好城市生产生活与生态环境保护的关系。深入开展全民义务植树，坚持全国动员、全民动手、全社会共同参与。加强组织发动，创新工作机制，加强宣传教育，进一步调动全社会参与义务植树的积极性。广大党员、干部要带头履行植树义务，践行绿色低碳生活方式。深入开展污染防治攻坚，集中攻克老百姓身边突出的生态环境问题，坚持精准污染物处理、科学污染物处理、依法污染物处理。保力量、展深度、扩广度，继续打好蓝天、碧水、净土保卫战。政府要加强与世界卫生组织的交流，在与有关国家，特别是疫病多发国家跟踪、药物、疫苗、检测等方面开展科研合作，在保证国家安全的前提下，共享科研数据和信息，共同研究，提出应对策略，为构建人类命运共同体贡献智慧和力量。

积极参与全球环境合作，就各种环境公约问题制定对策，认真履行参加的各项国际公约，贯彻执行可持续发展世界首脑会议等相关国际会议达成的决议和决定，重视和积极推进双边和多边国际合作，利用多种途径促进国内环境保护，维护国家权益，为可持续发展创造良好的国际环境，适应经济全球化和我国加入世界贸易组织的新形势，逐步建立和完善以绿色产品、技术、服务为主导的投资贸易政策体系。充分利用国际国内两种资源和两个市场，促进我国可持续发展战略的顺利实施。

人类是一个整体，地球是一个家。面对共同的挑战，任何一个国家都不能独善其身，人类只有和衷共济、和合共生这一条出路。习近平总书记在中国共产党与世界政党领导人峰会上强调："面对仍在肆虐的新冠肺炎疫情，我们要坚持科学施策，倡导团结合作，弥合'免疫鸿沟'，反对将疫情政治化、病毒标签化，共同推动构建人类卫生健康共同体。"人民健康是每一个人成长和实现幸福生活的重要基础，是民族昌盛和国家富强的重要标志。在以习近平同志为核心的党中央的坚强领导下，坚持以人民为中心的发展思想，坚持把保障人民健康放在优先发展的战略位置，加快推进健康中国建设，织牢、织密公共卫生防护网，全方位、全周期保障人民健康，共同构建人类卫生健康共同体，我们就一定能够实现健康和经济社会良性协调发展，就一定能够实现人人享有健康的美好愿景，就一定能够实现人民群众对美好生活的向往，中华民族就一定能够以更加强健、更加昂扬的姿态屹立于世界民族之林！

第七章 特色案例

一、丹青水磨——水磨镇特色康养

水磨镇位于岷江支流寿溪湖畔，南倚青城山，西接卧龙自然保护区，是阿坝藏族羌族自治州进入成都平原的南大门，距省会成都市中心 76 千米，距都江堰 28 千米，属成都 1.5 小时经济圈，辖区面积 89 平方千米，辖 9 村 1 社。水磨镇地理位置优越，位于汶川县南部，岷江支流寿溪河畔，南倚青城山，西接卧龙大熊猫自然保护区，拥有得天独厚的自然资源，气候宜人，森林绿地覆盖率达 90% 以上，负氧离子含量较高，是名副其实的"天然氧吧"。另外，水磨镇历史悠久，是羌、藏、回、汉等多民族交汇融合之地，集羌族碉楼、羌绣特色及羌族民宿等羌文化于一域，早在商代就享有"长寿之乡"的美誉，时称老人村，后更名为水磨并沿用至今。先后获得全球灾后重建范例、国家 5A 级旅游景区、四川省天府旅游名镇、四川省安全社区等殊荣，以康养旅游为代表的产业优势明显，康养经济、商贸市场和旅游功能区已成为水磨城镇与农村联动发展的重要载体。2021 年，康养旅游接待人次突破 500 万，康养旅游综合收入超过 2 亿元。

2008 年，水磨镇遭受地震重创，居民住房大量损毁，20% 的房屋倒塌，55% 的房屋严重损坏，仅有 25% 的房屋维修后可供居住。灾后第一时间，广东省佛山市对水磨镇实施对口援建。佛山援建工作组推翻了"房倒建房、路毁修路"的恢复重建思路，基于水磨镇独特的历史与文化，并借鉴日本的生态城镇、瑞士的山地湖滨小镇和不丹传统建筑现代化的经验，着力将水磨镇打造成宜居住、宜休闲的生态化城镇。

经过一系列重建工作，水磨镇成为四川"丽江"，兼具现代的繁荣便捷与历史的深邃厚重。最能体现水磨镇重建工作成效的莫过于禅寿老街，老街两边坐落着原汁原味的川西民居，楼上是住宅，楼下是商铺，充满浓郁的羌族风情；在老街的中段，一座30多米高，融合羌、藏、汉风韵的楼宇傲然屹立，那是震后水磨镇的新地标——春风阁。

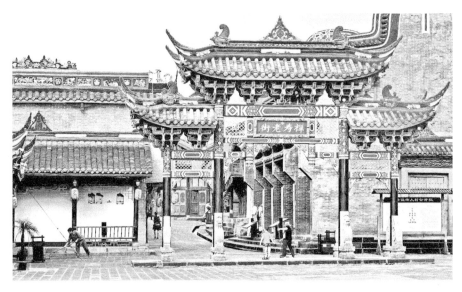

图7-1　禅寿老街街景

值得一提的是，重建前的水磨镇是阿坝藏族羌族自治州的工业重镇，18个行政村聚集了63家高耗能、高污染企业，污染严重。重建后的水磨镇立足"汶川生态新城、西羌文化名镇"，坚持"工业外迁，腾笼换鸟"的思路，腾空"笼子"，以生态环保、可持续发展为重建新标杆，遵循以人为本、修复生态、教育支撑、尊重历史、彰显民族特色和整体打造等原则，大力发展生态化城镇，配套功能进一步完善，羌城新城镇和旅游集镇粗具规模，迁出了62家高污染、高耗能企业，最终迎来旅游业、教育事业、民生工程、社会合作组织四只新"鸟"，为发展"主动健康"特色小镇铺平了道路。依靠这种"腾笼换鸟"式的转型与发展，水磨镇人均收入水平大大提高，远远高于震前水平。

2017年，党的十九大做出"实施健康中国战略"的重大决策，将维护人民健康提升到国家战略的高度。党中央强调树立"大卫生、大健康"理念，将"大卫生、大健康"理念作为实施健康中国战略的行动引领。

水磨镇把握国家政策脉搏，以大健康理念为统领，以生态环保、可持续发展作为重建新标杆，围绕"运动康养，生态颐养，医疗康养"三大特色，确立了

"一纵五横、全镇协同"的发展思路，初步拟定了河坝地区发展中低端旅游康养业态、半山发展中高端旅游康养业态、高半山筑牢生态屏障的功能分区。"一纵"，即以集镇灾后重建成果为核心的爱国主义教育休闲服务区，主要包括老人村、水磨社区、马家营村、茅坪子村、黑土坡村、寨子坪村等。"五横"即以仁吉喜目谷为核心的赏花游览运动康养旅游区，主要包括大槽头村、衔凤岩村、吉祥社区和郭家坝村部分地区；以黄龙道观为核心的道教文化养生区，主要包括郭家坝村、刘家沟村、茅坪子村、马家营村部分区域；以生态茶园为核心的禅茶康养体验区，主要包括牛塘沟村、黄家坪村、连山坡村、大岩洞村等；以生态林旅、农旅结合发展为核心的生态农业观光区，主要包括马家营村、灯草坪村、高峰村和茅坪子村部分地区；以温泉开发为核心的温泉养生度假区，主要包括白石村、陈家山村、白果坪村等。该规划于 2019 年 1 月完成招标，规划编制单位和成都同济京奥设计院共同完成前期资料收集，并开展编制。

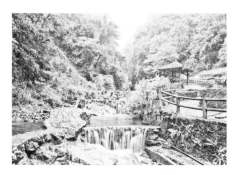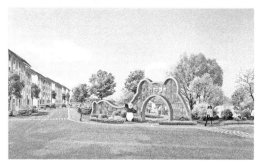

图 7-2 水磨镇特色项目开发

水磨镇还启动了水磨特色小镇寨子坪开发创新实践，进一步推进了寿溪河流域、竹林产业等旅游资源开发，着力打造水磨悦野客自然教育基地，大力发展以水磨彭家沟农庄、水磨农庄、绿水青山农庄为代表的生态农家乐，形成集农林业生产、康养旅游、休闲度假为一体的产业链。仁吉喜目谷规划、建设、发展与全镇旅游产业实现有机结合，2019 年全年共接待游客 2 万余人，实现门票收入 100 万元。

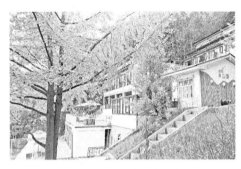 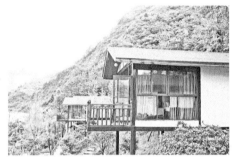

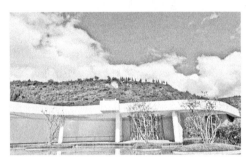 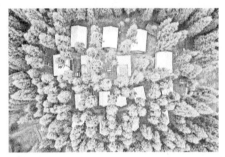

图 7-3 水磨镇旅游景观

2019 年以来，水磨镇按照县委"南林北果·绿色工业+全域旅游（康养）"总体思路，以大健康理念统领特色小镇建设工作布局，全面融入川西北阿坝生态示范区，立足区位资源优势，培育主动健康产业，着力推进生产、生活、生态空间"三生融合"，营造宜居宜业环境，提高人民群众的获得感和幸福感。政府从水磨镇实际情况出发，按照集装集成的原则，综合考虑各方面发展的制约要素，全力推进康养项目储备，包括茶马古道健康森林绿道项目、温泉和高山冬季项目、现代农业产业园区项目等，将茶马文化古道、森林运动、健康绿道、农事体验、乡村民宿等要素资源有效盘活，挖掘乡土人文、田园乡村、青山绿水、森林林盘等资源，发挥康体疗养价值与避暑等休闲整合效应，因地制宜推动园区农业与旅游、文化、康养等产业深度融合。规划编制"茶+中药材"现代农业园区、"猕猴桃+中药材"现代农业园区、竹产业现代农业园区三个现代农业园区项目，有效整理、整合全镇的农业项目，形成大旅游、大交通、大环境格局。

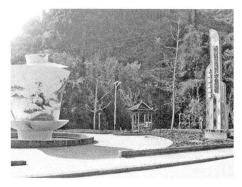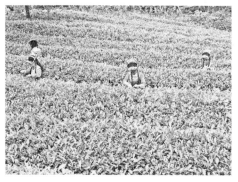

图 7-4　水磨镇茶产业

水磨镇政府全力推进生态文明建设，营造宜居、宜业、宜养的良好环境。每年投入 500 万元，聘请专业物业管理公司，对集镇市政、绿化等进行专业化管理。按照建设川西北阿坝生态示范区要求，坚持以"一江四区"生态安全格局为重点，大力开展环境综合整治、贯彻落实河长制、开展森林保护三大工程。扎实开展监督防护工作，积极开展清河、护岸、净水、保水"四项行动"，筑牢生态康养经济发展基础。一是大力规范整治辖区内的沙石企业，严格按照环保达要求，督促企业进行污水、生活垃圾、车辆扬尘等整改。二是通过印发宣传单、入户宣讲、评优晒差等手段，狠抓集镇的环境卫生治理，坚决制止乱搭乱建、乱堆乱放等不文明行为。三是集中清理农村的垃圾堆、粪堆、柴草堆，利用"四好村"创建契机，动员广大群众清扫房前屋后、田间地边的生产生活垃圾，建立户清扫、组收集、村转运的农村生活垃圾处理机制。四是大力开展农林建设。由此一来，水磨镇于 2016 年成功创建国家卫生乡镇；大力实施"三百"示范工程，创建了 2 个精品旅游村寨、16 个幸福美丽村寨，城乡基础设施、人居环境、群众生活水平得到全面改善；新建餐饮店 56 家、酒店客栈 48 家、农家乐 13 家，全面贯彻落实各项惠民政策，促发展、扩内需初见成效。辖区内生活垃圾转运处置覆盖率达 90% 以上，污水有效处理率达 80% 以上，无害化卫生厕所覆盖率达99% 以上，村容村貌持续改善提升，人民生活水平和生活质量明显提高。

水磨镇还关注文化氛围的营造和治理手段的优化，全力推进社会治理转型。以民族团结进步和移风易俗为抓手，深化文明四风建设和感恩情怀培育，以健康素养促进、活动开展为载体，调动群众参与积极性、促进文明社会共建共享。一是强化阵地作用，深入推进文明四风建设。设立展板、文化墙、户外广告，营造文明四风氛围；开展主题党日、农民夜校、道德讲堂、母亲讲堂等主题活动，大力营造健康文化氛围。二是以活动为载体培育健康文化。与阿坝师范学院签订文明四风合作、支队结对共建协议，按照一季度一主题开展"巾帼心向党""文明树新风民族同繁荣"农民趣味运动会、农民篮球运动会等活动。三是传承、弘扬本土文化。镇文化站聘请舞蹈老师对全镇文艺队进行免费培训；支持《水磨乡志》《水磨沟乡土情》丛书编撰出版；整合镇公共文化站功能，建设康养书院，为居民提供学习健康知识、体会健康文化的场所。四是开展健康素养五进活动。通过水磨微信公众平台普及健康知识；发放全民健康围裙，印发健康教育手册，持续加强健康教育宣传；启动职工"万步有约"微信运动，连续两年举办水磨镇篮球运动会、农民趣味运动会，进一步普及健康文化。

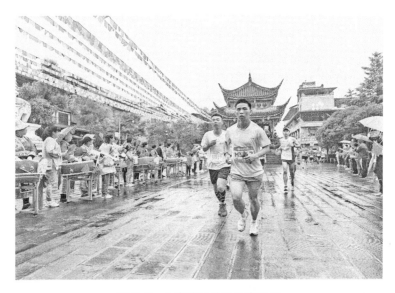

图 7-5　水磨镇马拉松比赛现场

汶川县人民政府深刻理解健康中国战略的内涵，顺应协调、绿色的发展理念，以卫生健康工作为依托，为人民群众打造宜居、健康的生活环境并以此为基础实现经济转型。2010 年，水磨古镇被全球人居环境论坛理事会和联合国人居署《全球最佳范例》杂志评为"全球灾后重建最佳范例"，被第三届世界文化旅游论坛组委会授予"中国精品文化旅游景区"称号。2016 年 12 月，水磨古镇入选《全国红色旅游景点景区名录》。2017 年 7 月，水磨镇被评为国家特色小镇。截至 2022 年，水磨镇拥有专业大户 35 户、农场 26 户、农民合作社 83 个，从业人员 1110 人；国家 5A 汶川特别旅游区丹青水磨景区以及镇民宿、乡村酒店、客栈等康养旅游从业人员约 5000 人；康养经济、商贸市场和旅游功能区已成为水磨一产与三产、城镇与农村联动发展的重要载体。2021 年，康养旅游接待人次突破 500 万，康养旅游综合收入超过 2 亿元。

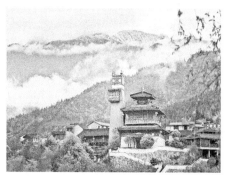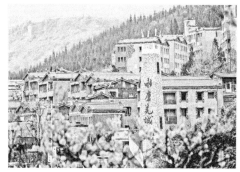

图 7-6 丹青水磨风貌

进入"十四五"时期，水磨镇政府总结阶段性成就，持续推进主动健康小镇建成。针对中老年市场，突出健康、绿色、生态元素，以回归自然、休养、娱乐、健身为主，开发康体保健、温泉水疗、森林空气疗养等保健项目和登山、自行车、太极等健身项目。以森林、清泉、山石、溪涧、瀑布为基点，以高含量的对人体健康极为有益的森林空气负氧离子和植物精气等生态因子为特色，辅以各类简约、朴素且与环境格调一致的游憩设施，将运动健身、休闲旅游与自然山水融合，建设森林氧吧，打造水磨慢生活度假小镇、主动健康小镇。建设休闲果园，以认植、认养方式让来汶游客委托农民代种或亲自种植猕猴桃、茶叶，让游客共同参与农业投资、生产、管理和营销等各个环节，与农民结成亲密关系，体验农业经营和农事活动趣味。全域提供生态书吧、茶吧、酒吧、生态餐厅等乐活生态服务。紧扣重点生态功能区定位，切实筑牢长江上游生态安全屏障，夯实天府汶川生态康养慢生活度假区的生态本底。实施生态修复、生态保护、生态家园和生态细胞素养促进工程，推进"三治岷江"系统工程，打好蓝天、碧水、净土三大保卫战，全面落实隐患点防灾措施，完善环境预警应急机制，加强自然灾害防治能力建设。推进大熊猫栖息地竹景观旅游区和大熊猫入口社区建设，积极申报创建国家森林康养基地。

依托寿溪湖，以水元素、农耕文化为创作主题，举办水生态文明艺术活动，开展以水上乐园为主的体育运动，打造水磨"水生态文明+森林康养"小镇。坚持把水磨镇建设成为文化事业繁荣发展、文旅产业深度融合的天府旅游名镇，全域建成生态美丽公园、和谐温馨乐园、富裕小康家园。积极创建国家级生态康养慢生活度假区和国家生态旅游示范区。不断完善"一纵五横、全镇协同"的产业发展布局，培育一批包括"乐活""环保""休闲""养生""静居"在内的市场认可的产品。依托当地水资源、森林资源，以水元素、农耕文化为主题，打造水磨"水生态文明+森林康养"小镇。通过大力发展康养产业，实现水磨镇的高质量发展。

二、烟雨三江——三江镇特色康养

三江镇原为三江乡，2013年1月三江乡撤乡建镇。三江镇地处汶川县西南部，南倚青城山，是卧龙自然保护区腹地，因西河、中河、黑石江三条江河在此汇合，故称三江。三江镇气候宜人，水热条件优越。全镇地处低海拔地区，年均气温12.6℃，平均年降雨量1143.5毫米，森林覆盖率90%，非常适宜猕猴桃、中药材种植。另外，三江镇作为汶川的旅游中心和成都的后花园，历史悠久，底蕴深厚，不仅是成都平原通向大小金川知名的茶马古道必经之地，更是距离成都平原最近的嘉绒藏乡，属成都1.5小时经济圈的重要组成部分，是藏、羌、汉民族文化的和谐交融之地。

在2008年的"5·12"汶川特大地震中，三江镇受灾情况严重。在广东省惠州市"早规划、早启动，早建成、早发展"的对口援建和省、州、县各级政府及当地群众的共同努力下，仅用了一年零一个月的时间，便完成了学校、卫生院、自来水厂、农房等民生项目的重建。其中的三江镇卫生院最令人瞩目，卫生院内科室设置齐全，全新配备了B超、心电图、X光照机等先进医疗设施设备。

援建方还结合当地实际，高度重视帮助灾区恢复生产、发展经济，增强灾区自身"造血"功能和持续发展能力。援建方加强与汶川、三江镇的产业对接，利用自身优势，大力引进企业、资金、技术等市场资源，全力推进三江镇的生态旅游、现代农业发展，注重培育当地特色产业，积极恢复和打造三江镇"藏家风情园"，提升产业水平，在实现"发展重建"的同时实现"文化重建"。援建方把三江镇 0.96 平方千米范围划定为"水乡藏寨风景区"，主要以河坝村水乡藏家风情园为建筑风格，辅之以融合藏汉文化的生态旅游走廊，同时将三江潘达尔景区、盘龙山景区一同配套开发。三江镇在援建方惠州市的全力支持下，在废墟上重新建起了美丽、宜居的新家园，创造了震中地区灾后重建的奇迹。

《"健康中国 2030"规划纲要》中指出，要推动健康产业转型升级，以满足人民群众不断增长的健康需求。三江镇人民政府以人民健康为中心，利用三江镇得天独厚的自然环境和人文环境，探索出一条特色康养之路。

旅游业是阿坝州的优势产业，也是灾后恢复重建的先导产业。三江镇人民政府根据大健康理论，不断推动健康与旅游服务融合发展，依靠独特的气候环境，大力发展康养旅游，不断完善旅游基础设施，丰富旅游业态，深入挖掘民俗文化，打造文创产品，提升旅游服务水平，推动旅游服务管理智能化发展，逐步实现康养旅游由"粗放型"向"精准化"的转变，高质量建成慢生活的佳境、避暑天堂、融合发展之地、文养之地。在三江镇人民政府和当地群众的不断努力下，三江镇成为四川省著名的避暑胜地，每年夏天前往三江镇避暑的游客络绎不绝。

汶川县政府高度重视三江镇的康养旅游发展。近年来，三江镇紧紧围绕"慢生活度假小镇"发展定位，以建设高质量发展引领区为目标，抓住"8·20"灾后恢复重建和生态康养慢生活度假区建设机遇，不断完善旅游基础设施，全镇康养避暑旅游方兴未艾。另外，三江镇作为汶川县 5A 级旅游环线的重要组成部分，也是汶川县"1236"项目中打造生态康养及藏羌民俗重要基地，包括潘达尔景区、鹞子山养生堂、漂流项目、藏寨观景、猕猴桃园、农家乐等诸多项目。2017年，汶川县人民政府发布《关于加大三江镇康养旅游环线建设的议案》，针对景点之间缺乏衔接连贯，"逛几圈大半天就看完"，留不住人等问题，提出强化宣传、挖掘特色文化、延长产业链、加强基础设施建设、优化服务等建议。

三江镇康养旅游业的蓬勃发展是大健康理论的一次成功实践，同时也是大健康服务体系的一次新发展。现如今，"烟雨三江"已成为"康养汶川"的一张亮丽名片。

三、筑牢健康防线——全民免费体检

全民健康是建立和完善基本医疗公共服务体系，更好地发挥卫生部的主导作用、不断满足人民群众日益增长的基本公共服务的需要。维护居民的健康权利是促进社会发展的动力，也是政府和社会关注的热门话题。

"5·12"汶川特大地震后，汶川县医疗卫生事业遭到重创，医疗卫生服务能力比灾前大大降低，医疗卫生体系有待建设升级。汶川县人民在经历了九死一生的特大地震后，对生命的意义有了新的感悟，对全民健康提出了新的要求。时任汶川县人民政府县长的张通荣曾发自肺腑地感慨："如果不是经历了'5·12'特大地震，我可能到现在都还不会转变观念，不会如此深刻地去理解生命的意义、关注全民健康！"正是在此背景下，汶川县对全民健康做出了全新的规划。

在灾后重建过程中，汶川县党委、政府坚持健康治理理论，进一步强化健康管理的作用和职能，逐步优化公共卫生服务，科学规划健康事业，力争在灾后重建过程中使汶川医疗卫生体系上档升级。在进一步推进全民健康战略，转变政府职能，引导群众，最终带动人们转变健康观念，把政府"要全民健康"变成"全民要健康"的过程中，汶川县人民政府付出了巨大努力。

习近平总书记指出："要把人民健康放在优先发展的战略地位。"早在 2010 年，汶川县就率先在全国提出了创建"全民健康示范县"，将大健康理念融入县域治理全过程。以健康理念统领社会经济发展，以"优化健康服务、营造健康环境、倡导健康生活、培育健康文化、发展健康经济"为主线来构建"党政主导、部门合作、社会动员、全民参与"的管理与服务新模式，不断提升全民健康素养和环境健康水平，促进人与环境、社会与经济的和谐、可持续发展。

2012 年，汶川县成功创建全国慢病防控示范区，率先在全国实行全民健康免费体检和全员慢病管理。汶川县建立资金整合保障机制，制定《汶川县全民健康体检实施方案》《汶川县全民健康体检筹资方案》，整合教育、卫计、工会等部门的资金，在不增加财政负担的情况下，投入 800 万元用于全民免费体检，每两年开展一次全民免费体检，通过体检筛查出慢病患者。汶川县积极构建主动医疗中心服务体系，探索实施"5321"慢性病管理新模式。汶川县选择高血压、糖尿病、乙肝、肺结核及口腔疾病等五种疾病作为慢病管理试点对象，通过全民健康免费体检全面筛查，主动发现患者，有效降低了慢性病患者和高危人群大病发

生风险。

通过健康体检，及时发现疾病，让患者能够得到及时有效的治疗，根据体检结果，科学指导各类慢性病患者和高危人群根据自身情况合理安排生产生活，实现有病早治、未病先防。2010年至今，全县累计体检21.7万人次，居民定期体检比例由20%上升到83.55%，建立居民健康档案9.69万份。为1.6万人次高血压患者、6419人次糖尿病患者、1321人次疑似乙肝患者提供了确诊、复诊和预防服务。

另外，汶川县人民政府始终坚持"人民至上"的发展理念，不断提升健康服务质量。2012—2016年，汶川92.20%的人口参加了免费体检，其中86.03%的人口对移动体检车表示满意，仅有2.21%的人口对体检车服务不满意，没有居民表示非常不满意。全民健康免费体检累计达15万人次，居民健康电子档案建档率达93%。

汶川县率先普及的全民免费体检，为中国健康治理体系发展树立了典型，实现了健康管理与健康服务的结合，极大地增强了居民的自我管理意识，也为民族地区健康中国战略的实施提供了范例。

四、以标准化促健康管理——公共卫生服务标准化

2011年，汶川县灾后恢复重建基本完成，但汶川人民仍未完全从地震的阴影中走出，心情普遍沉重。在此背景下，汶川县人民政府转变汶川发展模式，更加关注汶川人民的健康与幸福，将汶川人民的幸福指数作为灾后重建效果的评价指标，明确建设"全民健康示范县"的战略部署。同时，中国标准化研究院联合汶川县人民政府，提出将标准化作为"全民健康示范县"建设的重要突破口，由此开启了汶川全民健康公共服务标准化建设新篇章。

表7-1　汶川县公共服务标准化内容

汶川县公共服务标准化重点领域	标准化内容
医疗卫生	移动诊疗服务标准、全民体检公共服务标准、重大疾病和慢病防治标准
公共教育	校园健康教育标准、校园学生营养改善公共服务标准
健康文体	社会健康教育标准、全民健身活动公共服务标准

汶川县公共服务标准化重点领域	标准化内容
健康环境	公共绿化与环境卫生公共服务标准、健康住宅环境公共服务标准
健康就业	健康就业公共服务标准化与创业公共服务标准
食药安全	食品安全监管公共服务标准、药品安全监管公共服务标准

汶川县人民政府采取试点先行、点面结合的方式，设立汶川县全民健康公共服务标准化试点项目，组建健康汶川专家咨询组，在推动公共服务标准化过程中"抓领导、抓政策、抓宣传、抓质量、抓保障"，逐步建立起全民健康公共服务标准化体系。

2011 年，国家标准化委员会将该项目列入国家级试点项目，共制定全民体检公共服务标准、重大疫病和慢病防治标准、校园健康教育标准、社会健康教育标准、公共绿化与环境卫生公共服务标准等 580 个全民健康服务标准，其中采用国家标准 109 个、行业标准 110 个、地方标准 78 个、自制标准 355 个，标准平均覆盖率达到 90% 以上。2014 年，汶川县"全民健康公共服务标准化"通过了国家标准化管理委员会的验收。

中国标准化研究院通过广泛调研，不断探索，结合汶川县实际，设计了汶川全民健康公共服务标准化建设全套方案，带领项目组与汶川群众共同努力，在全民健康公共服务标准化建设过程中实现了诸多创新，提出了全民健康公共服务标准化崭新内涵，总结和提炼了"汶川经验"。

中国标准化研究院从基础通用标准和重点领域标准两个维度构建了汶川全民健康公共服务标准体系框架，在医疗卫生、公共教育、健康文体、健康环境、健康就业与创业、食品药品安全六大领域开展试点工作，深入汶川群众进行采风调研，制定了《健康住宅藏羌特色装饰》《羌族健身操锅庄体操》《羌族健身操民族风体操》等富有民族特色的标准。

汶川县人民政府始终坚持"人民至上、生命至上"的理念，以标准化为手段，打造汶川县全民健康公共服务品牌，不断完善健康政策，在进行全民健康公共服务标准化建设过程中始终牢记"住上好房子、有个好身子、过上好日子"的"汶川梦"。

中国标准化研究院制定了《汶川健康社区健康住宅》《汶川公共绿化服务》等20项标准，为推动汶川县农村健康住宅建设提供了重要的科学依据，让汶川人民住上了"好房子"；研究院为汶川县人民医院的移动诊疗服务制定了《移动诊疗车配置》《移动诊疗县、乡、村三级联动机制》等14项标准，为移动诊疗服务的规范化、科学化实施提供了具体指导，保障了汶川人民的"好身子"；研究院与汶川县文体广新局联合制定了《羌族健身操锅庄舞蹈》《羌族健身操民族风舞蹈》等5项健身活动标准，极大地促进了羌族健身操的推广和普及，推动了公共文化体育服务体系的逐步建立，建设汶川人民的"好日子"。通过标准化的实施，群众对公共服务的满意率由试点前的74.4%上升到试点后的95.34%。

在汶川县推动标准化建设的过程中，汶川县城乡规划建设和住房保障局（以下简称"住建局"）、汶川县人民医院发挥了良好的表率作用。汶川县人民医院标准更是由汶川县人民医院提出并归口管理，负责标准的制定、发布、有效实施和持续改进等工作，是汶川县创建全民健康标准化的有机组成部分。

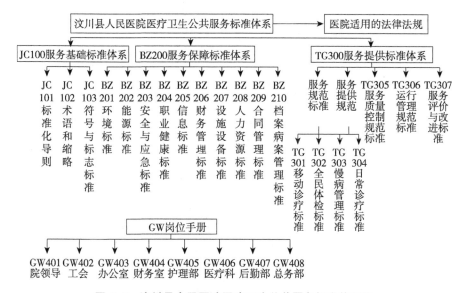

图7-7 汶川县人民医院医疗卫生公共服务标准体系图

住建局共制定健康住宅公共服务标准153个，内容涵盖住宅质量、住宅环境、住宅用地管理等诸多方面。

标准总计153个

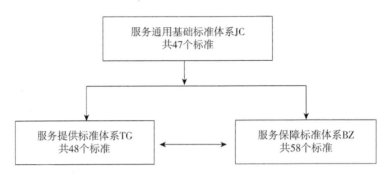

图7-8 汶川县住建局健康住宅公共服务标准体系图

表7-2 汶川县城乡规划建设和住房保障局健康住宅公共服务标准体系

序号	体系编号	标准号	标准名称	实施时间	责任部门
1	202-01	GB50011-2010	建筑抗震设计规范	2013-03-16	城乡建设股
2	202-02	GB 50223-2009	建筑工程抗震设防分类标准	2013-03-16	城乡建设股
3	202-03	Q/WCZJ TG 202-03-2013	建筑节能标准	2013-03-16	城乡建设股
4	202-04	Q/WCZJ TG 202-04-2013	汶川县建筑节能规划	2013-03-16	城乡建设股
5	202-05	Q/WCZJ TG 202-05-2013	汶川县抗震节能实施程序	2013-03-16	城乡建设股
6	202-06	Q/WCZJ 502-09-2013	汶川健康社区藏羌建筑风貌装饰指南	2013-03-16	质安站
7	202-07	Q/WCZJ 502-08-2013	汶川健康社区健康住宅建筑基本要求	2013-03-16	质安站
8	202-08	Q/WCZJ 502-10-2013	汶川健康社区社区活动中心建设指南	2013-03-16	建管股
9	202-09	GB 50327-2001	住宅装饰装修工程施工规范	2013-03-16	质安站
10	202-10	GB 50345-2012	屋面工程技术规范	2013-03-16	质安站
11	202-11	JGJ/T 10-95	混凝土泵送施工技术规程	2013-03-16	质安站
12	202-12	JGJ 104-97	建筑工程冬期施工规程	2013-03-16	质安站

序号	体系编号	标准号	标准名称	实施时间	责任部门
13	202-13	JGJ 144-2004	外墙外保温 工程技术规程	2013-03-16	质安站
14	202-14	JGJ 145-2004	混凝土结构后锚 固技术规程	2013-03-16	质安站
15	202-15	JGJ 147-2004	建筑拆除工程 安全技术规范	2013-03-16	质安站
16	202-16	CJJ 101-2004	埋地聚乙烯给水管 道工程技术规程	2013-03-16	质安站

汶川县人民政府把握时代发展的脉搏，坚持健康中国战略，不断巩固健康汶川战略成果，持续推动汶川公共卫生服务标准化建设，今后将进一步总结、提升全民健康公共服务标准化建设的"汶川经验"，为建设健康中国贡献力量。

五、助推公共卫生服务均等化——主动医疗

汶川县总面积4084平方千米，地广人稀，山高路远，"5·12"特大地震前虽有医疗卫生机构，但规模均较小，覆盖率不高，医疗卫生资源分配不均，传统的基于固定诊疗机构的被动医疗模式无法实现基本医疗卫生服务的全民有效覆盖。

《"健康中国2030"规划纲要》中指出，要强化覆盖全民的公共卫生服务，推进基本公共卫生服务均等化，以实现健康服务优化升级。对此，汶川县立足实现基本医疗服务和公共卫生服务的均等化与区域卫生资源合理规划之间存在矛盾的现实条件，提出了创建有汶川特色、面向农村农民的移动诊疗服务体系计划。

移动诊疗服务是以县医院为平台、以移动诊疗车为载体、以信息化为手段，为汶川及周边县域的群众，特别是边远山区、农牧区的群众提供就近的医疗、健康体检和健康咨询等医疗服务。它创造性地融合了车辆技术、医疗设备与技术以及信息通信技术，能够在基层医疗服务机构，特别是农村医疗服务中发挥"时间可及、成本可及、位置可及、优质可靠"的重要作用；它补足了传统医疗的短板，能够引导优质医疗资源向下沉、医疗服务困难往上走，为人民健康提供更为便捷、优质的服务。

汶川县人民医院依靠移动诊疗车，将医疗服务送进社区、厂矿、村寨、学校

等地方，将优质医疗服务送到普通群众身边，在缓解汶川县偏远地区群众因卫生资源不足、交通不便等原因造成的看病难、看病贵等问题方面发挥了重要作用。移动诊疗车作为流动的医院，足迹遍布阿坝州 13 县 86 乡镇，为更多的农牧民群众提供了可及、优质、免费的医疗服务。

移动医疗的发展推动汶川进入主动医疗，使"群众得健康、政府得民心、医院促发展"。汶川在全国率先建立了"以健康服务为驱动、以需求和项目为重点、以信息化建设为基础、以县人民医院为平台"的主动医疗服务模式，并在全国建立了第一个县级移动诊疗服务中心和连续管理中心，定期开展巡回医疗、疑难杂症远程会诊和远程教学，群众可以在家门口享受方便、快捷、专业的医疗服务，切实构建了"1 小时医疗服务圈"，以提高患者主动性为导向。

自 2012 年起，汶川县以移动诊疗车为载体，在全县进行了三轮的全民免费健康体检。汶川县构建主动医疗中心服务体系，通过移动诊疗主动把病人"找出来"，探索实施"5321"主动医疗模式，把"找出来"的病人"管起来"，改变"等患者来院"为"主动送医上门"。医疗服务由被动转变为主动，服务不可及转变为服务个性化，个体服务转变为协同服务，基本实现了健康的四大革新（从治疗转向预防、从医疗转向健康、从点的服务转向连续性服务、把保险保障融入健康和医疗服务）。

汶川县人民医院还与商业保险公司联合为汶川百姓提供了一整套主动健康服务包，先期推出"三癌预防保""血糖保""高压保"。以移动互联网为纽带，为百姓提供院前、院中、院后服务。通过体检、慢病管理、保障赔付全流程为百姓服务，真正实现降低患者医疗负担和其他并发症风险，提高患者主动管理病情的积极性和能力，实现以群众健康为中心的全流程管理。

2012 年，通过探索实践移动医疗、主动医疗，汶川县成功创建国家级慢性非传染性疾病防控示范区和国家级全民健康公共服务标准化示范县。全县建立了 10691 份慢性病患者健康管理档案，规范化管理率提高到 90%；共开展全民健康体检 23.5 万人次，建立 9.4 万余份健康档案，占汶川全县总人口的 94%；整体医疗服务能力明显提高，全县群众的幸福感、获得感不断提升，为"幸福汶川""康养汶川"建设奠定了坚实的基础。

2018 年，国家统计局联合清华、北大等参与整理、分析的数据显示：汶川县居民健康综合指数为 91.76 分，汶川县居民总体幸福感平均得分为 89.87 分，汶川人民的健康水平、幸福水平大大提高。通过移动医疗和主动医疗服务模式的探索与实践，医院学科建设更加科学，优质医疗服务辐射更加广泛，品牌区域影响力更加凸显。

时至今日，汶川县仍在持续深化医疗改革工作，转变医疗卫生服务模式和服务理念，发挥基层卫生机构的网底功能和"健康守门人"作用。深入推进家庭医生签约服务工作，明确服务形式、服务项目等，优先让老年人、孕产妇、儿童、残障人等人群，以及高血压、糖尿病、结核病等慢性病患者享受主动医疗、送医上门等服务。

为提供优质高效的医疗服务，创新医疗服务供给模式，汶川县将进一步推动公共卫生服务均等化。以县人民医院为龙头，以医共体为抓手，打造分级诊疗新格局，构建涵盖健康教育、咨询、疾病预防、慢病管理、康复、医养结合的全过程健康服务新体系，全面重建医疗卫生服务网络和农村医疗卫生服务体系，继续推进以全民健康体检、移动诊疗服务和慢性病规范管理为重点的"5321"主动医疗服务模式。

参考文献

二、期刊论文

［1］李俊清，蒋祎．民族地区公共卫生服务的制约因素及其治理［J］．中国行政管理．中国行政管理，2020（5）．

［2］李秋秋．新时代贵州民族地区发展大健康产业的现实困境与对策［J］．凯里学院学报，2019，37（4）．

［3］李大旭，郝瑞霞，乔建江，王永志，王景隆．少数民族地区健康教育与健康促进的实践探索与对策分析［J］．世界最新医学信息文摘，2019，19（59）．

［4］王昊，张毓辉，王秀峰，吴华章．我国民族地区健康产业发展现状及战略研究［J］．中国卫生经济，2018，37（3）．

［5］吕书红．国内健康教育健康促进科学研究进展综述［J］．中国健康教育，2016，32（12）．

［6］田菁，武文．新时期以人民为中心的爱国卫生运动的发展脉络与核心要义探析［J］．健康中国观察，2022（6）．

［7］李广华．转型时期的健康城市建设路径［J］．常熟理工学院学报，2006（3）．

［8］陈柳钦．健康城市建设及其发展趋势［J］．中国市场，2010（33）．

［9］黄瑞芹．健康中国战略下民族地区农民居民健康素养提升策略研究——基于恩施土家族苗族自治州的农户调查［J］．华中师范大学学报（人文社会科学版），2018（4）．

［10］赵文芳．"健康中国"的多维内涵及其实践意蕴［J］．理论与当代，2020（2）．

［16］丁俊萍，李知珂．健康中国战略的历史考察、科学内涵及实现路径

［J］．周口师范学院学报，2021（1）．

［17］何传启．"健康中国"是红利［J］．时事（时事报告初中生版），2016（3）．

［18］禹华月．健康中国战略的内涵及实践路径浅探［J］．湖南社会科学，2020（3）．

［19］俞齐煜．健康定义浅析．医学与哲学，1983（1）．

［20］申曙光，曾望峰．健康中国建设的理念、框架与路径．中山大学学报，2020（1）．

［21］林萍．健康概念与健康行为研究综述［J］．运动人体科学，2020，10（6）．

［22］刘延东．深化卫生与健康事业改革发展奋力开创健康中国建设新局面［J］．中华骨与关节外科杂志，2017，10（6）．

［23］朱素蓉，王娟娟，卢伟．再谈健康定义的演变及认识．中国卫生资源，2018（2）．

［24］师领．21世纪健康新概念——关于WHO健康定义的理解和阐述．中国心理卫生协会大学生心理咨询专业委员会全国第七届大学生心理健康教育与心理咨询学术交流会暨专业委员会成立十周年纪念大会论文集，2001．

［25］马亚娜，刘艳．国际上关于健康不平等的四种理论．国外医学（卫生经济分册），2002，19（2）．

［26］风笑天，朱慧劼．"健康中国"背景下的健康不平等［J］．学习与实践，2018（4）．

［27］顾和军，刘云平．中国农村儿童健康不平等及其影响因素研究——基于CHNS数据的经验研究［J］．南方人口，2012，27（1）．

［28］王冬梅，罗汝敏．健康方面的性别不平等与贫困［J］．妇女研究论丛，2005（S1）．

［29］裴晓梅，王浩伟，罗昊．社会资本与晚年健康——老年人健康不平等的实证研究［J］．广西民族大学学报（哲学社会科学版），2014（1）．

［30］傅崇辉，王文军．多维视角下的老年人社会健康影响因素分析［J］．中国社会科学院研究生院学报，2011（5）．

［31］赵文芳．"健康中国"的多维内涵及其实践意蕴［J］．理论与当代，

2020（2）.

[35] 海青山，金亚菊. 大健康概念的内涵和基本特征. [J]. 中医杂志，2017（13）.

[36] 张立平. 大健康概念的内涵与特征探讨. [J]. 人民军医，2017（1）.

[37] 闫希军，吴迺峰，闫凯境. 大健康与大健康观. [J]. 医学与哲学，2017（3A）.

[38] 唐钧. 大健康与大健康产业的概念、现状和前瞻——基于健康社会学的理论分析. [J]. 健康中国研究，2020（9）.

[39] 汤炎非. 给健康产业发展找个"新标尺". 健康报，2018-12-18（007）.

[40] 金碚. 关于大健康产业的若干经济学理论问题 [J]. 北京工业大学学报（社会科学版），2019（1）.

[41] 张车伟，赵文，程杰. 中国大健康产业：属性、范围与规模测算 [J]. 中国人口科学，2018（5）.

[42] 于淑英，吕楠，赵雳卿. 我国健康管理概况与展望 [J]. 人民军医，2013，56（11）.

[43] 郭建，黄志斌. 中国健康治理面临的主要问题及对策 [J]. 中州学刊，2019（6）.

[44] 李乐乐. "健康中国"战略下我国医疗服务综合治理研究 [J]. 汕头大学学报（人文社会科学版），2018（3）.

[45] 翟绍果，王昭茜. 公共健康治理的历史逻辑、机制框架与实现策略 [J]. 山东社会科学，2018（7）.

[46] 李峰，吴晓明. 构建国家药品治理体系的借鉴与创新 [J]. 中国药学杂志，2019（2）.

[47] 吕国营. 用医保治理理念看待医保部门与公立医院的关系 [J]. 中国医疗保险，2019（11）.

[48] 张志鹏，张伟. 完善社会协同的公共卫生治理体系 [J]. 工程学院学报（社会科学版），2020（1）.

[49] 申曙光，吴庆艳. 健康治理视角下的数字健康：内涵、价值及应用 [J]. 改革，2020（12）.

［50］常修泽．中国现阶段基本公共服务均等化研究［J］．中共天津市委党校学报，2007（2）．

［51］兰迎春，王敏，王德国．基本卫生服务均等化的伦理思考［J］．中国医学伦理学，2009（1）．

［52］国家卫生和计划生育委员会．国家卫生计生委发布2015年卫生计生工作要点［J］．中国医疗管理科学，2015（1）．

［53］徐赵平，潘荣华．马克思主义公平观视阈下我国公共卫生服务均等化历史发展与实施路径［J］．锦州医科大学学报（社会科学版），2019（3）．

［54］邓玲，李晓燕．汶川地震灾区生态环境重建及对策［J］．西南民族大学学报（人文社科版），2009，30（3）．

［55］邓丽，邓玲．推进汶川地震灾区可持续发展的对策研究［J］．西南民族大学学报（人文社会科学版），2011，32（5）．

［56］周侃，刘宝印，樊杰．汶川 Ms 8.0 地震极重灾区的经济韧性测度及恢复效率［J］．地理学报，2019，74（10）．

［57］刘远立，胡琳琳，赵宁．健康中国的汶川实践［J］．中国卫生，2016（11）．

［58］吴先萍，方刚，唐雪峰，董永超，张建新，林玲，赵晓光．汶川地震灾后四川省的卫生防病工作（2008.5.12—8.12）［J］．中国循证医学杂志，2008，8（10）．

［59］陈思．"5·12"汶川特大地震灾后医疗救援速度措施及效果调查分析［J］．中国现代医生，2009，47（17）．

［60］刘也良．加快推进健康四川建设［J］．中国卫生，2021（2）．

［62］贾素波．政府在民族地区医疗资源配置中的作用研究［J］．法制与社会，2020（3）．

［63］司富春，高燕，宋雪杰．加强科技创新力度推进民族地区大健康医药产业发展［J］．中医研究，2019，32（8）．

［64］陈红．汶川地震极重灾区恢复重建后居民慢性病相关危险因素调查［J］．现代预防医学，2014，41（14）．

［65］姚云．汶川县居民主要慢性病调查分析［J］．海峡预防医学杂志，2013，19（2）．

［66］高操．我国公共服务标准化建设探索［J］．中国标准化，2018（20）．

［67］胡建平，徐玲，冯文，等．主动医疗健康服务模式的理论框架研究［J］．中国卫生信息管理杂志，2016，13（3）．

［68］乔轶娟．我国人均寿命影响因素计量分析［J］．合作经济与科技，2009（11）．

［69］刘霞，齐建红，周凤荣．我国婴儿死亡状况检测与干预［J］．中国妇幼保健，2009（20）．

［70］刘娜，赵奭，邵全．地震灾害冲击下的中国西南地区经济韧性评价［J］．高科技通讯，2019，29（11）．

［71］陈鹏宇，邹欣怡，钟贻婷，等．汶川地震极重灾区震后经济发展评价［J］．成都师范学院学报，2021，37（7）．

［72］胡筱蕾．对少数民族地区开展健康教育工作的体会和建议［J］．中国卫生产业，2018，15（14）．

［74］王惠贤．健康教育是建立新型护患关系的重要环节［J］．实用护理杂志，2001（3）．

［75］刘皓晖，万雪，尹志华，张中印．健康教育的价值意蕴、标准演进与实施理路——基于《义务教育体育与健康课程标准（2022年版）》的分析［J］．体育成人教育学刊，2022（7）．

［76］油桂英，马亚莉，王安东．《健康中国行动（2019—2030年）》背景下社会与学校体育资源共享的研究［J］．青少年体育，2022（4）．

［77］丁省伟，储志东，范铜钢．健康中国背景下体医深度融合体系框架——基于系统论视角［J］．体育教育学刊，2022，38（2）．

［78］王建宏．四川率先发力"互联网+健康服务"领域创新创业［J］．当代县域经济，2015（12）．

［79］吴夏秋，曹维明，杨华，郭清．中医药健康管理服务人才培养模式探讨［J］．中华健康管理学杂志，2018，12（2）．

［80］张研，张亮．健康中国背景下医疗保障制度向健康保障制度转型探索［J］．中国卫生政策研究，2018，11（1）．

［81］李玲．全民健康保障研究［J］．社会保障评论，2017，1（1）．

［82］王延中．人人享有健康保障［J］．中国卫生政策研究，2008，1（1）．

［83］高晓路，陈田，樊杰．汶川地震灾后重建地区的人口容量分析［J］．地理学报，2010，65（2）．

［84］明小燕，余青，杨勇，李燕，李有军，肖曼．健康中国行动与健康环境促进［J］．海峡预防医学杂志，2020，26（2）．

［85］耿黎明．打造健康环境，建造美丽中国［J］．健康中国观察，2019（11）．

［86］蒋小波，龙江，殷洁．健康产业：助力四川经济增长［J］．四川省情，2021（3）．

［87］卢立宇，李阳．疫情吹起"健康"东风　四川大健康产业准备好了吗？［J］．四川省情，2021（10）．

［88］刘方柏．四川农村发展健康产业问题探究［J］．四川农业与农机，2019（3）．

［89］张沁兰，易雪媛，吕茜倩．"健康中国"视角下的健康文化 7S 模型研究［J］．价值工程，2019，38（31）．

［90］王中灿，程雪莲，何中臣，唐贵忠，杨淋淋，冯显东，陈阳．基于健康中国战略背景下的健康文化建设路径探讨［J］．中国健康教育，2018，34（2）．

［91］冷晓琼．短视频对健康文化传播的意义及策略［J］．中国报业，2022（8）．

［92］李浩林．新时期下健康文化建设与传播探析［J］．大学，2021（33）．

［93］王立祥，刘中民．我国生命健康文化体系建设思考［J］．疑难病杂志，2021，20（10）．

［94］孔伟艳．关于汶川县发展健康产业的调研报告［J］．四川行政学院学报，2012（3）．

［96］郭清．"健康中国 2030"规划纲要的实施路径［J］．健康研究，2016，36（6）．

［97］顾东兴，盛军，曾斐．健康体检机构与区域全民健康信息平台互联互通项目实践［J］．中国卫生信息管理杂志，2021，18（6）．

［98］刘小方，鲁桂根，张伟东，吴欢云，庄金贤，梁耕实．基层医疗机构

医疗设备维护维修管理模式的实践探讨 ［J］．中国医疗设备，2020，35（3）．

［99］程媛．采用精细化管理提高医疗设备维修效率 ［J］．中国设备工程，2021（3）．

［100］高荣，郑鹏远．健康中国战略下多元主体推进医养结合高质量发展的协同机制 ［J］．郑州航空工业管理学院学报，2022，40（2）．

［101］陈璐，王婉莺．健康中国战略下多层次健康老龄指标体系研究［J］．南开经济研究，2022（4）．

［102］秦雪征．提升全民健康素养，服务健康中国战略 ［J］．经济研究参考，2022（4）．

［103］于海燕．健康中国战略背景下城市共享体育发展策略 ［J］．辽宁师专学报（自然科学版），2022，24（1）．

［104］刘远立，胡琳琳，赵宁．健康中国的汶川实践 ［J］．中国卫生，2016（11）．

［105］柳成洋，李涵，杨朔．创新和奉献托举汶川"中国梦"新篇章——中国标准化研究院服务标准化研究所推动汶川全民健康公共服务标准化建设纪实．中国标准化，2013（11）．

［107］李建中．积极推进质量标准化打造健康中国实验地 ［J］．西部特种设备，2018（3）．

［108］坚持科学援建早日造福灾区群众——广东省惠州市对口援建汶川县三江乡恢复重建工作纪实 ［J］．红旗文稿，2009（21）．

［109］谷琳琳，赵伟，向苗，黄小庆，周路，张碟．健康长寿老人的影响因素分析——以水磨镇为例 ［J］．产业与科技论坛，2019，18（20）．

［111］陈庆，张微微．水磨：蝶变的速度 ［J］．四川党的建设（城市版），2011（5）．

［112］李慧敏，张莹，胡尧．特色旅游资源开发——以汶川县水磨镇为例 ［J］．乡村科技，2021，12（23）．

［113］魏民．汶川县三江乡震后旅游开发格局的构建 ［J］．阿坝师范高等专科学校学报，2009，26（4）．

［114］孙延飞．汶川县水磨镇养生旅游发展环境资源分析 ［J］．旅游纵览（下半月），2018（18）．

[115] 胡琳琳 . 以政府创新推动全民健康——四川汶川县成立"健康委员会"的做法与启示 [J] . 行政管理改革，2013（6）.

[117] 解垩 . 与收入相关的健康及医疗服务利用不平等研究 [J] . 经济研究，2009（2）.

[118] 黄洁萍，尹秋菊 . 社会经济地位对人口健康的影响 [J] . 人口与经济，2013（3）.

[119] 焦开山 . 健康不平等影响因素研究 [J] . 社会学研究，2014（5）.

[120] 李滔，王秀峰 . 健康中国的内涵与实现路径 [J] . 卫生经济研究，2016（1）.

[121] 杨欢 ."健康中国"发展水平的测度、地区差距及时空收敛性研究 [J] . 统计与信息论坛，2022（9）.

[122] 竺乾威 . 从新公共管理到整体性治理 [J] . 中国行政管理，2008（10）.

三、报纸

[1] 叶青 . 到底啥样算"健康"？公共卫生专家为您解读新定义——健康=乐呵呵+坦荡荡+稳当当 . 沈阳日报，2010-12-03（A04）.

[2] 阮蓓，余向东 ."腾笼换鸟"小镇新生 . 农民日报，2011-05-12（003）.

[3] 白炜 ."腾笼换鸟"重构水磨镇 . 中国文化报，2011-05-12（010）.

[4] 卜兵 . 从满目疮痍到水墨桃源 . 南充日报，2011-05-12（008）.

[5] 梁敏，黄静 . 恢复重建三年任务一年基本完成 . 阿坝日报，2009-09-14（001）.

[6] 杨刚 . 加快推进阿坝师专和三江旅游恢复重建 . 阿坝日报，2009-11-18（001）.

[7] 毛莎 . 三江乡恢复重建任务基本完成 . 阿坝日报，2009-07-20（002）.

[8] 许泳 . 汶川：健康何其贵 . 计算机世界，2010-11-08（036）.

[9] 金振娅 . 健康领域的中国创举——爱国卫生运动 . 光明日报，2020-04-12（006）.

[10] 毛群安 . 从卫生城市到健康城市的创建进程 . 中国城市报，2022-

07-19.

[11] 康岩．专访北京大学国家发展研究院教授、国家"十三五"规划委员会专家委员李玲——探索全民健康体系的中国方案．人民网·人民日报海外版，2020-06-09.

四、报告

[1] 汶川县人民政府办公室．关于印发《"健康汶川2030"规划纲要》的通知，2019.

[2] 刘志宏．水磨镇建设主动健康小镇工作推进情况汇报.

[4] 汶川县人民政府办公室．关于报送2019年工作总结的报告，2019.

[5] 邓海兰．大健康框架下的慢病防控"汶川处方"，2018.

[6] 旺娜．打造五大健康体系托起汶川全面小康，2018.

[7] 张通荣．健康中国汶川实验地的探索与实践.

[8] 四川省人民政府．关于推进健康四川行动的实施意见，2019.

[9] 汶川县健康委员会办公室．关于2018年汶川县"熊猫指数"研究情况的报告.

五、学位论文

[1] 高小钦．震后城市重建过程中的生态修复问题研究初探．重庆：重庆大学，2014.

[2] 王杰杰．我国公共卫生支出对居民健康水平的影响．北京：首都经济贸易大学，2019.

[3] 吴颖．四川省汶川县创建全民健康县案例研究．成都：电子科技大学，2020.

[4] 蒋瀚霆．中国省域健康服务生产效率实证研究．杭州：浙江大学，2020.

[5] 罗鸣．健康四川背景下医疗服务体系及服务模式发展研究［D］．成都中医药大学，2018.

[6] 孙小杰．健康中国战略的理论建构与实践路径研究．长春：吉林大学，2018.

一、专著

［1］俞可平．推进国家治理与社会治理现代化．北京：当代中国出版社，2014．

［2］中国疾病预防控制中心慢性非传染性疾病预防控制中心．2007 年中国慢性病及其危险因素监测报告．北京：人民卫生出版社，2010．

［3］王陇德．中国居民营养与健康状况调查报告之一 2002 综合报告．北京：人民卫生出版社，2005．

［4］中国疾病预防控制中心，中国疾病预防控制中心慢性非传染性疾病预防控制中心．中国慢性病及其危险因素监测报告 2010．北京：军事医学科学出版社，2012．

［5］［美］约翰．罗尔斯．正义论．何怀宏，何包钢，谬申白，译．北京：中国社会科学出版社，2001．

［6］汶川特大地震四川抗震救灾志编纂委员会．汶川特大地震四川抗震救灾志·总述大事记［M］．成都：四川人民出版社，2017．

六、国外文献

［1］Tillich P．，1961，The Meaning of Health. *Perspectives in Biology and Medicinc*. 5（1），92-100．

［2］Dolfman，M. L．，1973，The Conception of Health：An Historicand Analytic Examination. *Journal of SchoolHealth*，XLIII，No. 8，491-497．

［3］Oberteuffer，D．，1960，*School Health Education*，3rd Edition. New York：Harper and Brothers．

［4］Dubos，R．，1965，*Man Adapting*. New Haven，CT：Yale University Press．

［5］Williams，J. F．，1946，*Personal Hygiene Applied*. Philadelphia，WB Saunders．

［6］Bauer，W. W．，1955，*Schaller WE：Your Health Today*. Ed. 2，New York，Harper and Row．

［7］Parsons，T．，*Definitions of Health and Illness in the Light of American Val-*

ues. In Patients, Physicians, and Illness, E. F. Jaco (ed.), Glencoe IL: Free Press, 1958, 165-187.

[8] Rrinhardtue U E. Cheng T - M. The World Health Report 2000 Health Systems: Improving Performance [J]. *Bulletin of the World Health Organization*, 2000, 78 (8): 1064-1064.

[9] Brinkerhoff D W, Bossert T J. Health governance: Principal-agent linkages and Health System Strengthening [J]. *Health Policy and Planning*, 2014, 29 (6): 685-693.

[10] Dodgson R, Lee K, Drager N. Global Health Governance: A conceptual Review [EB/OL]. (2018-11-02) [2020-07-25]. https://www. researchgate. net/publication/242472817_ Global_ Health_ governance_ A_ conceptual review.

附录一

一、调查研究的背景

2021年3月，习近平总书记指出："现代化最重要的指标还是人民健康，这是人民幸福生活的基础。把这件事抓牢，人民至上、生命至上应该是全党全社会必须牢牢树立的一个理念。"① 党的十八大以来，以习近平同志为核心的党中央把维护人民健康摆在更加突出的位置，确立新时代卫生与健康工作方针，制定实施《"健康中国2030"规划纲要》，② 明确了建设健康中国的大政方针和行动纲领。党的十九届五中全会提出了"全面推进健康中国建设，把保障人民健康放在优先发展的战略位置，深入实施健康中国行动"③ 的重大任务。习近平总书记关于健康中国建设的多次重要论述和党的十九届六中全会关于"坚持人民至上"的重要决议，对于全面推进健康中国建设，努力全方位全周期保障人民健康，为实现"两个一百年"奋斗目标打下了坚实的健康基础，具有十分重要的指导意义。

步入新时代，中国卫生事业获得了举世瞩目的成就，但随着城镇化、人口老龄化进程的加快，居民生产生活方式和疾病谱不断发生变化，由此引起的健康问题日益突出。同时，民族地区受到生产生活方式、地理环境、经济发展水平、健康行为习惯等因素的影响，该地区健康水平整体相对落后，已经成为健康中国战略推进过程中的重点与难点。为贯彻执行《"健康中国2030"规划纲要》，四川省人民政府《关于推进健康四川行动的实施意见》根据民族地区实际情况提出

---

① 《抓牢"现代化最重要的指标"》，载《人民日报》，2021-04-02（004）。
② 《中共中央国务院印发〈"健康中国2030"规划纲要〉》，中华人民共和国国家卫生健康委员会官网，2016年10月26日。
③ 《十九届五中全会公报要点》，人民网，2020年10月29日。

了整体发展目标："实施民族地区健康促进行动。到 2022 年和 2030 年，民族地区主要健康指标逐步改善和明显改善。"① 汶川县在地震发生以后，经过多年有效的发展，健康事业取得了显著成就。对其成绩及实现路径进行总结，能够为其他民族地区健康事业发展提供参考，从而进一步推动民族地区健康中国战略目标顺利实现。

二、调查研究的方案设计

(一) 调查研究的时点及对象选择

调查对象典型代表性。"5·12"汶川特大地震给汶川健康事业带来了毁灭性的打击。2010 年汶川率先在全国提出了创建"全民健康示范县"，将"大健康"理念融入县域治理全过程，探索出破解健康中国推进的"汶川解法"。2016 年，汶川县作为优秀案例入选全球健康促进大会，汶川县已经发展成为省级健康与应急治理综合服务示范县、省级健康县。2020 年，汶川县疫情防控取得"零发生"的重大胜利，健康脱贫攻坚经验更是作为唯一县级案例入选博鳌亚洲论坛《亚洲减贫报告》。汶川全民健康的标准实现了历史性的突破，已按国家标准通过验收，成为四川乃至全国民族地区发展全民健康事业的典范，实现了从灾难汶川到健康汶川的转变。此外，汶川县全民健康示范县建设被美国约翰·霍普金斯大学选为教学案例。

调查对象包括汶川县人民政府、汶川卫生健康局、汶川县人民医院、汶川中学以及威州镇、灞州镇、绵虒镇、映秀镇、漩口镇、水磨镇、三江镇等乡镇政府和中心卫生院、村卫生室。

(二) 调查研究指标及方法

1. 调查研究指标

为促进"健康中国 2030"规划战略目标的实现，四川省人民政府结合地区特色制定了《关于推进健康四川行动的实施意见》（川府发〔2019〕27 号），结

---

① 《四川省人民政府关于推进健康四川行动的实施意见》（川府发〔2019〕27 号），四川省人民政府官网，2019 年 11 月 26 日。

合实施规划的考核指标，将四川民族地区健康事业分解为以下六个维度：

（1）健康水平。包括婴儿死亡率、孕产妇死亡率及人均预期寿命。

（2）健康教育。包括符合要求的中小学体育与健康课程开课率、中小学生每天校内体育活动时间及配置专兼职心理健康工作人员的中小学比例等。

（3）健康服务。包括新生儿遗传代谢性疾病筛查率、农村适龄妇女宫颈癌及乳腺癌筛查覆盖率。

（4）健康保障。主要从居民卫生资源、社会经济以及医疗保障三个方面进行评价。包括高血压、糖尿病患者规范管理率、村卫生室提供中医非药物疗法的比例及适龄儿童免疫规划疫苗接种率。

（5）健康环境。包括空气质量和水质量防治情况。

（6）健康产业。包括康养、健身及护理服务等特色健康产业。

2. 课题研究方法

现状部分通过整理卫生统计年鉴数据，收集相关文献资料和医学档案资料，梳理政府网站资料、媒体报道并进行深度分析。问题及成因部分通过走访相关学校、家庭并进行问卷调查，访谈政府部门及相关领导，并进行入户问卷调查进行分析。对策建议部分通过访谈、个案研究、比较研究及理论演绎与归纳的方法进行研究。

3. 调查研究已经取得的成果

（1）形成供政府决策部门参阅的研究报告 1 篇，获得省级优秀成果奖。

（2）促进研究成果转化为政策措施。

三、健康汶川的现状、问题及成因

（一）健康汶川的现状

1. 汶川县健康水平现状

《"健康中国 2030"规划纲要》提出，2030 年人均预期寿命需达到 79.0 岁，人均健康预期寿命显著提高。本报告选取了国际通用的衡量一个国家居民健康水平的"人均预期寿命、婴儿死亡率和孕产妇死亡率"指标。结合汶川县健康委员会《汶川县居民健康调查结论（2018）》对健康水平进行研究。

表1 全国、四川省及汶川县健康水平指标对比表

指标	人均预期寿 （岁）	婴儿死亡率 （‰）	孕产妇死亡率 （1/10万）
健康四川行动考核评价指标（2030年）	79.00	≤5.00	≤12.00
健康四川行动考核评价指标（2020年）	77.40	≤6.50	≤19.00
四川省平均水平（2020年）	77.56	5.22	16.84
汶川县水平（2020年）	77.88	1.29	0.00

资料来源：四川省人民政府官网、四川省卫生健康委员会官网、汶川县卫生健康局官方统计资料

汶川县经过几年的探索实践，探索出一条"大健康"引领"大发展"的实践之路，全民健康事业发展迅猛。由表1可以看出，2020年汶川县在高质量完成健康四川行动2020年考核指标的基础上，人均预期寿命高于同年四川省平均水平，孕产妇死亡率、婴儿死亡率低于四川省平均水平。

表2 汶川县居民健康水平各级指标①

一级指标	二级指标
健康水平（91.23）	1. 生理健康（91.11）
	2. 心理健康（86.28）
	3. 健康素养（100）

资料来源：汶川县健康委员会《汶川县居民健康调查结论（2018）》

根据汶川县健康委员会所作的《汶川县居民健康调查结论（2018）》来看，县居民的生理健康整体较好，多数指标得分在95分以上，心理健康测试综合得分为86.28分，呈良好状态，健康水平目前明显优于同时期四川省乃至全国水平。

2. 汶川县健康教育现状

《"健康中国2030"规划纲要》提出，到2030年基本实现以县（市、区）为

---

① 根据国家和省、州、县的相关政策与文件及落地情况，通过文献分析、专家咨询等论证研究，建立了4个一级指标、13个二级指标、46个三级指标的汶川县居民健康综合评价指标体系。利用德菲尔法分别各级指标权重，最后计算出组合权重，对汶川县居民健康状况进行科学评估。

单位全覆盖，建立健康知识和技能核心信息发布制度，健全覆盖全国的健康素养和生活方式监测体系。近年来，汶川县普及健康宣传，注重抓好中小学生健康素养和健康促进能力的提升，全县健康素养水平从 13.6% 上升到 16.8%。

汶川县符合要求的中小学体育与健康课程开课率 2020 年已达到 100%，提前完成 2030 年健康四川行动考核评价指标任务。寄宿制中小学校或 600 名学生以上的非寄宿制中小学校配备专职卫生专业技术人员、600 名学生以下的非寄宿制中小学校配备专兼职保健教师或卫生专业技术人员的比例较低，与健康四川目标值差距较大，其他指标均超过健康四川行动 2030 考核目标。

3. 汶川县健康服务现状

《"健康中国 2030"规划纲要》对健康服务的要求是健康服务能力大幅提升，优质高效的整合型医疗卫生服务体系和完善的全民健身公共服务体系全面建立，健康服务质量和水平明显提高。

表 3　汶川县与健康四川中"健康服务"指标对比表

指标	新生儿遗传代谢性疾病筛查率（%）	农村适龄妇女宫颈癌筛查覆盖率（%）	农村适龄妇女乳腺癌筛查覆盖率（%）
健康四川行动考核评价指标（2030 年）	≥98	≥90	≥90
健康四川行动考核评价指标（2020 年）	≥97	≥40	≥25
汶川县现状（2020 年）	97.17	45.93	45.54

资料来源：四川省人民政府官网、汶川县卫生健康局官方统计资料

由表 3 可以看出，汶川县新生儿遗传代谢性疾病筛查率、农村适龄妇女宫颈癌和乳腺癌筛查覆盖率等指标远高于 2020 年健康四川行动考核评价指标，新生儿遗传代谢性疾病筛查率已非常接近 2030 年健康四川行动考核评价指标。

表 4　汶川县人民医院近五年职工数量情况

年份	核定编制数	职工总数	正式职工	空编数	招聘人员	医生	护士	高级职称	高级职称占职工总数比例	离职人员
2017 年	280	310	203	77	107	94	128	34	11.0%	7

年份	核定编制数	职工总数	正式职工	空编数	招聘人员	医生	护士	高级职称	高级职称占职工总数比例	离职人员
2018 年	280	329	219	61	110	107	133	39	11.9%	14
2019 年	280	351	233	47	116	105	141	39	11.1%	15
2020 年	280	378	241	39	137	114	160	45	11.9%	10
2021 年	280	382	238	42	144	113	164	43	11.3%	9

资料来源：汶川县人民医院官方统计资料

据统计，受到多种因素影响，民族地区可选拔人才数量不足，本土化卫生人才仅占30%，人才队伍不稳定。表4展示了汶川县人民医院近五年来职工的总体况状，在核定编制数不变的情况下，离职人员数量在2017—2019年连年攀升，2020—2021年受新冠肺炎疫情影响有所减少，空编现象明显，且2021年较2020年有所增加，高级职称占职工总数的比持续偏低，健康服务还面临严峻考验。

4. 汶川县健康保障现状

《"健康中国2030"规划纲要》对健康保障的战略目标是健康保障体系进一步完善。

表5 汶川县居民健康保障各级指标

一级指标	二级指标
健康保障（84.14）	11. 卫生资源（85.76）
	12. 社会经济（89.10）
	13. 医疗保障（79.21）

资料来源：汶川县健康委员会《汶川县居民健康调查结论（2018）》

《汶川县居民健康调查结论（2018）》显示，汶川县居民健康保障主要从居民卫生资源、社会经济以及医疗保障三个方面进行评价。居民卫生资源总体得分为85.76分，较2017年（78.30分）增加7.46分，已经接近国家"十三五"卫生与健康规划、《"健康四川2030"规划纲要》及全国医疗卫生服务体系规划纲要（2015—2020年）的指标要求；从人均GDP来看，2018年汶川县人均GDP

为 62388 元，较上年增加 3414 元，高于四川省人均 GDP 水平；居民医疗保障程度较高，达 79.21 分；汶川县医疗卫生支出总费用在逐年增加，2018 年汶川县医疗卫生支出是 2010 年的 8 倍。

表 6 汶川县与健康四川中"健康保障"指标对比表

指标	健康四川行动考核评价指标（2030 年）	健康四川行动考核评价指标（2020 年）	汶川县现状（2020 年）
高血压患者规范管理率（%）	≥70	≥56	91.13
糖尿病患者规范管理率（%）	≥70	≥60	89.29
乡镇卫生院、社区卫生服务中心提供中医非药物疗法的比例（%）	100	≥85	40
以乡（镇、街道）为单位适龄儿童免疫规划疫苗接种率（%）	>90	>90	96.8

资料来源：四川省人民政府官网、汶川县卫生健康局官方统计资料

由表 6 可知，汶川县高血压、糖尿病患者规范管理率，以乡（镇、街道）为单位适龄儿童免疫规划疫苗接种率都远超 2020 年健康四川行动考核评价指标，达到 2030 年健康四川行动考核评价指标。乡镇卫生院、社区卫生服务中心提供中医非药物疗法的比例这一指标还未达到 2020 年健康四川行动考核评价指标，且与 2020 年、2030 年目标值均有较大差距，说明健康保障还存在着一定的差距，需要进一步完善。

5. 汶川县健康环境现状

《"健康中国 2030"规划纲要》对于健康环境领域两大衡量指标，即"地级及以上城市空气质量优良天数比率（%）"和"地表水质量达到或好于Ⅲ类水体比例（%）"，分别是到 2020 年大于 80%、70%，到 2030 年持续改善。

表 7 四川省三州地区 2020 年空气质量情况

城市	综合指数		PM2.5		优良天数	
	指数	排名	浓度（$\mu g/m^3$）	排名	优良天数率	排名
阿坝州	2.04	2	16	2	100.0%	1
甘孜州	1.93	1	9	1	100.0%	1

城市	综合指数		PM2.5		优良天数	
	指数	排名	浓度（μg/m³）	排名	优良天数率	排名
凉山州	2.75	3	22	3	97.8%	4

资料来源：四川省生态环境厅2020年官方统计资料

由表7可以看出，一直以来，整个地区生态环境较好，污染源少，空气质量较好。汶川县2020年空气质量优良天数比率达100%。汶川县农村卫生厕所比例从2019的88.5%提高到2020年的95.6%，远超《四川省推进"厕所革命"三年行动方案（2018—2020年）》中2020年农村卫生厕所普及率达到85%的标准，顺利通过国家卫生县城复审，创建省级卫生镇2个、省级卫生村10个。

6. 汶川健康产业现状

《"健康中国2030"规划纲要》提出，到2030年健康产业要具体实现以下目标：健康产业规模显著扩大。建立起体系完整、结构优化的健康产业体系，形成一批具有较强创新能力和国际竞争力的大型企业，成为国民经济支柱性产业。

汶川县近年来做大做强抓短板，发展健康经济。着重推进产业项目建设，建立健康产业项目库。做优康养旅游，推进"全域旅游"和"康养+"康养民宿蓬勃发展，加快推进龙溪阿尔沟冰雪度假、水磨主动健康小镇等旅游项目开发，水磨镇荣获全省首批文化旅游特色小镇和"四川十大避暑旅游目的地"称号。

（二）汶川健康事业发展过程中面临的问题与原因分析

1. 经济发展水平较低，政府资金投入有限

据统计，2008年地震后，灾区GDP总量从2007年的527.87亿元减少至385.46亿元，降低了26.98%。震中所在地汶川县的衰退程度最高，其GDP降幅高达56.01%，特大地震使汶川农业损失严重，产业发展停滞，经济受到极大损失。2012年年底，全县贫困人口数量达17785人，贫困发生率为17.6%，远高于全国、全省平均水平。在财政收入有限、经济发展相对落后的汶川地区，政府难以抽出更多的资金支持公共卫生服务发展，健康事业难以纵深发展。

2. 公共卫生机构数量较少，卫生人力资源不足

汶川县曾面临专业卫生机构不足的状况。截至2016年10月，汶川县有县级

医疗卫生单位 5 个（县人民医院、县中医院、县疾控中心、县妇幼保健院、县卫生执法监督所各 1 个），中心卫生院 6 个，乡镇卫生院 6 个，村卫生站 108 个，但威州镇、水磨镇等人口大镇无统一行政管理的社区卫生服务站。不仅机构数量少，而且卫生人力资源队伍也面临数量不足的情况，仅以汶川县人民医院为例，由表 4 可知汶川县人民医院近五年来的职工总况，其中离职人员数量在 2017—2019 年连年攀升。近五年在编医生流失 15 人，医院在编医生 280 人，临时编制 144 人，医务人员编制缺口较大。造成以上问题的主要原因是汶川县财政资金不足，卫生医疗机构的投入受到限制；医务工作者待遇不高、生活条件艰苦，且缺乏激励机制，晋升职称困难，因此难以引进专业人才，人才流失较为严重。

3. 无法形成合力，缺少社会组织参与

通过访谈发现，过去在健康事务管理过程中曾出现过部门之间相互推诿，主观能动性不强等现象，制约了"大健康"工作的开展。这归因于部分工作人员认为全民健康只是医疗卫生部门的事，公共卫生管理上政府部门之间存在割裂和沟通障碍，且社会组织的关注度不高、参与度低。

4. 卫生服务可及性差，地方病形势严峻，自然灾害频发

调查中发现，"患病自行处理"的人口达 21%，因"看病不方便"而选择不就医的人口比例占 5.3%。部分偏远乡村的紧急就医的路程覆盖时间超过一个半小时，这些地区的人口大多居住在远离城镇和公路的山区，很多地区交通不便、公路质量差、配套设施不完善。同时距离造成信息通信接收困难，调研走访中，汶川县映秀镇中心医院的医生表示，过去在洛实全民健康体检时，由于部分山村通信信号不佳，体检仪器无法有效使用。交通闭塞一定程度上导致公共服务的可及性不高。

汶川是四川省碘缺乏病较为严重的地区之一。汶川县 2008—2011 年共报告乙类传染病 12 种，共计 898 例，死亡 6 例。汶川县大骨节病的病区面积达 76.82 平方千米。在过去，汶川县的部分地方病没有得到根本遏制，分布广、患者多、危害程度深。

汶川县各类气象灾害和地质灾害频率高、强度大、危害深，严重威胁着群众生命财产安全，"5·12"汶川地震受伤后的致残率大约在 20%。2017 年统计显示，43.4% 的农村居民曾因灾受伤医治，9.6% 的人口因灾终生残疾。

5. 健康教育水平总体偏低，健康知识知晓率较低

汶川县曾面临健康教育不成熟的状况。据统计，2012 年汶川县中学生艾滋病总知晓率为 43.2%，其中初中生艾滋病知识知晓率为 34.78%，高中生知晓率为 48.3%。学校对疾病知识的普及力度不足，影响学生对自身健康的认知和维护。民众健康教育水平低，对健康价值理解不足，从而导致政策上热下冷的现象，全民健康工作难以深入开展。

6. 部分民众生活方式不健康，导致慢性病患病人数上升

2013—2015 年，汶川县由慢性非传染性疾病导致的发病率和死亡率快速上升。2015 年慢性非传染性疾病（简称慢性病）死亡情况与 2013 年、2014 年相比，慢性病死亡构成由 74.13% 上升至 82.16%，慢性病死亡率由 361.44/10 万上升至 451.24/10 万。部分慢性病是由不健康生活方式引起的，在走访中我们发现，汶川县地区的群众重盐重油的饮食习惯导致高血压、糖尿病等慢性病患病率较高。

四、"健康汶川"的经验及做法

（一）优化顶层设计，编制总体规划

2010 年 11 月，灾后的汶川率先提出创建全民健康示范县的目标，邀请哈佛大学、清华大学、北京协和公共卫生学院以及国家发改委专家编制了《汶川县创建全民健康示范县总体规划》，在全国率先形成全民健康的行动纲领。

（二）率先建立规范标准，推动公共服务标准化

设立汶川县全民健康公共服务标准化试点项目，组建健康汶川专家咨询组。2011 年，国家标准化委员会将该项目列入国家级试点项目，确定包括医疗卫生、公共教育、健康文体、健康环境、健康就业、食品药品安全六大领域为标准化重点领域的 13 项试点项目，共制定 580 个全民健康服务标准，其中采用国家标准 109 个、行业标准 110 个、地方标准 78 个、自制标准 355 个，标准平均覆盖率达到 90% 以上。通过标准化的实施，群众对公共服务的满意率由试点前的 74.4% 上升到试点后的 95.34%。

（三）创新健康管理机制，成立健康委员会

2012 年，汶川建立全国首个健康委员会，以县委书记任主任、县长任执行主任，下设专家咨询、统筹保障、经济促进、环境营造、文化倡导、服务推进六个工作组，形成县委统揽、政府主导、群众主体、社会参与的浓厚氛围。县政府将"大健康"融入相关政策，建立了县、乡、村三级联动网络，形成了横向到边、纵向到底的工作格局，打破了以往条块分割的局面，破解了条块分割形不成合力的痛点。

（四）制定资金保障制度，推进全民免费体检

汶川县建立资金整合保障机制，制定《汶川县全民健康体检实施方案》《汶川县全民健康体检筹资方案》，整合教育、卫计、工会等部门的资金，在不增加财政负担的情况下，每年投入 800 万元用于全民免费体检，每年为全县人民免费体检一次。自 2010 年至今，全县累计体检 21.7 万人次，居民定期体检比例由 20%上升到 83.55%，建立居民健康档案 9.69 万份。对 1.6 万人次高血压患者、6419 人次糖尿病患者、1321 人次疑似乙肝患者提供了确诊、复诊和预防服务。

（五）建立法定工作保障，促进健康治理稳定运行

汶川以县委出台决定、县人大做出决议的形式，将全民健康建设施政纲领上升到法定程序，固化施政方略，将政府的政治主张变为全县人民的共同意志和历届县委、政府最大的民生工程，破解了政策延续性不强的痛点。

（六）创新改革治理思路，组建全民健康智库

组建全民健康专家咨询团队。聘请国内外著名研究机构学者担任专家，提供智力支持；根据需要，从全县各单位抽调精干力量，实现了人员的有效利用，破解了县级人才匮乏难以高效推动落实的难点。

（七）创新改革治理机制，推进慢病防控与全民健康互促共进

从 2013 年开始，汶川积极探索并建立"五病先行、三师共管、两套工具、一体化管理"的"5321"慢病管理模式。通过全民体检全面筛查，主动发现患

者，由健康管理师、全科医师、专科医师三类医师，"医患共同决策系统"和"智能随访系统"两套系统，对患者最终实现"县医院—乡镇卫生院—村医生"的一体化管理，变"等患者来院"为"主动送医上门"。自2012年以来，汶川建立了10691份慢性病患者健康管理档案，规范化管理率提高到90%。

（八）创新改革发展模式，推动健康产业可持续发展

1. 发展健康经济。按照"南林北果·绿色工业+全域康养旅游"的总体思路，加快生态农业发展。实施工业"南上北下"战略，搬迁企业63家，重点引进绿色环保企业入驻汶川。

2. 保护健康环境。筹集约7亿资金实施"三治岷江"系统工程项目180余个、地灾治理项目66个，完成人工造林7.66万亩，森林覆盖率由38.1%升至56.85%。

3. 建设健康小镇。水磨镇围绕"运动康养，生态颐养，医疗康养"三大特色，确立"一纵五横、全镇协同"的发展思路，拟定河坝地区发展中低端旅游康养业态、半山发展中高端旅游康养业态、高半山筑牢生态屏障的功能分区。

五、基于汶川案例的民族地区健康中国战略目标实现的对策建议

本着健康优先、改革创新、科学发展、公平公正的原则和"共建共享、全民健康"的健康中国战略主题，结合汶川县探索"大健康"之路的经验，提出以下建议。

（一）创新治理模式，构建健康智库

坚持以人民为中心的发展思路，将"大健康"理念融入各项政策，优先发展公共卫生事业。根据国家标准设立公共服务试点项目，并根据工作需求从各单位抽调精干力量，助力项目开展。成立健康委员会，完善下设组织，坚持"县委统揽、政府主导、群众主体、社会参与"的工作方法，形成社会合力。聘请健康治理领域的高校和研究院的专家学者，组建全民健康专家咨询团。

（二）加大财政投入，调整支出结构

加大民族地区的财政投入，调整其公共卫生服务的财政支出结构，加大公共

卫生领域投入。通过多方联动筹措机制，完善资金保障制度，筹集各部门的资金用于公共卫生服务，探索全民免费体检实施的可能性。建立专门的小组，严格审核、检查财政支出。鼓励社会团体、民营企业等各方力量参与民族地区的经济建设，实施好外省对口帮扶民族地区工作，协调支援资金和项目向基层倾斜。

（三）完善激励机制，加强人才培养

1. 鼓励医学类高校设立急需紧缺医学专业，支持本地卫校保留民族医药类专业，加强重点专科人才队伍建设和省级及以上重点民族医药学科建设。鼓励高校招收本地生源就地培养，对学生给予政策支持。

2. 采取"特设岗位"方式，引进急需、紧缺的医疗高层次卫生人才，实施医疗卫生对口支援"传帮带"工程，设立省级民族地区基层卫生优秀人才奖励资金，多渠道统筹推进"百千万"人才工程，培养少数民族医药领军人才，提高其待遇，在周转房及职称评审等方面给予政策优惠。

（四）坚持"党建+"，健全健康管理体制

1. 坚持党建引领，发挥党员和党组织的战斗堡垒作用，坚持"补短板、强弱项、调结构、提质量"原则，通过法律法规明确各类机构的职责及协作机制，加强民族地区跨部门的联动机制。

2. 加快"紧密型"医联体和医共体建设，建立并完善分级诊疗体系，城市三级公立医院通过向县级医院派遣专家、业务指导、手术示教、教学查房等形式帮助县级医院机构开展专科建设，提升基层医疗水平。通过医联体、医共体和乡村一体化建设，在医联体内实现病历、人员等互联互通，从而形成以县级公立医院为枢纽的"上联三甲，下通乡村"的就医格局，促进优质医疗卫生资源下沉。

（五）推进网络医疗，优化服务模式

1. 以全员人口信息、电子健康档案等数据为核心，构建医疗健康基础信息资源库，推进健康医疗大数据治理与应用。在民族地区建设地方级医疗健康在线服务平台，应用信息技术拓展医疗服务空间，加快构建覆盖诊前、诊中、诊后的线上线下一体化医疗服务体系。加快建设远程医疗协同管理平台，积极构建省、市、县、乡、村五级联动的远程医疗服务体系，重点发展面向基层和边远地区的远程医疗协作网。

2. 建立具有特色的医疗服务模式。以健康服务为驱动、以需求和项目为重点、以信息化建设为基础、以县人民医院为平台，使慢病防控管理一体化。通过全民体检提前发现病患，针对重点人群开启随访服务，动态更新病人病历。通过移动诊疗车将部分医疗资源带到偏远地区，并在当地发放健康宣传资料、举办健康知识讲座。通过巡回医疗服务，提高偏远地区基本医疗服务覆盖面。

（六）加强健康教育，优化健康服务

1. 落实教育优先发展战略，坚持"小手拉大手"，将健康教育纳入民族地区教育体系，完善学校相关健康课程。继续实施"千名干部人才援助行动"和"千人支教十年计划"，加大省属免费师范生定向培养和"特岗计划"实施力度，培养双语教师。

2. 创新丰富健康教育形式，建立健康教育协作平台，提供多种健康教育服务。鼓励当地社会组织参与公益性健康知识普及，针对重点人群和重点疾病开展入户指导，营造健康社会氛围。支持民族地区建设以互联网为载体的远程开放教育及服务平台，鼓励各类投资主体在民族地区开办老年教育、农民工教育培训机构，提升农村青壮年文化素质。

（七）发展健康产业，促进和谐发展

以发展健康经济、保护健康环境、建设健康产业为目标，重新规划本地产业格局。深化农村供给侧结构性改革，提升农产品品质；改造三高产业，重点引进绿色环保型产业；实施地灾治理项目，推进人工造林工程，提高森林覆盖率；深度挖掘本地康养资源，逐步完善健康产业链，促进人与自然和谐发展。

（本课题由西南民族大学公共管理学院李晓丰主持，参与本课题研究的有罗晓芹教授及吴敏娜和龚碧凯两位老师，参与调研的学生有张智科、冉渝涛、丁馨蓉和倪炟，本报告由李晓丰、罗晓芹、吴敏娜执笔，本调研得到了四川省人民政府办公厅政务调研课题基金和西南民族大学公共管理学院暑期社会实践基金的支持。）

附录二

调查问卷

尊敬的朋友：

  您好！我们是西南民族大学民族地区健康中国战略实施现状研究项目组的成员。现在希望能够深入了解四川民族地区"健康中国"战略实施的一些详细情况，诚邀您填写本问卷，问卷可能会耽误您几分钟的宝贵时间。课题组向您郑重承诺，本次问卷调查匿名进行，结果仅用于学术研究，不做其他用途。

  请您依据自身的真实情况进行回答，在符合您情况的选项处打"√"，感谢您的合作！

西南民族大学

民族地区健康中国战略实施现状研究课题组

2021 年 7 月

一、居民基本情况调查

1. 请问您的性别是？

A. 男 　　　　　　B. 女

2. 请问您的年龄属于以下哪个阶段？

A. 18 岁以下 　　　B. 18~25 岁 　　　C. 26~35 岁

D. 36~45 岁 　　　E. 46~60 岁 　　　F. 60 岁以上

3. 请问您的教育程度是？

A. 初中及以下 　　　B. 高中、中专及职高

C. 大专、本科　　D. 研究生及以上

4. 请问您的就业情况是？

A. 未就业（学生、失业人员、家务劳动者、离退休人员、失地农民等）

B. 已就业

5. 请问您的职业属于以下哪一类？

（第 4 题选择"已就业"的请填写此题）

A. 第一产业（农业从事者）如：粮农、牧民、果农、茶农、菜农、棉农等

B. 第二产业（工业从业者）如：建筑工、采掘工、焊工、木工、电工、修理工、屠宰工、搬运工、缝纫工、清洁工、杂工、司机等

C. 第三产业（除上述一、二产业外的其他各业从业者）如：交通运输、邮电通信、商业餐饮、物资供应、仓储、金融、保险、地质普查、房地产、公用事业、居民服务、旅游业、咨询信息服务、各类技术服务、教育、文化、广播电视事业、科学研究、医疗卫生、体育、社会福利、国家机关、政党机关、社会团体、军人、警察等

6. 请问您的家庭年收入为多少？

A. 2 万元以下　　　B. 2 万~3 万元　　　C. 3 万~4 万元

D. 4 万~5 万元　　　E. 5 万~10 万元　　　F. 10 万元以上

7. 请问您的家庭年医疗保健消费支出约为多少？

A. 2000 元以下　B. 2000~5000 元　C. 5000 元以上

二、居民健康状况调查

8. 请问您的身体健康状况怎么样？

A. 一般不生病　B. 偶尔有小病　C. 经常生病

9. 请问您是否直接饮用生水？

A. 是（跳转至第 10 题）

B. 否（跳转至第 11 题）

10. 请问您在饮用生水后是否导致疾病发生？

A. 是　　　　　B. 否

11. 请问您是否会在饭前便后洗手？

A. 是　　　　　B. 否

12. 请问您在食用水果前是否清洗？

A. 是　　　　　B. 否

13. 请问您是否知道卫生厕所？

A. 是（跳转至第 14 题）

B. 否（跳转至第 15 题）

14. 请问您的家庭为什么建卫生厕所？（多选）

A. 减少疾病传播　　B. 改善居住环境　　C. 提升文明素养

D. 阻断粪便传播疾病渠道　　E. 其他

15. 请问当您觉得身体不适时您是否去医疗机构检查？

A. 是　　　　　B. 否

16. 请问您是否会做定期检查？

A. 是　　　　　B. 否

17. 请问您一般会选择在哪里就医？

A. 自己吃点药或不管它　　B. 村卫生室或私人诊所

C. 乡镇医疗机构　　D. 县医院　　E. 市（州）医院及其他

18. 请问您目前是否患有以下慢性病？（可多选）

A. 风湿性关节炎　　B. 高血压　　C. 慢性支气管炎　　D. 冠心病

E. 糖尿病　　　　　F. 高血脂　　G. 其他　　　　　H. 没有患病

19. 您获取健康保健知识的途径有哪些？（可多选）

A. 电视　　B. 报刊书籍　　　　C. 医护人员

D. 同事、朋友　　E. 社区（村）宣传栏　　F. 其他

三、居民生活幸福感满意度调查

（一）幸福感调查

20. 请问您认为您的生活总体是否幸福？

A. 非常幸福　　B. 比较幸福　　C. 一般　　D. 不太幸福

21. 请问您认为现在生活的各方面状况和自己的期望值相符吗？

A. 比期望的好　　B. 刚刚相符　　C. 与期望的有些许差距

D. 与期望的有非常大的差距

22. 请问您认为生活中的各种挫折是否影响您的幸福感？

A. 影响很大　B. 有些影响　C. 不太影响　D. 毫无影响

23. 请问您在生活中是否会感到焦虑、担心或不安？

A. 非常严重　B. 严重　　　C. 有些　　　D. 很少　　　E. 无

24. 请问您不开心的时候，有没有积极去寻找获得快乐的方法？

A. 总是　　　B. 经常　　　C. 偶尔有　　D. 很少

25. 请问您当前或是预期生活压力大吗？

A. 非常大　　B. 比较大　　C. 一般　　　D. 基本没有　E. 毫无

26. 请问您认为自己未来的生活是乐观的吗？

A. 非常乐观　B. 很乐观　　C. 一般　　　D. 不太乐观　E. 非常悲观

27. 请问您对现在社会公平的看法是？

A. 非常公平　B. 很公平　　C. 基本公平　D. 不太公平　E. 很不公平

28. 请问您认为当前社会是否和谐美好？

A. 非常美好　B. 比较美好　C. 一般　　　D. 不是很美好

（二）满意度调查

29. 请问您对当地经济发展及收入水平满意度如何？

A. 非常满意　　B. 比较满意　　C. 一般　　D. 不满意

30. 请问您对当地就业和再就业状况满意度如何？

A. 非常满意　　B. 比较满意　　C. 一般　　D. 不满意

31. 请问您对当地教育教学环境满意度如何？

A. 非常满意　　B. 比较满意　　C. 一般　　D. 不满意

32. 请问您对所在地政务服务质量满意度如何？

A. 非常满意　　B. 比较满意　　C. 一般　　D. 不满意

33. 请问您对当地人居环境满意度如何？

A. 非常满意　　B. 比较满意　　C. 一般　　D. 不满意

34. 请问您对当地新农合满意度如何？

A. 非常满意　　B. 比较满意　　C. 一般　　D. 不满意

35. 请问您对当地新农保满意度如何？

A. 非常满意　　B. 比较满意　　C. 一般　　D. 不满意

36. 请问您对当地养老保障满意度如何？

A. 非常满意 　　B. 比较满意 　　C. 一般 　　D. 不满意

37. 请问您对当地社会风气满意度如何？

A. 非常满意 　　B. 比较满意 　　C. 一般 　　D. 不满意

38. 请问您对当地开展新时代文明实践活动满意度如何？

A. 非常满意 　　B. 比较满意 　　C. 一般 　　D. 不满意

39. 请问您对当地健康宣传满意度如何？

A. 非常满意 　　B. 比较满意 　　C. 一般 　　D. 不满意

调查员：

调查时间：

附录三

访谈提纲

一、访谈目的：汶川县健康中国战略实施重点与难点

二、访谈地点：汶川县映秀镇中心医院、水磨镇人民政府、威州镇社区卫生服务中心、县人民医院、县卫健局等

三、访谈对象：医院医护人员、管理人员、院长，政府工作人员、主要负责人，相关单位工作人员、领导等

四、提问提纲：

您好！我们是西南民族大学四川民族地区健康中国战略实施现状研究项目组的组员。现在希望能够深入了解四川民族地区健康中国战略实施的一些详细情况。

1. 汶川县推荐健康中国战略取得了那些成就？遇到的问题有哪些？

2. 汶川地区现在的经济发展水平如何？居民人均收入？经济发展和其他民族地区相比如何？

3. 汶川地区存在哪些不健康的传统习俗？哪些比较常见？

4. 在汶川偏远农村地区是否存在缺医少药的现象？

5. 汶川县全科医生的培养情况如何？

6. 汶川县村医生整体生存现状如何？

7. 汶川县村医生的工资待遇、福利保障如何？

8. 汶川县村医生是否存在流失状况？应对措施有哪些？

9. 不健康的传统习俗引起过哪些重大公共安全事件？

10. 这边公共卫生服务具体包括哪些？（是否有妇幼保健、慢病管理、健康教育与促进、传染病防治、卫生应急等公共卫生职能）

11. 医院的公共卫生服务是分散在各个科室，还是统一管理？

12. 医院当中负责公共卫生服务的医疗人员对整个医院医疗人员的占比情况。

13. 在汶川县建设过程中，哪一个领域更欠缺资金？是如何解决的？

14. 汶川县整体的财政支出结构大概是什么样子？

15. 目前是否建立了针对卫生人员的人才激励机制？主要包括哪些内容？

16. 县内是如何引进紧缺型人才的，有什么政策优惠吗？

17. 目前汶川县的健康氛围如何，居民的整体健康意识达到了哪种程度？

18. 是否考虑构建医疗健康基础信息资源库？建设情况如何？

19. 据了解，四川省在 2008—2018 年开展了民族地区卫生发展十年行动计划，汶川县在此次行动中取得了哪些重大突破？

20. 汶川县有没有专门针对健康教育和健康促进考核机制？近三年出台过几次？分别是？

21. 汶川县有没有建立并完善健康科普专家库和资源库，构建健康科普知识发布和传播机制？

22. 汶川县是如何优化健康环境的？具体措施有哪些？考核的指标有哪些？如何推进的？

23. 汶川县健康产业包含哪些门类？汶川县如何促进健康产业发展？

24. 汶川县内学校是否有设立健康教育这一课程？如何检验教学成果？

25. 近年来，汶川县是如何推进健康教育的？主要针对哪部分人群？

附录四

汶川县全民健康公共服务体系试点单位相关
公共服务标准体系建设情况（摘选）

一、汶川县教育局（即健康学校公共服务标准体系）

（一）JC101 标准化导则

序号	体系编号	标准号	标准名称	实施日期	责任部门
01	101-01	GB/T 1.1-2013-3-16	标准化工作导则 第1部分：标准的 结构和编写	2013-3-16	学校办公室
02	101-02	GB/T 20001.1-2001	标准编写规则 第1部分：术语	2001	学校办公室
03	101-03	GB/T 20001.2-2001	标准编写规则 第2部分：符号	2001	学校办公室
04	101-04	GB/T 13016-2013-3-16	标准体系表 编制原则和要求	2013-3-16	学校办公室
05	101-05	GB/T 24421.1-2013-3-16	服务业组织标准 化工作指南 第1部分：基本要求	2013-3-16	学校办公室
06	101-06	GB/T 24421.2-2013-3-16	服务业组织标准化 工作指南 第2部分：标准体系	2013-3-16	学校办公室

序号	体系编号	标准号	标准名称	实施日期	责任部门
07	101-07	GB/T 24421.3-2013-3-16	服务业组织标准化工作指南第3部分：标准编写	2013-3-16	学校办公室
08	101-08	GB/T 24421.4-2013-3-16	服务业组织标准化工作指南 第4部分：标准实施及评价	2013-3-16	学校办公室
09	101-09	SB/T 10382-2004	服务管理体系规范及实施指南	2004	学校办公室
10	101-10	Q/WC JC101-11-2013	汶川全民健康公共服务标准管理规范	2013-3-16	学校办公室
11	101-11	Q/WC JC101-12-2013	汶川全民健康公共服务标准化工作指南	2013-3-16	学校办公室

（二）JC102 术语和缩略语标准

序号	体系编号	标准号	标准名称	实施时间	责任部门
01	102-01	Q/WCXX JC102-01-2013	学校健康公共服务基本术语	2013-3-16	学校办公室

（三）JC103 符号与标志标准

序号	体系编号	标准号	标准名称	实施日期	责任办公室
01	103-01	GB/T 10001.1-2006	标志用公共信息图形符号：通用符号（学校所有标志牌）电子版打印并附简短文字说明	2006	学校办公室
02	103-02	Q/WCXXz JC103-01-2013	七一映秀中学标识标牌管理规范	2013-3-16	学校办公室
03	103-03	Q/WCXXxJC103-02-2013	映秀小学标识标牌管理规范	2013.3.16	学校办公室

二、汶川县映秀中学

（一）JC101 标准化导则

序号	体系编号	标准号	标准名称	实施日期	责任部门
01	101-01	GB/T 1.1-2013-3-16	标准化工作导则 第1部分： 标准的结构和编写	2013-3-16	学校办公室
02	101-02	GB/T 20001.1-2001	标准编写规则 第1部分：术语	2001	学校办公室
03	101-03	GB/T 20001.2-2001	标准编写规则 第2部分：符号	2001	学校办公室
04	101-04	GB/T 13016-2013-3-16	标准体系表编制 原则和要求	2013-3-16	学校办公室
05	101-05	GB/T 24421.1-2013-3-16	服务业组织标准化 工作指南 第1部分： 基本要求	2013-3-16	学校办公室
06	101-06	GB/T 24421.2-2013-3-16	服务业组织标准化 工作指南 第2部分： 标准体系	2013-3-16	学校办公室
07	101-07	GB/T 24421.3-2013-3-16	服务业组织标准化 工作指南 第3部分： 标准编写	2013-3-16	学校办公室
08	101-08	GB/T 24421.4-2013-3-16	服务业组织标准化 工作指南 第4部分： 标准实施及评价	2013-3-16	学校办公室
09	101-09	SB/T 10382-2004	服务管理体系规范 及实施指南	2004	学校办公室
10	101-10	Q/WCJC101-11-2013	汶川全民健康公共 服务标准管理规范	2013-3-16	学校办公室
11	101-11	Q/WCJC101-12-2013	汶川全民健康公共 服务标准化工作指南	2013-3-16	学校办公室

（二）JC102 术语和缩略语标准

序号	体系编号	标准号	标准名称	实施时间	责任部门
01	102-01	Q/WCXX JC102-01-2013	学校健康公共服务基本术语	2013-3-16	学校办公室

（三）JC103 符号与标志标准

序号	体系编号	标准号	标准名称	实施日期	责任办公室
01	103-01	GB/T 10001.1-2006	标志用公共信息图形符号：通用符号（学校所有标志牌）电子版打印并附简短文字说明	2006	学校办公室
02	103-02	Q/WCXXz JC103-01-2013	七一映秀中学标识标牌管理规范	2013-3-16	学校办公室

（四）BZ201 环境标准

序号	体系编号	标准号	标准名称	实施日期	责任部门
01	201-01	Q/WCXXz BZ201-01-2013	七一映秀中学保洁管理规范	2013-3-16	学校办公室
02	201-02	Q/WCXXz BZ201-02-2013	七一映秀中学卫生工作管理规范	2013-3-16	学校办公室
03	201-03	Q/WCXXz BZ201-03-2013	七一映秀中学绿化养护管理规范	2013-3-16	学校办公室

（五）BZ202 安全与应急标准

序号	体系编号	标准号	标准名称	实施日期	责任办公室
01	202-01	Q/WCXX BZ202-01-2013	汶川县教育系统学校安全管理规范	2013-3-16	学校办公室
02	202-02	Q/WCXXz BZ202-02-2013	七一映秀中学门卫管理规范	2013-3-16	学校办公室

序号	体系编号	标准号	标准名称	实施日期	责任办公室
03	202-03	Q/WCXXz BZ202-03-2013	七一映秀中学消防安全管理规范	2013-3-16	学校办公室
04	202-04	Q/WCXX BZ202-04-2013	汶川县教育系统应急管理综合防范处置措施方案应急管理标准	2013-3-16	学校办公室
05	202-05	Q/WCXX BZ202-05-2013	汶川县教育系统反恐防暴应急管理标准	2013-3-16	学校办公室
06	202-06	Q/WCXXz BZ202-06-2013	七一映秀中学安全工作应急处理标准	2013-3-16	学校办公室

（六）BZ203 职业健康标准

序号	体系编号	标准号	标准名称	实施时间	责任部门
01	203-01	Q/WCXXz BZ203-01-2013	七一映秀中学学生健康体检规范	2013-3-16	学校后勤办公室

（七）BZ204 信息标准

序号	体系编号	标准号	标准名称	实施时间	责任部门
01	204-01	Q/WCXX BZ204-01-2013	信息技术教育装备及科学管理制度	2013-3-16	学校后勤办公室

（八）BZ205 财务管理标准

序号	体系编号	标准号	标准名称	实施时间	责任部门
01	205-01	Q/WCXX BZ205-01-2013	中学校财务管理标准	2013-3-16	学校后勤办公室
02	205-02	Q/WCXX BZ205-02-2013	学校会计档案管理规范	2013-3-16	学校后勤办公室
03	205-03	Q/WCXXz BZ205-03-2013	七一映秀中学财务管理规范	2013-3-16	学校后勤办公室

（九）BZ206 设施、设备及用品标准

序号	体系编号	标准号	标准名称	实施日期	责任部门
01	206-01	Q/WCXX BZ206-01-2013	汶川县中小学教育技术装备工作评价规范	2013-3-16	学校教务处
02	206-02	Q/WCXX BZ206-02-2013	多功能室建设及科学管理规范	2013-3-16	学校教务处
03	206-03	Q/WCXX BZ206-03-2013	图书室（馆）建设及科学管理规范	2013-3-16	学校教务处
04	206-04	Q/WCXXz BZ206-04-2013	七一映秀中学设备设施安全管理规范	2013-3-16	学校教务处

（十）BZ207 人力资源标准

序号	体系编号	标准号	标准名称	实施日期	责任部门
01	207-01	Q/WCXX BZ207-01-2013	汶川县中小学、特殊教育学校评估奖励标准	2013-3-16	学校办公室
02	207-02	Q/WCXXz BZ207-02-2013	汶川县七一映秀中学教职工聘任标准	2013-3-16	学校办公室
03	207-03	Q/WCXXz BZ207-03-2013	汶川县七一映秀中学教职工年度考核实施标准	2013-3-16	学校办公室
04	207-04	Q/WCXXz BZ207-04-2013	汶川县七一映秀中学岗位设置实施标准	2013-3-16	学校办公室
05	207-05	Q/WCXXz BZ207-05-2013	汶川县七一映秀中学教职工管理工作标准	2013-3-16	学校办公室
06	207-06	Q/WCXXz BZ207-06-2013	汶川县七一映秀中学教师培养标准	2013-3-16	学校办公室
07	207-07	Q/WCXXz BZ207-07-2013	汶川县七一映秀中学教职工出勤管理标准	2013-3-16	学校办公室
08	207-08	Q/WCXXz BZ207-08-2013	汶川县七一映秀中学教师继续教育培训标准	2013-3-16	学校教务处

（十一）BZ208 合同管理标准

序号	体系编号	标准号	标准名称	实施时间	责任部门
01	208-01	Q/WCXX BZ208-01-2013	教育局机关公章使用管理规范	2013-3-16	学校办公室
02	208-02	Q/WCXXz BZ208-02-2013	七一映秀中学公章使用管理规范	2013-3-16	学校办公室

（十二）TG301 营养保障服务标准体系

序号	体系编号	标准号	标准名称	实施日期	责任部门
01	301-01	Q/WCXX TG301-01-2013	汶川农村义务教育学生的配餐服务规范	2013-3-16	学校后勤办公室
02	301-02	Q/WCXX TG301-02-2013	汶川县农村义务教育学生餐食供给标准	2013-3-16	学校后勤办公室
03	301-03	Q/WCXX TG301-03-2013	汶川直饮水系统管理要求	2013-3-16	学校后勤办公室
04	301-04	Q/WCXX TG301-04-2013	汶川县学生营养改善计划食品接收规范	2013-3-16	学校后勤办公室
05	301-05	Q/WCXX TG301-05-2013	汶川县学生营养改善计划储藏室管理规范	2013-3-16	学校后勤办公室
06	301-06	Q/WCXX TG301-06-2013	汶川县营养改善计划发放、用餐及回收规范	2013-3-16	学校后勤办公室
07	301-07	Q/WCXX TG301-07-2013	汶川县营养改善计划卫生管理规范	2013-3-16	学校后勤办公室
08	301-08	Q/WCXX TG301-08-2013	汶川县营养餐留样检测规范	2013-3-16	学校后勤办公室
09	301-09	Q/WCXXz TG301-09-2013	汶川县七一映秀中学食堂陪餐规范	2013-3-16	学校后勤办公室

（十三）TG302 健康教育服务标准体系

序号	体系编号	标准号	标准名称	实施日期	责任部门
01	302-01	Q/WCXX TG302-01-2013	汶川中小学健康教育课实施规范	2013-3-16	学校教务处

序号	体系编号	标准号	标准名称	实施日期	责任部门
02	302-02	Q/WCXX TG302-02-2013	汶川中小学心理辅导室服务规范	2013-3-16	学校教务处
03	302-03	Q/WCXX TG302-03-2013	汶川中小学心理教育与辅导基本要求	2013-3-16	学校教务处
04	302-04	Q/WCXXz TG302-04-2013	汶川县七一映秀中学校传染病防治应急管理规范	2013-3-16	学校教务处
05	302-05	Q/WCXXz TG302-05-2013	七一映秀中学心理健康教育工作管理规范	2013-3-16	学校教务处

（十四）TG303 运行管理规范

序号	体系编号	标准号	标准名称	实施日期	责任部门
01	303-01	Q/WCXX TG303-01-2013	汶川县学生营养改善计划食堂人员管理规范	2013-3-16	学校后勤办公室
02	303-02	Q/WCXXz TG303-02-2013	七一映秀中学膳食委员会管理规范	2013-3-16	学校后勤办公室
03	303-03	Q/WCXXz TG303-03-2013	七一映秀中学关于营养餐班主任工作管理规范	2013-3-16	学校后勤办公室
04	303-04	Q/WCXXz TG303-04-2013	七一映秀中学关于营养餐值日生管理规范	2013-3-16	学校后勤办公室
05	303-05	Q/WCXXz TG303-05-2013	七一映秀中学营养餐库房管理员管理规范	2013-3-16	学校后勤办公室
06	303-06	Q/WCXXz TG303-06-2013	汶川县七一映秀中学健康教育进校园管理规范	2013-3-16	学校教务处

（十五）TG304 服务评价与改进标准体系

序号	体系编号	标准号	标准名称	实施日期	责任部门
01	304-01	Q/WCXX TG304-01-2013	汶川县营养改善计划供应商遴选及评价规范	2013-3-16	学校后勤办公室

序号	体系编号	标准号	标准名称	实施日期	责任部门
02	304-02	Q/WCXXz TG304-02-2013	汶川县七一映秀中学营养餐标准评价规范	2013-3-16	学校后勤办公室

（十六）GW 401 学校岗位职责标准体系

序号	体系编号	标准号	标准名称	实施日期	责任部门
01	401-01	Q/WCXXz GW401-01-2013	学校岗位职责	2013-3-16	学校办公室
02	401-02	Q/WCXXz GW401-02-2013	领导岗位职责	2013-3-16	学校办公室
03	401-03	Q/WCXXzGW401-03-2013	映秀中学各部门主任职责	2013-3-16	学校办公室
04	401-04	Q/WCXXz GW401-04-2013	映秀中学各种岗位职责	2013-3-16	学校办公室

三、汶川县人民医院

（一）JC101 标准化导则

序号	子体系	标准名称	实施日期	标准号	体系号	负责部门
1	标准化工作指南	标准化工作导则第1部分：标准的结构和编写	2010-1-1	GB/T 1.1-2009	101.1	医院办公室
2		标准编写规则第1部分：术语	2002-3-1	GB/T 20001.1-2001	101.2	医院办公室
3		标准编写规则第2部分：符号	2001	GB/T 20001.2-2001	101.3	医院办公室
4	标准体系编写指南	标准体系表编制原则和要求	2009-11-1	GB/T 13016-2009	101.4	医院办公室
5		企业标准体系表编制指南	2008-11-1	GB/T 13017-2008	101.5	医院办公室

序号	子体系	标准名称	实施日期	标准号	体系号	负责部门
6	服务标准化工作导则	服务业组织标准化工作指南 第1部分：基本要求	2009-11-1	GB/T 2442.1-2009	101.6	医院办公室
7		服务业组织标准化工作指南 第2部分：标准体系	2009-11-1	GB/T 24421.2-2009	101.7	医院办公室
8		服务业组织标准化工作指南 第3部分：标准编写	2009-11-1	GB/T 24421.3-2009	101.8	医院办公室
9		服务业组织标准化工作指南 第4部分：标准实施及评价	2009-11-1	GB/T 24421.4-2009	101.9	医院办公室
10		服务标准化工作指南 第1部分：总则	2004-1-1	GB/T 15624.1-2003	101.10	医院办公室
11		服务管理体系规范及实施指南	2004-11-1	SB/T 10382-2004	101.11	医院办公室
12		服务标准制定导则 考虑消费者需求	2010-1-1	GB/T 24620-2009	101.12	医院办公室
13		汶川全民健康公共服务标准管理规范	2013-3-16	Q/WCJC101-10-2013	101.13	医院办公室
14		汶川全民健康公共服务标准化工作指南	2013-3-16	Q/WCJC101-11-2013	101.14	医院办公室

（二）JC102 术语和缩略语标准

序号	子体系	标准名称	实施时间	标准号	体系号	负责部门
1	专用术语	职业卫生名词术语	2010-8-1	GBZ/T224-2010	102.1	医院办公室
2		汶川全民健康公共服务基本术语	2013-3-16	Q/WCJC 102-01-2013	102.2	医院办公室

（三）JC103 符号与标志标准

序号	子体系	标准名称	实施日期	标准号	体系号	负责部门
1		标志用公共信息图形符号 第1部分：通用符号	2006-11-1	GB/T 10001.1-2006	103.1	医院办公室
2		环境卫生图形符号	2009-5-1	CJJ/T125-2008	103.2	医院办公室
3	通用符号与标志	消防安全标志	1993-3-1	GB13495-92	103.3	医院办公室
4		标志用公共信息图形符号 第9部分：无障碍设施符号	2009-1-1	GB/T 10001.9-2008	103.4	医院办公室
5		公共信息导向系统设置原则与要求 第1部分：总则	2008-4-1	GB/T 15566.1-2007	103.5	医院办公室

四、汶川县城乡规划和住房保障局（健康住宅公共服务标准体系）

（一）101 标准化导则

序号	体系编号	标准号	标准名称	实施日期	责任部门
1	101-01	GB/T 1.1-2009	标准化工作导则 第1部分：标准的结构和编写	2013-3-16	住建局办公室
2	101-02	GB/T 20001.1-2001	标准编写规则 第1部分：术语	2013-3-16	住建局办公室
3	101-03	GB/T 20001.2-2001	标准编写规则 第2部分：符号	2013-3-16	住建局办公室
4	101-04	GB/T 13016-2009	标准体系表 编制原则和要求	2013-3-16	住建局办公室
5	101-05	GB/T 24421.1-2009	服务业组织 标准化工作指南 第1部分：基本要求	2013-3-16	住建局办公室

序号	体系编号	标准号	标准名称	实施日期	责任部门
6	101-06	GB/T 24421.2-2009	服务业组织标准化工作指南 第2部分：标准体系	2013-3-16	住建局办公室
7	101-07	GB/T 24421.3-2009	服务业组织标准化工作指南 第3部分：标准编写	2013-3-16	住建局办公室
8	101-08	GB/T 24421.4-2009	服务业组织标准化工作指南 第4部分：标准实施及评价	2013-3-16	住建局办公室
9	101-09	GB/T 15624.1-2003	服务标准化工作指南 第1部分：总则	2013-3-16	住建局办公室
10	101-10	SB/T 10382-2004	服务管理体系规范及实施指南	2013-3-16	住建局办公室
11	101-11	Q/WCJC 101-10-2013	汶川全民健康公共服务标准管理规范	2013-3-16	住建局办公室
12	101-12	Q/WCJC 101-11-2013	汶川全民健康公共服务标准化工作规范	2013-3-16	住建局办公室

（二）102 术语与缩略语标准

序号	体系编号	标准号	标准名称	实施时间	责任部门
1	102-01	GB/T 50280—98	城市规划基本术语	2013-3-16	规划股
2	102-02	GB\T 50228-2011	工程测量基本术语	2013-3-16	规划股
3	102-03	GBJ 125-89	给水排水设计基本术语	2013-3-16	规划股
4	102-04	GB/T 50279-98	岩土工程基本术语	2013-3-16	质安站
5	102-05	GBJ 132-90	工程结构设计基本术语和通用符号	2013-3-16	质安站
6	102-06	GB/T 506802012	城镇燃气工程基本术语	2013-3-16	城建监察队
7	102-07	CJJ/T 119-2008	城市公共交通工程术语	2013-3-16	城乡建设股

序号	体系编号	标准号	标准名称	实施时间	责任部门
8	102-08	CJJ/T 91—2002	园林基本术语	2013-3-16	规划股
9	102-9	JGJ 190-2010	建筑工程检测试验技术管理规范	2013-3-16	质安站
10	102-10	JGJ/T 30-2003	房地产业基本术语	2013-3-16	房管所
11	102-11	JGJ/T 119-98	建筑照明术语	2013-3-16	质安站

（三）103 符号与标志标准

序号	体系编号	标准号	标准名称	实施时间	责任部门
1	103-01	GB 13495	消防安全标志	2013-3-16	质安站
2	103-02	GB 2894-2008	安全标志及其使用导则	2013-3-16	质安站
3	103-03	Q/WCZJ JC 103-03-2013	社区防灾减灾标志和符号	2013-3-16	城乡建设股

（四）104 测量标准

序号	体系编号	标准号	标准名称	实施时间	责任部门
1	104-01	JGJ 132	采暖居住建筑节能检验标准	2013-3-16	城乡建设股
2	104-02	GB 6566-2010	建筑材料放射性核素限量	2013-3-16	质安站
3	104-03	GB 12523-2011	建筑施工场界噪声限值	2013-3-16	质安站
4	104-04	GB/T 228-2002/2002.7.1	金属材料室温拉伸试验方法	2013-3-16	质安站
5	104-05	GB/T 50080-2002/2003.6.1	普通混凝土拌和物性能试验方法标准	2013-3-16	质安站
6	104-06	GB/T 50081-2002/2003.6.1	普通混凝土力学性能试验方法标准	2013-3-16	质安站
7	104-07	GB/T 1346-2001/2001.10.1	水泥标准稠度用水量、凝结时间、安定性检验方法	2013-3-16	质安站

序号	体系编号	标准号	标准名称	实施时间	责任部门
8	104-08	GB/T 17671-1999/1999.5.1	水泥胶砂强度检验方法（ISO）法	2013-3-16	质安站
9	104-09	GB/T 1345-2005/2005.8.1	水泥细度检验方法筛析法	2013-3-16	质安站
10	104-10	GB/T 2419-2005/2005.8.1	水泥胶砂流动度测定方法	2013-3-16	质安站
11	104-11	GB/T 8074-2008/2008.8.1	水泥比表面积测定方法勃氏法	2013-3-16	质安站
12	104-12	GB/T 208-94/1995.6.1	水泥密度测定方法	2013-3-16	质安站
13	104-13	GB/T 2542-2003/2003.10.1	砌墙砖试验方法	2013-3-16	质安站
14	104-14	GB/T 4111-1997.11.1	混凝土小型空心砌块试验方法	2013-3-16	质安站
15	104-15	GB/T 4509-1998/1999.2.1	沥青针入度测定法	2013-3-16	质安站
16	104-16	GB/T 4508-1999/2000.6.1	沥青延度测定法	2013-3-16	质安站
17	104-17	GB/T 4507-1999/2000.6.1	沥青软化点测定法（环球法）	2013-3-16	质安站
18	104-18	GB/T 28.18-2007/2007.10.1	沥青防水卷材撕裂性能（钉杆法）	2013-3-16	质安站
19	104-19	JGJ 110-2008/2008.8.1	建筑工程饰面砖黏结强度检验标准	2013-3-16	质安站
20	104-20	JGJ/T 23-2011	回弹法检测混凝土抗压强度技术规程	2013-3-16	质安站
21	104-21	JGJ/T 70-2009/2009.6.1	建筑砂浆基本性能试验方法标准	2013-3-16	质安站

五、汶川县城乡环境综合管理局（公共绿化与环境卫生公共服务标准体系）

（一）101 标准化导则

序号	体系编号	标准号	标准名称	实施日期	责任部门
1	101-01	GB/T 1.1-2009	标准化工作导则 第1部分： 标准的结构和编写	2013-3-16	环综局 办公室
2	101-02	GB/T 20001.1-2001	标准编写规则 第1部分：术语	2013-3-16	环综局 办公室
3	101-03	GB/T 24421.1-2009	服务业组织标准化 工作指南 第1部分：基本要求	2013-3-16	环综局 办公室
4	101-04	GB/T 24421.2-2009	服务业组织 标准化工作指南 第2部分：标准体系	2013-3-16	环综局 办公室
5	101-05	GB/T 24421.3-2009	服务业组织 标准化工作指南 第3部分：标准编写	2013-3-16	环综局 办公室
6	101-06	GB/T 24421.4-2009	服务业组织标准化 工作指南 第4部分： 标准实施及评价	2013-3-16	环综局 办公室
7	101-07	GB/T 15624-2011	服务标准化 工作指南	2013-3-16	环综局 办公室
8	101-08	GB/T 13016-2009	标准体系表 编制原则和要求	2013-3-16	环综局 办公室
9	101-09	Q/WCJC 101-11-2013	汶川全民健康公共服务 标准化工作指南	2013-3-16	环综局 办公室
10	101-10	Q/WCJC 101-10-2013	汶川全民健康公共 服务标准管理规范	2013-3-16	环综局 办公室

（二） 102 术语标准

序号	体系编号	标准号	标准名称	实施日期	责任部门
1	102-01	CJJ/T 65-2004	市容环境卫生术语标准	2013-3-16	环综局环卫股
2	102-02	CJJ/T 91-2002	园林基本术语标准	2013-3-16	环综局绿化股
3	102-03	JT/T 644-2005	公路绿化术语	2013-3-16	环综局绿化股
4	102-04	Q/WCJC 102-01-2013	汶川全民健康 公共服务术语	2013-3-16	环综局 所有部门

（三） 103 符号与标志标准

序号	体系编号	标准号	标准名称	实施日期	责任部门
1	103-01	GB/T 10001.1-2012	公共信息图形符号 第1部分通用符号	2013-3-16	环综局市政股
2	103-02	GB/T 15566.1-2007	公共信息导向系统 设置原则与要求 第1部分：总则	2013-3-16	环综局市政股
3	103-03	CJJ/T 125-2008	环境卫生图形 符号标准	2013-3-16	环综局环卫股
4	103-04	CJJ/T 171-2012	风景园林标志标准 （附条文说明）	2013-3-16	环综局绿化股

（四） 104 量与单位标准

序号	体系编号	标准号	标准名称	实施日期	责任部门
1	104-01	GB 3100-1993	国际单位制及其应用	2013-3-16	环综局办公室

附录五

汶川县健康公共服务标准化规范（摘选）

汶川全民健康公共服务标准管理规范（Q/WC JC101-10-2013）

1　范围

本标准规定了汶川全民健康公共服务标准管理的组织机构、职责、标准化管理工作等要求。

本标准适用于汶川全民健康公共服务标准化机构的管理与运行。

2　组织机构

2.1　机构组成

2.1.1　标准化领导小组

汶川成立汶川全民健康公共服务标准化领导小组，设立主任1名、副主任2名、成员9名。

2.1.2　标准化委员会

汶川成立汶川全民健康公共服务标准化委员会，设立主任委员1名、成员15名。

2.2　职责

2.2.1　标准化领导小组的职责

标准化领导小组的职责包括：

——有权否定并建议撤销汶川不符合上级标准化方针、政策的文件规定；

——领导汶川标准的贯彻执行。

2.2.2　标准化委员会主任的职责

标准化委员会主任的职责包括：

——组织贯彻国家标准、行业标准、企业标准，处理标准执行中的问题；

——负责审批汶川标准化管理办法、规定；

——负责汶川各类标准的修订工作；

——负责组织对汶川标准体系的评定审核；

——根据汶川全民健康公共服务体系建设的需要，制定标准化建设规划；

——对推动汶川标准化工作做出贡献的部门和个人进行表彰、奖励；

——对不认真贯彻标准，造成损失的责任者按规定进行处分。

2.2.3　标准化委员会委员职责

标准化委员会副主任的职责包括：

——组织贯彻国家标准、行业标准、企业标准，处理标准执行中的问题；

——讨论制定标准化管理办法、规定；

——检查落实标准化管理办法及规定；

——针对标准化实施中出现的各种问题提出整改意见。

3　汶川全民健康公共服务标准的制定

3.1　制定准备

3.1.1　开展标准需求分析和可行性分析。

3.1.2　收集相关的国内、国际标准。

3.1.3　收集汶川各部门技术要求、规章制度、岗位职责等资料。

3.1.4　对收集到的资料进行整理、分析、对比、选优后，编写出标准草案。然后将草案发至各相关部门，征求意见，对返回意见分析研究，编写送审稿。

3.2　标准制定

负责起草单位应对所订汶川全民健康公共服务标准的质量负责，应起草汶川全民健康公共服务标准征求意见稿，同时编写"编制说明"及有关附件，其内容一般包括：

a）工作简况，包括任务来源、协作单位、主要工作过程、汶川全民健康公共服务标准主要起草人及其所做的工作等；

b）汶川全民健康公共服务标准编制原则和确定汶川全民健康公共服务标准主要内容（如技术指标、参数、公式、性能要求、试验方法、检验规则等）的论据（包括试验、统计数据），修订汶川全民健康公共服务国家标准时，应增列新旧汶川全民健康公共服务标准水平的对比。

c）综述报告、技术经济论证、预期经济效益等；

d）采用国际标准和国外先进标准的程度，以及与国际、国外同类标准水平的对比情况，或与测试的国外样品、样机的有关数据对比情况；

e）与有关的现行法律、法规和强制性国家标准的关系；

f）重大分歧意见的处理经过和依据；

g）贯彻汶川全民健康公共服务标准的要求和措施建议；

h）废止现行有关标准的建议；

i）其他应予以说明的事项。

4　征求意见

4.1　汶川全民健康公共服务标准征求意见稿征求意见时，应明确征求意见的期限，一般为一个月，可列出征求意见的表格，对意见综合、整理。

4.2　被征求意见的单位应在规定期限内回复意见，如没有意见也应复函说明，逾期不复函，按无异议处理。对比较重大的意见，应说明论据或提出技术经济论证。

4.3　负责起草单位应对征集的意见进行归纳整理，分析研究和处理后提出国家标准送审稿、"编制说明"及有关附件、"意见汇总处理表"，送负责该项目的标准管理委员会审阅，并确定能否提交审查。必要时可重新征求意见。

5　汶川全民健康公共服务标准的审查、发布

5.1　标准的审查

汶川全民健康公共服务标准审查主要包括以下内容：

——标准草案经各部门征求意见后，由标准化办公室进行审查；

——审查标准是否符合或到达预定的目的和要求；

——与相关法律、法规、强制性标准是否一致；

——技术内容是否符合生产实际和相关国家标准；

——规范性技术要素内容是否符合 GB/T 1.1-2009 的规定；

——标准内容是否体现全民健康的理念。

5.2　标准的报批

制定汶川全民健康公共服务标准过程中形成的有关资料，按标准档案管理规

定的要求进行归档。报送汶川全民健康公共服务标准化委员会审查，通过审查的送审稿，根据审查意见进行修改后，编写标准编制说明等文件。

5.3　标准的发布

5.3.1　在汶川全民健康公共服务标准出版过程中，发现内容有疑点或错误时，由标准出版单位及时与负责起草标准单位联系。如汶川全民健康公共服务标准技术内容需更改时，须经汶川标准审批部门批准。

5.3.2　需要翻译为外文出版的汶川全民健康公共服务标准，其译文由该汶川全民健康公共服务标准的主管部门组织有关单位翻译和审定，并由汶川标准出版单位出版。

5.4　标准的修改

汶川全民健康公共服务标准出版后，发现个别技术内容有问题，必须做少量修改或补充时，由负责起草单位提出"汶川全民健康公共服务标准修改通知单"，经汶川标准委员会审核，报该汶川全民健康公共服务标准的主管部门审查同意，备文并附"汶川全民健康公共服务标准修改通知单"一式4份，报汶川全民健康公共服务标准的审批部门批准，按规定发布。

6　标准的复审

6.1　程序

汶川全民健康公共服务标准实施后，应当根据科学技术的发展和经济建设的需要，由该汶川公共服务标准的主管部门组织有关单位适时进行复审，复审周期一般不超过3年。

6.2　形式

汶川全民健康公共服务标准的复审可采用会议审查或函审。会议审查或函审，一般要有参加过该汶川公共服务标准审查工作的单位或人员参加。

6.3　处理

6.3.1　标准贯彻中确实有困难，应提出理由和修改意见，报告相关部门及汶川标准化委员会审查同意，在未经批准时仍按原标准执行。

6.3.2　新旧标准交替时，新标准一经发布，旧标准同时废止。

6.4　结果

汶川全民健康公共服务标准审查结果，按下列情况分别处理：

j）不需要修改的汶川全民健康公共服务标准确认继续有效；确认继续有效

的国家标准，不改顺序号和年号。当汶川全民健康公共服务标准重版时，在汶川全民健康公共服务标准封面上、标准编号下写明" ××××年确认有效"字样。

k）需做修改的汶川全民健康公共服务标准作为修订项目，列入计划。修订的汶川全民健康公共服务标准顺序号不变，把年号改为修订的年号。

l）已无存在必要的汶川全民健康公共服务标准，予以废止。

6.5 报告

负责汶川全民健康公共服务标准复审的单位，在复审结束后，应写出复审报告，内容包括复审简况、处理意见、复审结论。经该汶川全民健康公共服务标准的主管部门审查同意，一式4份，报汶川全民健康公共服务标准的审批部门批准，按规定发布。

汶川全民健康公共服务标准化工作指南（Q/WC JC101-11-2013）

1 范围

本标准规定了汶川全民健康公共服务标准化的范围、汶川全民健康公共服务标准的类型、汶川全民健康公共服务标准的制定、汶川全民健康公共服务实施以及评价和改进等内容。

本标准适用于汶川全民健康公共服务标准化工作。

2 规范性引用文件

下列文件对于本文件的应用是必不可少的。凡是注日期的引用文件，仅所注日期的版本适用于本文件。凡是不注日期的引用文件，其最新版本（包括所有的修改单）适用于本文件。

GB/T 1.1-2009 标准化工作导则第1部分：标准的编写

GB/T 24620-2009 服务标准制定导则考虑消费者需求

3 术语和定义

下列术语和定义适用于本文件。

3.1 全民健康 national health

服务提供者与顾客接触过程中所产生的一系列活动的过程及其结果，其结果通常是无形的。由健康的人群、健康的环境和健康的经济有机结合形成的健康社会是社会整体的良好状态，即"个人、环境、经济"整体健康的大健康概念。

3.2 公共服务 public service

在一定时空条件和社会经济发展阶段下，建立在一定社会共识基础上，政府使用公共权力或公共资源，为满足社会公众的直接需求而提供的社会产品规定一项服务或一类服务应满足的要求以确保其适用性的规范性文件。

3.3 全民健康公共服务 national health public service

汶川县全民健康公共服务应是由汶川县政府引导、群众主体、社会协同、多方参与、共建共享的，促进汶川县人民、汶川县经济和汶川县环境，整体健康发展的公共服务。

注1：汶川县全民健康公共服务具有以下特征：

1. 全民健康公共服务的服务种类是汶川县"全民健康"与"公共服务"两个概念中的交叉服务提供。

2. 全民健康公共服务是面向汶川县全体成员提供的公共服务，以满足汶川县人民、环境和经济的可持续、健康发展需求。

3. 全民健康公共服务与汶川县政府的法定职责相联系，它是汶川县政府主导、社会多方参与的服务，汶川县各级政府部门是全民健康公共服务的统筹者、安排者和监管者，社会组织机构是全民健康公共服务的实施者，汶川县人民是全民健康公共服务的受惠者。

4. 全民健康公共服务具有公平性这一根本属性，最终目的是为了提高社会整体的健康水平。

3.4 公共服务标准 public service standard

规定一项公共服务或一类公共服务应满足的要求以确保其适用性的规范性文件。

4 总则

4.1 重点关注公众需求

公共服务标准化工作应以公众需求为导向，在标准的制定、实施过程中，充分吸纳公众参与，提升公众满意度，保护公众合法权益。

4.2 紧密结合产业发展

公共服务标准化工作应依托相关产业发展，符合行业发展实际，规范引导公共服务业市场；同时注重以标准化手段推动自主创新，促进先进经验、技术和管理方式在公共服务中的应用，实现公共服务业又快又好发展。

4.3　充分考虑服务特性

公共服务标准化工作应充分考虑服务的无形性、非储存性、同时性和主动性等特性，创新公共服务标准化工作的方法和手段，增强工作的有效性。

5　公共服务标准化的范围

公共服务标准化的范围主要包括服务业中的服务活动，也包括农业、工业中存在的服务活动。

6　公共服务标准的类型

6.1　概述

公共服务标准主要包括公共服务基础标准、公共服务提供标准、公共服务评价标准三种类型。

6.2　公共服务基础标准

公共服务基础标准是适合服务通用或者某一类服务通用的标准，主要包括：

——服务术语；

——服务分类；

——服务分类和服务标识与符号等。

6.3　公共服务提供标准

公共服务提供标准是为满足顾客的需要，规范供方与顾客之间直接或间接接触活动过程及相关要素的标准，主要包括：

——服务提供者；

——服务人员；

——服务环境；

——服务设施设备；

——服务用品；

——服务合同；

——服务提供过程；

——服务结果等。

6.4　公共服务评价标准

公共服务评价标准是对服务的有效性、适宜性和公众满意度进行的评价，并对达不到预期效果的服务进行改进而收集、制定的标准，主要包括：

——公众意见直接反馈；

——公众满意度；

——公共服务分等分级；

——公共服务质量评价等。

7 公共服务标准的制定

7.1 公共服务标准制定程序

汶川公共服务标准的制定，一般可分为预阶段、立项阶段、起草阶段、征求意见阶段、审查阶段、批准阶段、出版阶段、复审阶段和废止阶段九个阶段，可根据实际情况，减少部分阶段，但是至少应包括起草阶段、征求意见阶段、审查阶段、批准阶段和复审阶段。

7.2 服务标准制定基本要求

7.2.1 起草阶段

公共服务标准的起草应满足以下要求：

——遵守标准编写规则，符合 GB/T 1.1-2009 的要求；

——在起草前，进行深入调查和研究；

——公共服务标准应具有可操作性；

——公共服务标准应具有前瞻性或预见性，能预见反映到消费者未来的期望或要求；

——公共服务标准应具有公平公正性，负责标准起草的单位应充分听取各方意见，保证标准内容科学合理。

7.2.2 征求意见阶段

公共服务标准的制定，在征求意见阶段应满足以下要求：

——宜采取公开征求意见的方式；

——对征求到的意见进行处理时，应统筹兼顾公众、服务组织、第三方机构等多方意见；

——对存在较大分歧的意见，应进行广泛协商。

7.2.3 审查和复审阶段

公共服务标准的审查和复审应满足以下要求：

——对国家、行业和地方标准的审查，应符合国家相关法律法规和标准的要求；

——对服务标准的审查，应遵循"协商一致"的原则，审查委员会应包括消费者、服务组织、研究机构等方面的代表；

——如标龄超过一定年限，或者标准所包括的技术和服务内容发生重大变化，应及时对标准进行复审，以确定标准继续有效、修订或者废止。

8 公共服务标准实施

8.1 公共服务标准实施途径

8.1.1 公共服务标准应根据其内容、适用对象的特点等因素，选择适当的实施途径，主要包括：

——作为认证认可的依据；

——政策法规引用；

——作为政府采购的要求；

——设为质量监督与管理的依据；

——供方与需方协议采用；

——公共服务组织自愿使用。

8.2 公共服务标准实施要求

8.2.1 实施准备

公共服务标准实施前，宜开展以下工作：

——制定工作计划或方案，内容包括实施标准的范围、方式、内容、步骤、负责人员、时间安排、应达到的要求和目标等；

——建立相应的组织机构，统一组织标准实施工作；

——配备相应的设施设备、服务用品、工具、资金及与实施标准相适应的环境条件；

——实施标准涉及的关键岗位，应配备具有相应资质和技能的工作人员；

——面向媒体、消费者、政府部门，加大宣传，形成标准实施氛围；

——认真组织宣贯工作，使相关人员对实施标准的重要性有一个正确而全面的认识，掌握标准的有关内容，了解标准实施的关键点和难点，对内容较复杂或技术含量较高的标准，应专门进行专业培训。

8.2.2 实施过程

在实施公共服务标准时，应满足以下要求：

——对公共服务活动涉及的设施设备、服务用品、工具及相应的环境条件等，应通过一定的方法确认其达到标准要求后投入使用；对于服务人员，应通过考核确认其达到标准要求后准予上岗；

——对公共服务标准规定的服务质量要求、公共服务提供要求等应转化为各个岗位的具体工作要求，加以实施；

——对实施过程中遇到的各种问题应采取有效措施加以解决，以保证标准各项要求的贯彻落实；

——建立信息反馈机制，以发现标准存在的问题和加以修订、完善。

9 公共服务标准化工作评价与改进

9.1 公共服务标准化工作评价方法

对公共服务标准化工作的评价包括组织自评、外部组织测评等方式。

9.2 公共服务标准化工作评价程序

对公共服务标准化工作的评价程序可包括：

——确定评价的方式和主体；

——评价主体确定评价要素及其相应指标；

——采集评价对象的数据和信息；

——利用相关数据和信息开展初评；

——确定评价结果；

——形成评价报告。

9.3 公共服务标准化工作改进

开展公共服务标准化工作的组织应不断寻找服务标准化的有效性和效率的改进。

开展公共服务标准化工作的组织应吸收不同领域的人员参加纠正措施过程。当采取措施时，公共服务组织应强调过程的有效性和效率，并应对措施进行监督，以确保达到预期目标。

汶川慢病管理（高血压及其相关疾病）连续性服务包标准（Q/WCYL 203-11-2013）

1 范围

本标准给出了汶川慢病管理（高血压及其相关疾病）连续性服务包标准的服务目标人群、服务机构和职责、随访内容以及高血压患者健康管理服务规范流程。

本部分适用于汶川县慢病管理（高血压及其相关疾病）连续性服务包标准。

2　规范性引用文件

下列文件对于本文件的应用是必不可少的。凡是注日期的引用文件，仅所注日期的版本适用于本文件。凡是不注日期的引用文件，其最新版本（包括所有的修改单）适用于本文件。

3　服务目标人群

对体检筛查到的原发性高血压患者，也包括门诊、各科出院后的高血压患者。

4　服务机构及职责

汶川县卫生局为责任主体，负责对全县高血压患者管理的政策制定、综合管理和效果评价。

县疾病预防控制中心负责对高血压管理进行督导、检查和技术支持。

乡镇卫生院具体负责具体实施高血压管理，设立高血压及相关疾病（慢病）门诊，并增设家庭顾问制医生岗位，在信息平台辅助下对患者进行规范化管理，包括随访、教育、患者自我管理指导。家庭顾问制医生协助专科门诊进行管理，包括通过电话的方式帮助随访、预约、咨询、自我管理指导和个体化教育。对需要转诊的患者，转到县级医疗机构进行诊治。

县级医疗机构负责接收转诊的高血压患者，并有义务将控制稳定的转诊患者或新发现的患者转到乡镇卫生院。将转诊要求纳入考核内容。同时也有义务对乡镇卫生院进行技术指导。

5　随访的内容

核实资料，补充遗漏信息。

明确诊断：测量血压并评估是否存在危急情况（危急情况有收缩压≥180mmHg 和（或）舒张压≥110mmHg、意识改变、剧烈头痛或头晕、恶心呕吐、视力模糊、眼痛、心悸、胸闷、喘憋不能平卧及处于妊娠期或哺乳期等危急情况之一，或存在不能处理的其他疾病时，须在处理后紧急转诊。对于紧急转诊者，2 周内主动随访转诊情况）。

危险评估：若不需要紧急转诊，询问上次随访到此次随访期间的症状。测量体重、心率，计算体质指数（BMI）；询问患者疾病情况和生活方式，包括心脑血管疾病、糖尿病、吸烟、饮酒、运动、摄盐情况等。根据心血管总体危险量化估计预后危险度的分层表对患者进行危险分层并及时了解患者用药情况。

分类干预：按照危险分层的要求，在信息平台辅助下自动完成随访计划、监测内容、时间安排。由门诊医务人员或家庭顾问制医生在信息平台辅助下进行随访。具体而言，根据危险分层的结果，制定或调整危险因素控制的方案。

高血压1级、无其他危险因素者为低危层。至少3个月随访1次，针对患者存在的危险因素情况采取非药物治疗为主的健康教育处方。当单纯非药物治疗6~12个月效果不佳时，增加药物治疗并于2周内随访。

高血压2级或1~2级同时有1~2个危险因素者为中危层。至少2个月随访1次，针对患者存在的危险因素采取非药物治疗为主的健康教育处方，改变不良生活方式。当单纯非药物治疗3~6个月效果不佳时，增加药物治疗，并评价药物治疗效果，2周内随访。

高血压1~2级同时有3种或更多危险因素，或兼有糖尿病或靶器官损伤者；高血压3级而无其他危险因素者，为高危层。高血压3级同时有1种以上危险因素或靶器官损害，高血压1~3级并有临床相关疾病者为很高危层。对于高危及很高危患者，至少1个月随访1次，及时发现高血压危象，了解血压控制水平，加强规范降压治疗，强调按时服药，密切注意患者的病情发展和药物治疗可能出现的副作用，发现异常情况及时督促患者去医院治疗，并2周内随访。

对所有接受随访的高血压患者，进行有针对性的健康教育，与患者一起制定生活方式目标并在下一次随访时评估进展，告诉患者出现哪些异常时及时就诊。

疗效评估，利用信息平台对管理的效果进行评估，了解血压水平以及其他危险因素的控制状况，从而改善治疗方案。

6 高血压患者健康管理服务规范服务流程图

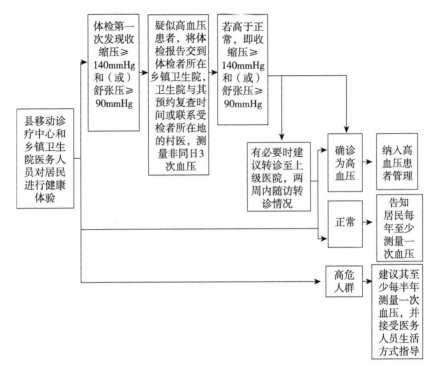

高血压筛查流程图

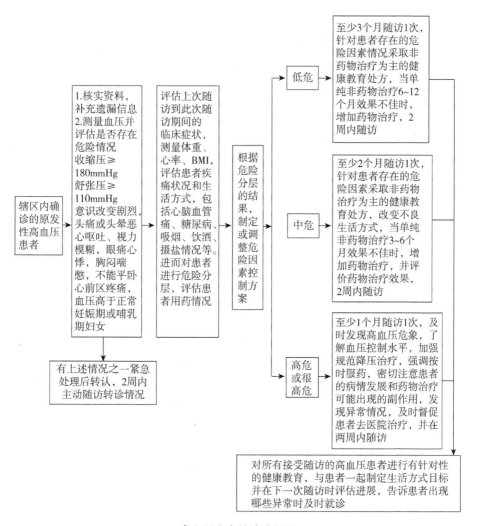

高血压患者随访流程图

生活垃圾收集、清运及处理规范（Q/WCHZ 501-19-2013）

1 范围

本标准规定了生活垃圾的收集、清运及处理要求。

本标准适用于汶川县行政区域内的生活垃圾收集、清运、处理管理。

2 规范性引用文件

下列文件对于本文件的应用是必不可少的。凡是注日期的引用文件，仅所注日期的版本适用于本文件。凡是不注日期的引用文件，其最新版本（包括所有的修改单）适用于本文件。

GB 7959 粪便无害化卫生标准

GB 8172 城镇垃圾农用控制标准

GB 8979 污水综合排放标准

GB/T 19095-2008 生活垃圾分类标志

GB 50337-2003 城市环境卫生设施规划规范

GB 50449-2008 城市容貌标准

CJJ 17-2004 城市生活垃圾卫生填埋技术标准

CJJ 27-2005 城镇环境卫生设施设置标准

CJJ 47-2006 生活垃圾转运站技术规范

CJJ 93-2011 生活垃圾卫生填埋场运行维护技术规程

CJJ/T 102-2004 城市生活垃圾分类及其评价标准

CJJ 109-2006 生活垃圾转运站运行维护技术规程

3 术语和定义

下列术语和定义适用于本标准。

3.1 生活垃圾

日常生活中或者为日常生活提供服务的活动中产生的固体废物以及法律、行政法规规定视为生活垃圾的固体废物。

4 生活垃圾的收集

4.1 垃圾收容器应定位设置，摆放整齐，符合 GB 50337-2003 和 CJJ 27-2005 要求。

4.2 垃圾收集容器应无残缺、破损，封闭性好，外体干净。

4.3 生活垃圾应分类收集，分类标准符合 CJJ/T 102-2004 的要求。分类收集的器具应美观适用，有明显标志，标志设置应符合 GB/T 19095-2008 的要求。

4.4 收集作业完成后，应及时清理场地，将可移动式垃圾收集容器复位，车走地净。垃圾应直接送至指定的转运站或处置场。

4.5 废物箱内的垃圾应及时清除、无满溢和散落，并定时清洗箱体。

4.6 地面（含天桥、地道）清扫的垃圾应及时收集和运输，不遗漏，不得堆放在路边。

4.7 河道在可视范围内水面及其水域沿岸不得有单个面积在 0.5 平方米以上的漂浮垃圾和动物尸体。

4.8 蝇、蚊滋生季节，垃圾收集站（点），应定时喷洒消毒、灭蚊蝇药物。在可视范围内，苍蝇应少于 3 只/次。

4.9 特种垃圾的收集，应使用设有明显标志、能防止污染扩散的密封容器，并按国家有关规定进行处理。

5 生活垃圾的清运

5.1 转运站

5.1.1 转运站的选址和建设应符合 CJJ 47-2006 的规定。

5.1.2 转运站的日常运作应符合 CJJ 109-2006 的规定。

5.1.3 转运站应有防尘、防污染扩散及污水处置等设施。

5.1.4 转运站内垃圾装运容器应整洁，无积垢。转运站内外场地应整洁，无撒落垃圾和堆积杂物，无积留污水。

5.1.5 进入站内的垃圾应当日转运。

5.1.6 蚊蝇滋生季节，应每天喷药灭蚊蝇。

5.1.7 应建设密闭转运站，不宜长期采用露天临时转运点转运垃圾。

5.1.8 垃圾临时转运点距离居民驻地不得小于 300 米。场地周围应设置不低于 2.5 米防护围栏和污水排放渠道。

5.1.9 装卸垃圾应有降尘措施，地面应无散落垃圾和污水。

5.2 转运车辆（包括机动车辆和非机动车辆）

5.2.1 运输垃圾车辆应整洁，车体外部无污物、灰垢，标志应清晰。

5.2.2 运输垃圾应密闭，在运输过程中无垃圾扬、撒、拖挂和污水滴漏。

5.2.3 垃圾装运量应以车辆的额定荷载和有效容积为限，不得超重、超高运输。

5.2.4 运输作业结束，应将车辆清洗干净。

6 生活垃圾的处理

6.1 垃圾处理厂（场）

6.1.1 厂（场）四周应有绿化隔离带或防护围墙；围墙高度不得低于

2.5 米。

6.1.2 应有防止粉尘飘散和垃圾飞扬的措施。

6.1.3 应有污水（包括渗沥液）收集和处理系统，防止污水污染地表水和地下水。

6.1.4 在建设前应对厂（场）区及周围地区的大气、地表水、地下水和土壤环境质量进行本底调查；使用期间应定期监测。

6.1.5 厂（场）区环境应整洁，地面和通道无散乱垃圾和溢流污水。

6.1.6 厂（场）内绿化面积应不小于厂（场）区面积的 10%。

6.1.7 垃圾堆放期间，应采取封闭措施，不裸露。

6.1.8 经分拣、筛选后的残渣应进行卫生填埋或焚烧处理，不得露天堆放。

6.1.9 厂内应有相应的除臭和灭蝇措施，无恶臭。

6.2 堆肥处理

垃圾堆肥处理应符合 GB 7959 粪便无害化卫生标准中的高温堆肥卫生要求；堆肥制品应符合 GB 8172 的有关规定。

6.3 填埋处理

6.3.1 填埋场区应符合现行行业标准 CJJ 17-2004 规定和环境质量评价要求的防渗设施。

6.3.2 填埋作业时，应及时压实、覆盖垃圾。覆盖材料应符合 CJJ 17-2004 的规定。场区应无恶臭。

6.3.3 填埋场区应有气体收集、处理设施和监测报警装置。

6.3.4 处理后的垃圾渗沥液在排入地表水体时，其水质应符合 GB 8979 规定的相应水体的排放指标。

6.3.5 填埋场应有灭蝇、灭鼠措施。

公共厕所运行管理规范（Q/WCHZ 501-20-2013）

1 范围

本规范规定了公共厕所的布局及外观、设施设备维护维修、保洁质量、保洁作业、粪便清理、管理及监督检查要求。

本规范适用于汶川县公共厕所的运行管理和服务保洁工作。

2 规范性引用文件

下列文件对于本文件的应用是必不可少的。凡是注日期的引用文件，仅所注日期的版本适用于本文件。凡是不注日期的引用文件，其最新版本（包括所有的修改单）适用于本文件。

GB/T 17217-1998 城市公共厕所卫生标准

3 术语和定义

下列术语和定义适用于本标准。

3.1 公共厕所（简称公厕）

在道路两旁、公共场所或居住区等处设置的供居民和流动人口共同使用的厕所，包括公共建筑（如车站、码头、商店、饭店、影剧院、体育场馆、展览馆、办公楼等）附设的对公众免费开放的厕所。

3.2 公厕运行管理

以持续满足公众需求为目标，保证公厕正常使用并提供基本服务的活动。

3.3 公厕环境卫生责任区

指有关单位和个人为其所有、使用或管理的建筑物、构筑物或者其他设施、场所及其一定范围内负有环境卫生保洁责任的区域。

4 公厕布局及外观要求

4.1 城镇公厕

4.1.1 城镇公厕应修建在明显易找、便于粪便排放或清运的地点。

4.1.2 在人流高度密集的繁华街道和商业闹市区道路上，200~400米应设置一座公厕；

4.1.3 一般街道公厕之间的距离应小于800米；

4.1.4 新建小区，每平方千米应建设不少于4座公厕。

4.2 农村地区

4.2.1 农村公厕应建在农村地区的广场、集贸市场等人口较集中的区域。

4.2.2 农村公厕设置密度宜为每平方千米2~3座，服务人口宜为500~1000人/座。

4.3 旅游线路

旅游公厕应建在九环线旅游路线，根据实际情况设于游客停车，便于购物、用餐的地点。

4.4 公共场所

在下列公共场所应设置公厕：

——公园、各类市场、大中型停车场；

——广场、长途汽车站、加油站；

——宾馆、饭店、娱乐场所、影剧院、体育馆、图书馆、大中型商场；

——其他应当设置公共厕所的公共场所。

4.5 外观要求

公厕外观风貌应体现民族特色，与当地建筑外观风貌融合。

5 公厕设备设施维护、维修要求

5.1 公厕设施设备出现问题及时维修处理，保障设施完整有效，完好率达98%以上。

5.1.1 公厕门、窗、纱、厕灯、标牌、衣钩、扶手等损坏，应在24小时内修复。

5.1.2 供水、供电、漏水、便器堵塞等小修故障应在24小时内修复。

5.1.3 洗手台、便器、面镜、无障碍设施、天花板、地面、墙壁、瓷砖、隔板等设施损坏应在48小时内修复。

5.1.4 其他大型维修应在72小时内修复或更换。

5.2 维修设施时，应有明显提示标识。公厕停止使用，应张贴停用通知，明确停用时间、原因及周边公厕信息。

5.3 旅游公厕应由财政列出专项资金用于管理和维护。

6 公厕保洁要求

6.1 墙面

6.1.1 公共厕所内墙面、天花板、门窗及设施应无积灰、污迹、蛛网，无乱涂画，墙面应光洁。

6.1.2 公共厕所外墙、屋顶应保持整洁；公共厕所外墙立面每年应清洗或粉饰一次。

6.2 地面

公共厕所内的楼梯、地面应整洁，无废弃物、无积水、无乱堆放杂物。

6.3 厕位

6.3.1 大便槽、蹲便器、坐便器外侧应无水锈、粪便、污物；大便槽、蹲便器、坐便器内无积粪、污垢，洁净见底，保持管道畅通。厕位应整洁。

6.3.2　小便槽（斗、池）应无水锈、尿垢、污物，基本无臭味；沟眼、管道应保持畅通。

6.3.3　分隔板应保持完好，无积灰、污迹、蛛网，无乱涂写。

6.4　厕内设施设备

6.4.1　应设置无障碍设施，如坡道、扶手等。

6.4.2　公共厕所内照明灯具、洗手器具、镜子、挂衣钩、扶手、手纸架、烘手器、冲水器等设备应完好、整洁，无积灰、积水、污物。

6.4.3　烟缸、纸篓内废弃物应及时清理，不得满溢。

6.5　厕内环境

6.5.1　公共厕所内采光、照明和通风应良好，无明显臭味。

6.5.2　公共厕所内环境应整洁，无堆放杂物。

6.6　工具间

工具间（箱）应保持整洁，无异味，保洁工具摆放有序、整齐。

6.7　卫生消毒

6.7.1　公共厕所内的通风管道、烘手器等设施设备，应经常进行卫生消毒（每月至少一次）。

6.7.2　蹲便器、小便槽（斗、池）、扶手、洗手器具等每天应至少消毒一次。

6.7.3　蚊蝇滋生季节应定时喷洒灭蚊蝇药物，有效控制蝇蛆滋生。

6.7.4　在传染病流行期间，应做好公共厕所的卫生消毒工作，加强消毒次数。

6.8　公厕门前环境卫生责任区

6.8.1　保持门前通道、场地无乱设摊、乱搭建、乱张贴、乱涂写、乱刻画、乱吊挂、乱堆放等行为。

6.8.2　保持门前通道、场地整洁，无暴露垃圾、粪便、污水、无污迹、无渣土，无蚊蝇滋生地。

6.9　公厕卫生保洁质量

应符合 GB/T 17217—1998 的有关规定。

7 公厕保洁作业要求

7.1 开放前

7.1.1 检查公共厕所的便器、冲水、洗手、照明、通风、排污等设施设备完好；检查厕所应配置的服务用品，开启水电设备，保证正常使用。

7.1.2 清除设施设备、服务台、地面等浮灰；男小便池内投放去味球；清扫公共厕所门前环境卫生责任区，保持整体整洁。

7.1.3 铺设防滑垫，设置国家规定的防滑标志。

7.2 开放期间

7.2.1 以跟踪保洁为主，做到"四勤"——勤冲、勤刷、勤擦、勤换。

7.2.2 见脏就扫、见脏就拖、见脏就擦，特别是大规模高峰使用时段结束后应及时进行保洁清理，做到人走蹲位清（包括挡板、地面、蹲便器、尿斗），洗手台无积水，镜面无水迹，洗手盆无积垢，地面整洁。

7.2.3 及时清除烟灰缸、纸篓内的废弃物，确保不满溢；及时补充厕所应配置的服务用品，确保供应。

7.2.4 地面保洁时，应设置防滑标志。对便器、便池进行保洁时，应设置标有"正在保洁"等提示语的提示牌。

7.2.5 公共厕所排污管道堵塞或粪便满溢应立即疏通；排污管道严重堵塞，设施设备损坏应及时报修。

7.3 关门后

7.3.1 清洁墙面。

7.3.2 清洁男（女）厕间，去除蹲（坐）便器（或沟槽）、小便容器（槽）内部污迹，擦净周边部位（隔板、残疾人扶手、便器外部），清扫、拖干地面，最后喷洒消毒液。

7.3.3 清除烟灰缸、纸篓内的废弃物，并清洗放回原处；补充厕所应配置的服务用品，清洁洗手台、洗手器具及周边，并喷洒消毒液；检查洗手液、手纸等需提供的服务用品，确保齐全。

7.3.4 彻底清洁、擦拭并保持各设施设备清洁卫生完好；清洁门窗、服务台、地面；清扫公共厕所门前市容环境卫生责任区；做好公共厕所内外环境的卫生保洁工作。

7.3.5 各项保洁工作完毕后，清洁工具间（或工具箱），将保洁工具清洁干净、摆放整齐，保持工具间（或工具箱）整洁；清倒工作垃圾，清除一切不应保存的物品。

7.3.6 关闭公共厕所内水阀、切断电源，确定公共厕所内已经无人后关好门窗，确保安全。

8 公厕粪便清理要求

8.1 本要求只适用于粪便未纳入城市污水管网的公厕。

8.2 应根据公厕使用累计人次数量等情况定期检查化粪池粪便充满度，及时清除公厕化粪池粪便，保证粪水不溢。

8.3 收集和运输容器应密闭性好，无滴漏。收运粪便时，容器应加盖密闭。

8.4 应保持作业场地清洁卫生，无遗撒粪便。清掏作业结束后，应盖严粪口，并及时清洗场地和清掏工具。

9 公厕管理要求

9.1 公厕标志牌和指向牌应设置规范、醒目。

9.2 收费公厕应公开收费标准、公开开放关门时间、公开监督电话、公开当班管理员工号。

9.3 公共厕所当班管理员应经市容环卫管理部门培训合格后，规范着装、佩戴胸卡、持证上岗，应做到行为文明、用语文明、微笑服务，主动照顾老弱病残孕等人员。

9.4 公厕保洁人员应遵守公厕运行管理各项规章制度，按公厕卫生标准、作业程序对公厕内外的环境卫生进行维护。

10 监督检查

自觉接受上级部门的检查和群众的监督，发现影响公厕管理的突发性问题及时汇报，积极解决。

后　记

以康养汶川、小康汶川为目标，以事业发展、产业互动为策略，以市场力量、三资融合为手段，以总部经济、康养小镇为载体，以全域联合、有效辐射为方法，汶川健康事业实现了涅槃与重生，健康协同治理理论在汶川得以很好展现，汶川走出了以大健康为指导理念的县域治理之路，汶川大健康之路的建设取得了成功。

过去的汶川，用科学的眼光，审视未来发展之路；现在的汶川，以全民健康的新形象，向世界诠释健康发展的内涵。未来的汶川，将以"全民创造健康的新汶川"成为西部民族地区科学发展的一面旗帜，成为世界灾后重建振兴与发展的成功模式，成为代表中国特色社会主义制度优势的亮丽名片！

2021年8月，我带队深入汶川进行调研考察，得到了汶川县人民政府向光贵同志，县卫健局局长余建英、县健康办刘杰、黎聿明、廖辉，映秀中心卫生院王彬，水磨镇人民政府刘志宏、郭嗣川，县人民医院谭刚副院长等同志的大力支持，通过对他们进行访谈，收集了大量的第一手素材，使本书的研究内容和对策建议更加符合民族地区的实际情况。在专著题目设定和框架搭建阶段，感谢我的同事付勇教授、刘卉副教授、雷晓寅老师的点评和指教，感谢北京邮电大学楚啸原副教授在定稿阶段给予的支持和帮助，专著撰写过程中，感谢我的同事龚碧凯、吴敏娜、刘晓红、许志行、郑亮、拉毛求占等多位老师给我提出的宝贵意见。感谢成都大学李海峰教授及成都军区总医院王景余同志在文章结构和公共卫生专业指标方面给予的宝贵意见。感谢我的学生严杨顺（在读硕士研究生）对第五章内容的撰写，谢惠玲对本书文本校对和数据核对以及安小红对整个书稿的认真校对。以下同学参与了前期调研及具体章节数据整理和校对工作：李清扬、董高琴、罗柳娅、胡茂莹、潘敏、黄航炜、丁馨蓉、杨一、王西、张智科、王睿晨、李青秀、阿亚阔孜、冉渝涛、雷宇轩、覃陆诗，在此一并感谢。本书的出版得到了西南民族大学及公共管理学院的资助①，在此向学院罗晓芹、戚兴宇等基金负责人表示感谢。这里，还要感谢民族出版社的鼎力支持。有了这一切，本书才能按照原计划出版。

　　因本人学术水平和能力有限，书中难免会出现疏忽和漏洞，请读者能够理解并提出宝贵意见，在此一并向我的师友和学生们表示最诚挚的谢意！

李晓丰

2023 年 12 月 25 日于成都

---

　　①　西南民族大学中央高校基本科研业务费专项资金资助项目"西南民族地区健康中国战略实施难点及健康治理机制研究（项目编号：2023SYB15）"。

图书在版编目（ＣＩＰ）数据

废墟上的涅槃:汶川大健康之路的探索与实践/李晓丰著 . --北京:民族出版社,2024. 4

ISBN 978-7-105-17246-7

Ⅰ.①废…　Ⅱ.①李…　Ⅲ.①医疗保健事业-研究-汶川县　Ⅳ.①R199. 2

中国国家版本馆 CIP 数据核字(2024)第 099571 号

策划编辑：虞　农
责任编辑：张　华
出版发行：民族出版社
地　　址：北京市和平里北街 14 号
邮　　编：100013
网　　址：http://www.mzpub.com
印　　刷：北京中石油彩色印刷有限责任公司
经　　销：各地新华书店
版　　次：2024 年 5 月第 1 版　2024 年 5 月北京第 1 次印刷
开　　本：787 毫米×1092 毫米　1/16
字　　数：300 千字
印　　张：18.25
定　　价：46.00 元
ISBN　978-7-105-17246-7/R・652(汉 100)

该书如有印装质量问题，请与本社发行部联系退换

汉文编辑一室电话:010-64271909　　发行部电话:010-64224782